站在名医身边
——"人民好医生"跟诊记

顾　　问：王彦峰

主　　编：罗　辉

常务编委：吴正友　罗德芳　庞书丽　李　丹
　　　　　李　霞

编　　委（以姓氏笔画为序）：
　　　　　刘学努　刘　琼　张　芸　洪建国
　　　　　莫　鹏　候小兵　黄显斌　崔　佳
　　　　　彭雪征　戴　欣

指导单位：中国医药卫生事业发展基金会

中国协和医科大学出版社

图书在版编目（CIP）数据

站在名医身边："人民好医生"跟诊记／罗辉主编. —北京：中国协和医科大学出版社，2015.9

ISBN 978-7-5679-0406-4

Ⅰ．①站…　Ⅱ．①罗…　Ⅲ．①临床医学　Ⅳ．①R4

中国版本图书馆 CIP 数据核字（2015）第 176269 号

站在名医身边——"人民好医生"跟诊记

主　　编：罗　辉
责任编辑：吴桂梅
助理编辑：孙阳鹏

出版发行　**中国协和医科大学出版社**
　　　　　（北京东单三条九号　邮编100730　电话65260378）
网　　址：www. pumcp. com
经　　销：新华书店总店北京发行所
印　　刷：北京佳艺恒彩印刷有限公司

开　　本：787×1092　　1/16 开
印　　张：22.25
字　　数：360 千字
版　　次：2015 年 9 月第 1 版　　2015 年 9 月第 1 次印刷
印　　数：1—3000
定　　价：55.00 元

ISBN 978-7-5679-0406-4

健康是生产力

王瑞峰

序 言 一

健康中国发展的过程，也是中国现代化的过程。没有现代化的物质基础，难以实现健康中国；同样，没有全面健康的人，现代化也难以建成。这是现代中国紧密联系、互相促进的过程。因而，改革开放以来，党对解决人民健康问题的重视程度越来越高。

历史唯物主义认为，生产物质资料的能力就是生产力，它由生产工具、劳动对象与劳动者这三大要素构成。而劳动者在这三大因素当中是最活跃、最革命、最有创造性的因素，只有劳动者在生产过程当中才能生产出大于他本身成本价值的资本价值，即剩余价值。在社会主义制度下，它是用来扩大再生产，改善民生，发展经济、政治、科学技术等的源泉。国家或者企业家为了让劳动者不断地创造出新的价值，就必须增加对健康需求的投入，保证劳动者的身心健康。我在2006年提出"健康是生产力"理念，道理亦在此。

"健康是生产力"从理论上说是马克思政治经济学最基本的问题，从现实生活来说，也是我们每天遇到的问题。比如人健康了，劳动效率就会提高，可以节省医疗费，多为国家创造财富。所以从理论上分析其中关系，国家关心人民健康，在健康事业上多投入一点，就能够促进经济的发展。如果医疗保障解决不好，反而会制约经济的发展，近年一些人民群众出现的"因病致贫""因病返贫"现象便可说明这个问题，也再次印证"健康就是生产力"这一理论。

健康是生产力，保护人民的健康就是保护生产力。培养和造就德才兼备、身心健康的人，才是建国治国之本。近年来，历次党代会报告和政府工作报告都非常强调健康问题，明文规定也越来越细。国务院总理李克强在2015年政府工作报告中提出，健康是群众的基本需求，我们要不断提高医疗卫生水平，打造健康中国。

人民的健康需求是紧迫且重要的，而目前国家对健康的投入尚有欠缺，人民群众就医普遍存在着看病难、看病贵的问题。遵照党和国家关于解决人民群众"看病难、看病贵"的战略部署，我们中国医药卫生事业发展基金会在2005年经国务院批准成立后，积极探索具有中国特色的健康之路，大力开展医药卫生扶贫、全民健康教育，发起并推进"健康中国工程"，十年历程，取得了良好社会效益，受到了人民群众与上级领导的普遍赞扬。

满足人民健康需求，推动健康中国发展进程，从宏观来看，反映在国家政策调控上，而从微观来说，体现在广大医务人员切实地为人民健康提供医药卫生服务。充分发挥医务工作者的骨干作用，能够高效、平稳地推动医疗卫生行业医疗水平及服务能力提升，最后又回归到健康是生产力上。

因此，习近平总书记提出，要关心和关爱医务工作者，让广大医务工作者安心、放心、舒心地从事救死扶伤的神圣事业。广大医务工作者要精心钻研业务，加强医德修养，为人民群众多做贡献。

病人的"健康所系，性命相托"，是医生工作的价值与核心所在。医生和患者是同一战壕的战友，同舟共济，同心协力，共同面对疾病，如此的和谐医患关系本应是新社会时期的主旋律，但近年来医患冲突却频频发生，"医改不成功""看病贵""医闹"等不绝于耳，成为影响医院与和谐社会同步共振的不和谐音。因此，我们在研究和探索如何用实际行动挽回已经造成的不利影响，弘扬医生对患者至诚至爱、救死扶伤的人道主义精神，找回社会对"白衣天使"的口碑。医患冲突的频繁发生，虽有政府的、经济社会的、媒体的深层因素，但反映在主体身上则是医患之间不信任的问题。

《人民好医生跟诊记》，是中国医药卫生事业发展基金会探索如何重新搭建医患互信桥梁的产物，通过以罗辉主编为首的一线记者们亲历、亲见，真实客观记录了"人民好医生"的精神风貌。这些医生从人民群众中来，务实地服务在人民群众当中，被广大的百姓群众传颂为好医生。因此，他们担当得起"人民好医生"的称号。为此也感谢编委会与全体工作人员的辛勤付出。

本书传播了社会正能量，弘扬了社会主义核心价值观，能让广大人民群众从字里行间感受人民好医生的温度，应该成为传颂医生正能量的品牌，继往开来，推动我国卫生事业及社会公益事业健康、可持续发展。

王彦峰

2015 年 7 月 21 日

序 言 二

2002年，我从电视台转入人民日报社《健康时报》任记者、编辑。时任人民日报社教科文部主任、健康时报社长李新彦对采编部有一条严格规定：要求编辑记者每周都要在医院待上最少半天，了解患者的实际需要，掌握医院的最新信息。即便在"非典"肆虐的特殊时期，我们仍然不辞辛苦地奔赴在医院第一线。想来，这大概算是医疗记者最务实的"跑基层"。

转眼，我从事医疗新闻职业已整13年，发表有重大影响力的医疗报道百余篇。这期间，我担任过多家医界媒体的主要负责人，带过记者编辑团队无数。从事医疗媒体久了，愈发感受到它的重要职能似乎就是要负责任地做对"媒"——在患者与专家间架起一座相识相知的桥梁。鉴于此，我对采编部的上版稿件要求一贯沿袭了当年人民日报社的作风：亲历一线，客观真实；并一直坚持专家亲自审稿原则。由此打造了一批批作风、文风过硬的团队。

13年来，我在医疗媒体兢兢业业奉献了自己的青春年华，我和我身边的"老记"们共同见证了中国医疗事业的成长和发展，对医疗行业有着深厚特殊的感情。因此，对当今医患矛盾体会至深的同时，也极度痛心哀戚，一直希望能为改善医患关系尽一份绵薄之力。

2012年，我担任《健康大视野》杂志执行总编，在国家卫计委的指导和中国医药卫生事业发展基金会的大力倡导下，带领采编团队响应中宣部"记者走基层"的号召，组建了"中国医院纪实行"记者报道团，通过记者亲临医院门诊及手术一线，与专家一起出诊（跟诊）的形式，客观真实地记录了医患互动的点滴。

从2012年9月至2015年9月，"中国医院纪实行"报道团历时整三年，已经走访了近50家三甲模范医院，跟诊了近200名模范医生，拍下10000多张感人肺腑的医患照片，刊出了800多版图文并茂的系列跟诊记。由此记录挖掘出了一批医疗战线上德技双馨的好大夫，原汁原味地还原了"医患和谐一家亲"的感人场景。

我们清晰地记得，在北京安定医院马辛院长的门诊，一位来自黑龙江的李女士，一见到马辛就激动地说："11年前是您给我治好的病，现在又过来找您了。我只信任您！"在国内某知名的医生信息平台上，马辛的主页有无数病友及家属的留言，称赞她的医术医风。然而多么华丽的辞藻，也不及这位忠实"粉丝"

一句简单的"只信任您"。

在北京回龙观医院杨甫德院长的门诊，有些病人并没有挂上他的号，只想推门看一眼，跟他打个招呼，说一声"我今天没有挂上您的号"，然后就走了。杨甫德说，精神科很特别，有很多做了50多年精神科的医生，就有跟随50多年的患者。患者的病治好了，他们也会想方设法地来看看医生。"精神科医生有时候就是靠这样一些情感受到鼓舞的。如果你总想，他们呆呆傻傻的，怎么和他们交流呢？患病的时候，他还会伤害你，甚至完全不领情，还会骂你，又怎么建立起自己的感受呢。"杨甫德说，医生也要寻找一种寄托，觉得他总会好起来，好了之后他总会明白，你对他付出的这些东西是值得的。

在中日友好医院疼痛科樊碧发主任的门诊，一位患者自诉脚后跟疼，樊碧发让他把鞋袜脱了，患者脱了鞋子后，难为情地说脚太臭坚持不肯再脱袜子，樊碧发笑着宽慰："没事儿，我是医生啊。"一个会心的微笑，把那句"我是医生"诠释得那么生动！再华丽的表达，也比不上从内心深处涌出的真情实感。

在北京安定医院副院长、儿童精神科学科带头人郑毅的门诊，我们得知：曾经有一位15岁被误诊为"重性精神病"苏州男孩，因当地"治不好"只能被父母锁在家里。当郑毅在其父母上门求诊时得知孩子因"疯狂"没敢一同带来，便趁出差机会去苏州专程看了孩子，"孩子被大铁门锁在房间里，吃饭就从下面开的小窗口递进去，看了特别心酸。"郑毅说，孩子其实并不是重性精神病人，只是抽动症伴强迫行为，因在学校受到虐待和歧视，加之治疗走偏了被强制住院，大量精神药物，致使孩子逆反甚至打人。经过他系统的药物治疗和耐心的心理治疗，现在这个原本只能长期锁在家里的男孩"交了女朋友，考了雅思，准备出国工作"。

在解放军总医院心血管内科副主任医师田进文的门诊，他为一个不遵医嘱的高血压老大爷耐心地讲解了检查和治疗方案后，又不放心地将自己的名片递给了患者，叮嘱"有不明白的地方方便咨询病情"。田进文说："有时医生就是一句话的事，病人却要等一个上午，我的手机里有3000多个电话，绝大多数都是患者或其家属的，他们发来的消息，我都会抽空回的。我总想多尽一份责任心，能使患者少跑医院，少些忧虑。"

在北京平谷区医院副院长、大外科总主任狄长安的门诊，一位70多岁的老太太从人群中挤到狄长安面前，递给他满满一袋新摘的野菜以表谢意。原来，这位老人两年前患了晚期胃癌，经狄长安做了全胃切除的手术后，老人的术后恢复远远超出了家人的心理预期。从此，老太太便记住了这位"恩人"的出诊日。"如果我的儿子要选择学医，一定有便利条件，因为他的父亲是一名医生。但是，如果自己的儿子不学医，人家的儿子学医，也要给他人提供便利"，狄长安说，当大夫一定不要保守，你会的东西，就一定要传授下去，这也是作为一名好医生应尽的职责。

在解放军第 302 医院王福生、赵敏的门诊，在中国中医科学院望京医院温建民、肖和印的门诊，在中国医学科学院肿瘤医院副主任医师毕新宇的门诊，在中国中医科学院眼科医院副院长亢泽峰的门诊，在北京中医药大学第三附属医院陈兆军的门诊，等等，总会有患者情不自禁地拉着我们摄影记者的手，请我们一定为他们心中的好医生多多拍照，因为"他们治好了我痛苦不堪的病"；因为"出了这个门儿，再也找不到这么好的医生了"；因为"这么好的医生，一定要让更多受苦的患者知道"。

……

这些跟诊中感人肺腑的场景，无不真实地记录了好医生平常一线的精神风貌。跟诊，让我们如此深刻地感受到了：医生在挽救患者肉体的时候，同时也是在挽救蕴含在他社会关系中的亲情、友情以及所有的爱。在同专家们一起出诊的日子里，我们体验了医生们出门诊时不敢喝水，因为没时间去上厕所；中午仅有的半小时吃饭时间，基本上都被延续接诊占用着。他们无时无刻不在拯救患者的健康，却对自己的健康忽略不计。

医生与患者，本是陌路人，却因为天职，因为对生命的敬畏和对健康的渴求，坐在了面对面，构筑了人世间最奇特的人际关系，演绎了超越血缘的人世亲情。而我和我的团队，正是"站在名医身边，传递医患温度"的有力见证者。

三年来，"中国医院纪实行"报道团每走访一家医院，均得到了医院领导层的高度重视，每一位选定被"跟诊"的医生，都经过医院领导层的严谨筛选，充分体现了被报道者是"同行当中的好榜样，百姓当中的好口碑"。

经过三个多月的认真甄选、紧张编辑，我们从近 200 名医生中择取了 73 位医生的报道结集成册，完成了这本《人民好医生跟诊记》。"人民好医生"代表着无限崇高的荣誉。医生，他们从广大人民群众中来，又扎根服务在广大人民群众中。"好医生"深受广大人民的爱戴和拥护，他们最大的荣誉莫过于人民群众的"口碑"。尊重医生，是患者对自己生命的尊重，也是医生尊严的体现。

《人民好医生跟诊记》，满载了医患温情。在书中，让我们看到医务工作者追随"中国梦、健康梦"的脚步从未停歇，并用实际行动守护着百姓的健康、不断践行着他们的职业理想：面对患者渴求健康的目光，他们义无反顾；面对工作的平凡与细微，他们任劳任怨；面对突发卫生事件及灾难应急，他们奋不顾身……也让我们看到中华民族的伟大精神在凝聚、在传承、在升华。

"中国医院纪实行"报道的感人篇章结集成册是件意义深远的事情，阅读此书，仿佛看到医生们的音容笑貌，其德技的描述可以帮助患者找到"少走弯路"的医生，不再病急乱投医。在医学发展的"精准医疗"时代，对患者来说，"精准医疗"就是找到"对"的医生治病，这也是《人民好医生跟诊记》的初衷和使命之一。本书推荐的不一定是全国最有名的医生，但肯定是一位好医生。他们，正是中国千万个执业好医生的缩影。

梦想的实现，凝结了许多人的心血和支持。在这里，我要特别感谢中国医药卫生事业发展基金会对我们团队的大力支持，没有基金会作坚实后盾，或许我们的梦想还仅是梦想；感谢理事长兼秘书长王彦峰的支持和肯定，您给了我们梦想腾飞的勇气和力量。感谢和我日夜废寝忘食并肩作战的团队主力军吴正友、罗德芳、庞书丽、李丹、李霞，是你们备受了亲人两地分居之苦，忍病冲锋在前的担当，隐忍了怀孕安胎流产伤痛，不计个人得失任劳任怨；感谢我的家人对我工作自始至终的默默支持；感谢一众关注并支持的人们，希望《好医生跟诊记》能成为您手中的暖心之作。

罗　辉

2015 年 8 月 23 日于北京

站在名医身边
——跟诊记
人民好医生

目　录

站在名医身边

跟诊记

人民好医生

站在名医身边——跟诊记
人民好医生

站在名医身边——跟诊记
人民好医生

"森林"理念的完美设计者——郎景和

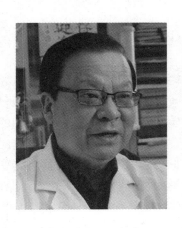

专家简介

郎景和，北京协和医院妇产科主任医师、教授、博士生导师，中国工程院院士，1964年毕业于白求恩医科大学。曾任北京协和医院副院长。

专长：从事妇产科医疗、教学、科研近50年，临床经验丰富，技术全面。

在不足十平方米的办公室内，四面墙被从地面到房顶的书籍包围着，余下的空间仅够放下一张桌子和两把椅子。北京协和医院妇产科主任医师、中国工程院院士郎景和风趣地对记者说："我这个办公室，是全国所有院士的办公室中最小的。"记者回应说："浓缩的都是精华。"说完这些，我们都笑了起来。于是，采访也便在笑声中展开了。

教学相长：不做"家长"做朋友

众所周知，北京协和医院妇产科在我国妇产科学界可谓首屈一指，拥有数位顶尖级的专家，而这些专家的成长，无不浸透着郎景和的心血和汗水。他倾力培养学科带头人的出色工作，为全国妇产界乃至其他学科，提供了一个很好的示范样本。

他是如何做到的呢？对此，郎景和的答复是："我从来都认为，我与学生是很平等的，我也要向他们学习。比如我们的科室很大，但我从不做大家的'家长'，而是做大家的朋友，互相学习，共同提高。另外，还要强调终生学习的重要性。现在我的学生有些已经当了副教授，有些已经是正教授了，但我总是叮嘱他们：在做好临床工作的同时，要继续做一些研究工作，因为一名好医师需要不断地学习和进步，才能把课题做好、把研究做好、把学生带好、把病看好。"

随后，郎景和举了一个至今让他记忆犹新的例子："在美国的时候，我曾参加过一次研究生的毕业典礼。在典礼上，一个学生对他的导师说：'谢谢老师'。当时，我在旁边听见那位老师说了一句话：'从今天开始，我们就是同事了'。我觉得这个话有两层意思：一是，做老师，不要总是以老师自居；二是，作为学生，也要把自己的老师，当作是自己的'学生'。"

临床科研：可多元化培养

谈到现行的临床型和科研型的研究生培养体系，郎景和以自己的培养经验说："我不反对把医学研究生分成两个类型，一个叫临床型，另一个叫科研型。但作为研究生，尤其是博士生，应该有比较好的实验室，还要进行一定时间的基础研究的授课和训练。我始终认为，科研型研究生重点要加强对基础研究的训练，但也不要完全脱离临床，博士研究生应该要进行一些实验研究，而且这些实验研究要和临床密切结合，因为这是提倡转化医学的现实要求。"

他说，对临床型的研究生而言，重点应放在临床上，他们毕业后要能拿手术刀，才能成为一个好医师。但是，也应该兼顾一些基础研究，这种基础研究更要与临床工作密切相关。

郎景和认为，在学习期间，很多研究生出现"重临床轻实验室"的倾向，老是惦记着到临床工作的问题，属于很正常的现象，因为他们经过研究生阶段的培养后，大多数还是要回到临床一线去工作，临床不过关怎么行呢！

"但是，我们也需要一些既有临床基础又专门从事实验研究的年轻学者，他们从事的实验室的工作一定要和临床紧密结合，一定是提倡转化的。"郎景和说，因此，两种类型的研究生都是我们医学工作中必不可少的，而且，他们之间也会有转化和交叉。

指南规范：因需提倡个性化

作为现任中华医学会妇产科分会主任委员的郎院士，在谈到任期内的目标时说，现在国内外众多的《指南》《临床路径》《规范》等不下几百个，临床医师应如何看待，应该怎样选择性的应用和执行？"我们要注重指南，也要关注规范。"

"作为学会的主任委员，3 年前我们就在《中华妇产科杂志》接连发了 13 篇妇产科常见问题和疾病的指南。2013 年 4 月 19 日，在庆祝《中华妇产科杂志》

创刊 60 周年时，我们又拿出 32 个指南，不是作为会议资料发给参会代表，而是由人民卫生出版社出版常见的妇产科疾病的指南，送给每位参会代表的礼物，更是给全国妇产科学界同仁的礼物。"郎景和说，这次将指南作为正式出版物出版发行，也是让全国妇产界医师们可以"按规矩办事"了。

他说，"按规矩办事"的最大益处是保证医疗质量，减少医疗花费，更好地推进学科的发展。当然，推广指南的同时，也强调个体化，指南是共性的东西，个体化是针对每一个病人的不同情况，采取不同的治疗手段，这也是非常重要的。

对于国外的各种指南，临床医师该如何应用？郎景和给出了明确的答案。他说："我们也翻译了一些国外的指南，比如说 NCCN，还有宫颈的 AICCP，欧洲的这些指南都是很好的指南。我们把它们翻译过来供大家参考，以便于与国际接轨。当然，也不可能生搬硬套，因为国情和人情不同。我们组织国内的专家联合翻译 NCCN，不叫 NCCN 的中文版，而叫 NCCN 的中国版，因为我们是以 NCCN 为蓝本，根据中国的经验，进行了一定的修改。比如，NCCN 指南认为，卵巢癌有了细胞学诊断就可以进行化疗，我们认为这不可靠，必须经过腹腔镜获得活检后的组织学证据，再用化疗，否则肯定有问题，这就叫中国版。"

团队理念：要为人才舞台打亮灯光

人才流失，几乎是中国医院普遍的现象，这让很多医院院长和科主任都感到头疼。可是，人才流失的症结究竟何在？又该如何对待人才的流动呢？

防、堵并不是办法，应该认真研究和对待，如何给人才提供更好的舞台。郎景和做到了这一点，才使他的周围团结了一批国内妇产科界的知名专家。

"我们科室很少有人才流失的问题，这十几年，没有一个人到公司去，也没有出国后不回来的。"郎景和说。

很多人都有这样一个困惑：北京协和医院的妇产科究竟有什么魅力，居然让大家心甘情愿留在这儿？

"应该是氛围，好的学术氛围，以及和谐的科室氛围"，郎景和很坚定地回答道。北京协和医院妇产科副主任向阳教授则认为："郎大夫作为科室的家长，传承了协和的文化，在严谨的基础上为大家营造了相对宽松、愉快的工作和学习环境。"

郎院士用"400 米跑道""大树、小树、森林"的理念，把全科老、中、青三代医师紧紧地凝聚到了一起。其中，他更加看重的是青年医师的培养，因为这关系到协和的未来。

他著名的"400 米跑道，多竞赛，少碰撞"的青年医师培养理念，通过把青年医师分为高、中、低年资三个层次来培养，形成合理的学科梯队，培养了很多出色的后辈医师。对低年资医师，重在临床轮转培训，打好基础；对中年资医师，重在主管专业技能的建立，他用自己的学术影响力，给科里的年轻人不断创造着进修、出国、培训和学术职位等机会和条件，让他们不断深造；对高年资医师，重在亚专业方向发展，他和每个人亲自商谈，使每个人都能定岗、定位和定向，明确专业发展方向。

而他的"大树、小树与森林"的团队建设理论，则是把著名专家形象比喻为大树，将青年医师比喻为小树，将团队比作森林。以大树、小树、森林的关系来比喻老中青医师与团队的关系。他说，大树是方向，学科带头人是科室前进的标志，没有大树不行；但树大了会遮挡雨露阳光，不利于小树生长，枝叶过于茂盛就要剪枝——意指老教授在一定的时候应主动让贤，以利于年轻人尽快成长。小树都长起来，成材了，就形成了一片森林，不怕狂风暴雨了。青年人打好基础后就应该压担子，给予更多的锻炼机会，为此，郎景和鼓励他们参与更多的科室和学会工作。如今，在全国妇产科学会各个专业组中，都有北京协和医院的中青年医师崭露头角。

郎景和说："首先，我给每个人很好的空间和发展跑道。比如400米跑道，我们有5个人赛跑，每个人都有一个跑道。400米是不可以串行的，跑出去后，就要靠自己了。其次，就是手的动作。对年长者，我们要尊敬他，扶持他；对于年少者，我们要提携他，牵引他；对于同龄者，我们要拉起手。这样，我们老中青的队伍，团结一致成为一个方队。再次，什么是大树？协和就是大树，以前北京协和医院妇产科首位主任林巧稚大夫，她是我们的大树，她在世时，我们可以乘凉，受到她的庇荫。现在，不能说我就是大树，但这是一种象征。另外，大树枝叶太茂盛了，就要剪枝，这样小树才能得到雨露和阳光。他们都成长起来了，我们就成为一个不可撼动的森林了。"

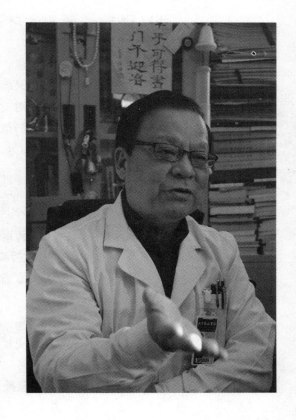

再创美丽的艺术"画师"——王晓军

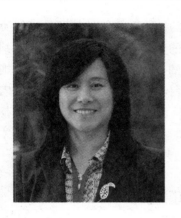

专家简介

王晓军，北京协和医院整形美容中心主任、主任医师、教授、博士研究生导师。
专长：乳腺癌术后修复重建，隆胸，小耳畸形矫正，年轻化微创美容外科，体表肿瘤的治疗，瘢痕疙瘩治疗。
出诊时间：周一上午、周三上午、周五上午。

治疗的延伸，美丽的开始

乳房再造是传统的整形手术，通过手术的方法，对乳房进行维护、修复和塑造。"再造不仅仅是求美，更重要的是修补女性心灵的'创伤'，使健康和美丽两全其美，充分体现人性关怀。"北京协和医院整形科主任王晓军接受记者采访时说，在欧美国家，乳房再造已成为乳腺肿瘤患者治疗中不可缺少的重要组成部分。

"美国乳房再造率达到60%以上，而在中国连1%都达不到。"究其原因主要有两个：其一，信息不对称，绝大部分乳腺癌患者不知道乳腺癌术后可以即刻再造乳房，让本可以"雪中送炭"的乳房再造术被束之高阁。"随着癌症治愈率的提高，病能治好，但乳房缺失让患者产生的焦虑、压力以及对生活的恐惧所造成的危害，已经越来越被重视。"王晓军说，患乳腺癌的很多女性不是因为癌症恐惧，而是因为怕失去乳房而感到恐惧。乳腺癌术后乳房的缺失对患者的身心都是严重的创伤，影响了患者的术后康复。"乳房再造是治病的一部分，应该得到家庭、社会的重视和支持。"其二，再造的形态问题，"要再造就要漂亮，不然也没有意义。"王晓军说，对于乳腺癌再造患者，要有一个特殊的团队为她们的美丽与健康"保驾护航"。再造手术有禁区，不是所有人都可以即刻再造，需要乳腺科和整形科的协作。"乳腺科评估其能否做手术，整形科评估怎么做手术。"

提到乳房再造的方法和选择，王晓军说需要综合考虑，因人而异。选择自体组织还是假体再造乳房，要根据患者的身体条件和乳腺癌手术术式的类型。再造分为即刻再造和延迟再造，"乳腺癌切除后的即刻再造效果更佳，乳房即刻再造须放置扩张器或假体，防止腺体切除后皮肤组织挛缩，即刻再造损伤小，不会造成组织的过多丢失和再次损害。延迟再造要重新切开皮肤组织，手术难度要大。"王晓军如是说。因此，一般有需要再造的病人在做乳腺癌手术时，应事先与整形科沟通，做好准备。

王晓军作为整形外科的顶尖专家，有着高超的技术和熟练的技巧，带领协和整形科团队，拯救了无数的残缺女性，重塑她们的美丽与自信。"从2003年到现在，协和医院一共做了300多例再造手术；每年的手术量都有40～50台。"她说手术量大跟医院的特色优势分不开，协和的整形科与乳腺科的技术都走在国内前列，而两科之间架起了"绿色通道"。来协和医院做乳房整形的患者，不管是乳腺癌，或是其他乳腺疾病，整形科都会请乳腺科会诊，确定病人适合整形才会做。"乳房再造作为治病的延伸，更是重塑美丽的开端，我们必须慎之又慎。"

高端的定位，绝妙的艺术

一些人在追求美的时候，认为如乳房再造这样需要"动刀子"的大手术风险大，不动刀子的手术才是安全的。因此微整形从产生以来，因其快速、微创、安全的特点深受广大爱美人士的欢迎。殊不知，只要是手术都会有风险，而做微整形更应该谨慎对待。王晓军说，微整形的风险主要来自三个方面：1. 产品安全。市场上注射填充产品五花八门，鱼目混杂，一旦注射了假的或者劣质产品，后果不堪设想。2. 求美者意识。一些求美者认识不到位，把注射等微整形看得太过简单，自己去网购一些不正规的产品，去没有资质的美容院注射，甚至有人自己注射，造成了严重的伤害。王晓军介绍："刚刚给一个求美者做过修复手术，她说是在外面注射了生长因子，结果不知道是什么东西，出现严重的肉芽肿。"3. "利益"第一的资本追逐。医疗美容市场首先是医疗行为，必须以"医"为先，如果出现以"利"为首要的市场倒挂行为，医疗美容市场就可能偏离医学的原则。王晓军说，国内资本投入者同时也是经营者，为满足资本的最大化，保证利益，医生就有可能成为资本积累链上的一环。"因此，有的医生去民营医院很纠结，因为可能是美容师告诉他该做什么手术，而不是根据求美者的实际需求去做该做的手术。"王晓军说，微整形是最应当被监管的，但市场体制的不完备，现在谁来保证求美者的利益却是个难题。

"虽然微整形确实存在一些问题，但其划时代的意义是不可否认的。"她转而强调，微整形开启了微创，甚至无创的时代，翻开了整形美容的新篇章。但微整形绝不是"打一针"这么简单的问题，相反，它对医生的综合素质要求非常高。"要求施术医生在塑形能力上达到很高的造诣，包括医生的审美修养、解剖学的熟练、技术的把握和技巧的灵活应用。"王晓军告诉记者，技术和技巧不同，技巧是要根据个体不同情况，灵活地应用技术。

最佳的状态，精细的操作

爱美之心人皆有之，王晓军说，人对美的追求是与生俱来的。整形美容本无可厚非，其手段是值得肯定的，特别对于先天不足的人，依靠后天的手段，外形的改变可能给她们的工作、生活带去翻天覆地的改变。社会允许个性化的追求，但求美讲求适度原则。"度"包括求美的限度，不能追求效果的极致；也包括医生的工作量的"度"，求美应在医生最佳状态下进行。

"不是说只顾埋首手术就是好的美容医生，站在求美者的利益上，敬业的医生应以最好的状态去做最好的手术。"王晓军说，"拖着疲惫不堪的身体去做手术是不提倡的。但求美者催着你去做，或者有急诊病人，手术多了也难免。"王晓军一天做 5~6 台手术很常见，考虑到求美者的经济成本，很多外地求美者来了都当天做手术，但医院手术台也有限，一个接着一个地做，有时候半夜 12 点都在做手术。"但是不管多忙，医生一定要有好的状态，不然拒绝上手术台，这对求美者来说也是负责的做法。"

她说，有一次，自己颈椎病犯了，而接下来还有一个美容手术，她跟求美者商量说：身体状况不好、不在状态，这样的情况下做手术，可能会给她带去不好的后果。最后得到求美者的理解，将手术延到第二天。

说起工作现状，王晓军表示不提倡一天一大堆手术，希望在医生的体能范围内，将手术做得精细、漂亮。但手术要求的精细跟手术快慢不同。"并非一天只做一台手术，像磨洋工一样慢慢地做就会精细，而是医生手术的熟练程度，好的技巧，保障手术流畅等。"

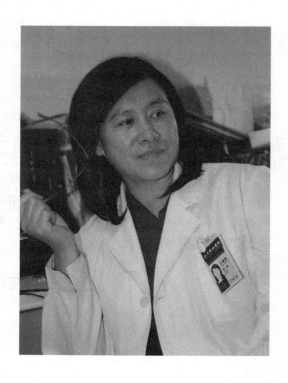

"男"言之隐的解铃人——李宏军

专家简介

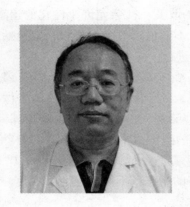

李宏军，泌尿外科医学博士，男科学博士后，北京协和医院泌尿外科主任医师、教授、博士生导师。北京协和医院生殖医学伦理委员会委员，北京医师协会男科专家委员会主任委员。

专长：辅助生殖技术、男性不育症、慢性前列腺炎、勃起功能障碍、早泄与不射精症的治疗，尤其是男性更年期综合征的诊断与治疗。

出诊时间：周一、周二、周三、周四上午（专家门诊），周五上午（特需门诊），协和医院东院区。

　　这是一个特殊的诊室，来这里就诊的都是男性患者，多数患有性功能障碍、前列腺炎、不育症、更年期综合征等疾病，给他们解除病痛的正是我国男科领域的权威专家——北京协和医院泌尿外科主任医师李宏军。

　　"我看病追求最大疗效，来我这儿的很多都是疑难杂症，但无论如何我都会给出一个圆满的说法，推荐各种治疗方法并分析利弊，让患者选择，然后配合他往前走。男科疾病往往对男人的心理与家庭影响更大，应该给予患者更多的人文关怀。"李宏军对记者如是说。

没有一次按时下班

　　"咱们第一次见面，先认识一下，我的普通门诊时间是周一到周四的上午，以后你可以在这段时间来加号，挂号费 14 元，今天是特需门诊，挂号费贵一些。"当记者来到诊室时，李宏军已经忙碌开来，只匆匆抬头一笑："我已经看了十多位患者了。"

为了能让更多的患者看上病，李宏军一直坚持提前出诊。身在协和，他经常目睹挂号大厅那人头攒动的长长队伍，而且很多人为了挂号就要熬一个通宵排队，实在太辛苦了。他为此暗暗地给自己施加了压力，在自己的门诊时间内，一定尽自己最大的能力，尽可能地为更多患者提供服务。他也很珍惜每次出诊的机会，如果因为出差开会、研究生答辩等原因偶尔停诊，再次出诊时就要更加延长时间。

"我的门诊几乎没有按时下过班，中午饭时间经常被诊治患者所代替。"李宏军告诉记者。有时候看着那些请求加号的患者，李宏军觉得再苦再累也算不了什么，但是盲目加号将会难以保障那些已经挂号患者的利益。在他的印象里，半天时间，最多的一次就诊了90多名患者。他甚至创下过从早上7点40分一直到下午3点40分的8小时连续出诊纪录，期间不喝水，不上厕所，不吃饭，投入诊治工作甚至让他忘记了饥饿与不适等生理需求。

作为一个男性医学专家，李宏军深知，在这样的劳动强度下工作，长期不喝水，长期久坐都是对男性健康不利的。他只得趁起身给患者检查身体的空闲，就算是给自己一个活动的机会了。

李宏军的出诊时间长广为人知，而他的脾性与耐心在院里也是出了名的，有的护士甚至笑言"哪位患者要是跟李大夫闹起来，该有多刁蛮"。跟诊半天，记者看到李宏军都是温和地为患者排忧解难，说话分寸拿捏到位，不厌其烦地问"还有问题需要解决吗"，而且这股劲会一直坚持到门诊结束。

"最后一个病人更加不能怠慢，他往往对你的期望值更高，所以我越到最后越对病人认真，一定让他彻底问清楚了疑问才走。"李宏军说。正是如此，不管治疗结果如何，患者对他总是心怀感激。

巧诊男性常见病

勃起功能障碍（俗称阳痿，简称ED）、早泄、前列腺炎……这些难以启齿或难以治愈的疾病近年来在男性中的发生率逐渐上升。在多年的临床实践中，李宏军帮助不计其数的男人成功摆脱了以上疾病困扰，并总结出男科常见病的诊断与治疗不仅仅是单纯的医学问题，还广泛涉及人文医学和社会学的诸多内容，比如情感、婚姻、家庭等。

有位30多岁的患者，长得高大帅气，但因患有ED，心理颇为受创，对妻子也心生愧疚，后经李宏军治疗，症状渐渐缓解，今天过来复诊。

在了解服药情况后，李宏军向患者分析如果用药效果好，药量可以慢慢减少，治疗 ED 更关键的是夫妻的感情。"小伙子你这么帅，妻子肯定更爱你多一些，而你因为身体上的功能障碍心有内疚，对妻子也一定很好，这样的感情是很好的，夫妻感情好能改善性功能。"李宏军说，患了 ED 其实更加离不开女性，如果妻子深爱着丈夫，全力支持和配合丈夫康复，治疗效果应是无可争议的。

此外，有些 ED 患者因为期望获得药效的显著，往往寄望于加大药物剂量，李宏军因而提出了"ED 七分疗效"的观点。"七分疗效，患者需要的不再是增加药量，而是进行巩固治疗和必要的心态调整。通过自身的不断努力来改善被动局面，更加需要借助于外力（妻子的积极配合）来实现主动进取，而药物在期间的作用只是短期内帮助男人重振雄风的推手。"李宏军说，一旦有了成功满意的性生活，其自信心和妻子对男人的认可度都将极大地提高，成为后续彻底摆脱 ED 的强大依据和基础。

李宏军介绍，相关调查研究也发现，在男性性功能障碍患者中，有 10% 是因为其配偶的问题所致，所以治疗 ED 应该将配偶也纳入计划内，夫妻二人一同进入诊室，在医生的指导下共同接受治疗，或者一方接受治疗而对方默契配合，这种"夫妻同治"的模式在许多发达国家已经很盛行，在我国也应大力推广。

尽管李宏军已是我国男科领域的领军人物，却从未间断过学习，了解行业最新进展与临床总结是他休息时的重心，也因此能在短时间解决患者的心头大患。

有位出国务工的患者，因前列腺炎在国外就诊，吃了几个月的抗生素药物，身心的痛苦仍未得到缓解，无奈下回国找到李宏军。李宏军否定了抗生素的治疗方案，"吃抗生素久了对肝、肾都有伤害，目前医学界对前列腺的新认识是一种症状，不是疾病，治疗它是为了控制症状，改善生活质量。"后又为他调整了药物，叮嘱在生活中的注意事项，鼓励他积极面对，最后患者如释重负地笑着说："您解决了我十几年的心病啊！非常荣幸能加上您的号，这是我今年最幸福的事。"

为让患者更好地认知男科疾病，李宏军一直致力于科普知识的推广，埋头伏案写出的书籍叠放起来足有 1 米多高，其中通俗易懂的言语能让患者轻松掌握，也是年轻医师学习的优秀教材。他还与北大医院男科中心联合创办了在业界内影响广泛的"创普健康男科论坛"，为基层医院培训了一批又一批的男科人才。

撑起家庭"生"的希望

李宏军每次出诊，都会有来自全国各地的不育症患者，他们多数是四处求医无果，甚至是已经被多次宣判"死刑"的没有任何治疗希望的患者。他们往往把最后的希望寄托在这里，期望发生奇迹。

"我们家附近有一对夫妻，男的看了很多地方也未能使女方怀孕。前几个月在您这里就诊，服用了您开的药，吃了几个月，现在女方怀孕了"，来自陕西的一个患者说，显然他们是慕名而来。

李宏军听了很兴奋，连忙追问那对怀孕夫妻的姓名，可惜对方并不是很清楚。李宏军不失幽默地说道，这对夫妻怀孕成功了，居然也不来向我报喜。

李宏军珍惜每次成功的案例，可能对于他来说，这样的案例每天都在发生着。不育症患者的主诉往往很多，检查项目繁杂，结果五花八门，许多时候不仅让患者手忙脚乱，医生也会被搞得不知所措，并容易顾此失彼。他却善于在纷繁的主诉和异常检查结果中仔细分析，把握好正确的主攻方向，使治疗少走弯路。

有位患者结婚 4 年，性功能、性生活都正常，妻子体检也没问题，却一直没有怀孕的迹象，后来他去医院做了精液检查，显示无精子，但穿刺右侧睾丸时，却发现有活精子。

"先不用着急，现在生育技术非常先进，有很多办法，我先帮你检查一下输精管有没有堵。"李宏军安抚焦急的患者，然而查体时发现患者没有输精管。

"那能把管道打通吗？""不可能做出这种具有功能的生殖管道，目前全世界都没有这个技术，就算可以做，输出的精子也无法怀孕，而且你双侧精囊腺也发育不好，唯一的办法是经附睾或睾丸直接取精，做试管婴儿。"

患者颇为犹豫，他具备做试管婴儿的经济能力，但仍对其他生育方法抱着一丝希望，后来李宏军给他详细分析了病情与其他生育办法，才让患者相信真的"不用考虑其他方法"。因为患者来自外地，李宏军还为他介绍了当地做试管婴儿最权威的机构和专家。

还有些患者拿到精液化验单，看到报告的结果上写着精子浓度为 $1 \times 10^6/ml$（每毫升 100 万）时，自以为精子数量多而暗自庆幸，但李宏军指出这是一种误解，患者要科学地认识现状，才能理性地选择治疗方法，并成功脱困。

"健康男性精子浓度的正常参考值的最低范围为每毫升 2000 万，而健康生育男性的精子浓度多在平均每毫升一个亿。那么，对于一个仅有正常人 1/100 数量精子的不育患者，期望自然怀孕的概率十分渺茫，无异于买 2 元的体彩，期望获得 500 万的概率。"李宏军说，实际上精子是非常微小的，需要放大数百倍才能看到很小的精子。100 万精子打个比方，就像把 100 万条鱼放到大海里，你甭想把它们找出来，那么大的"马航"掉到海里，到现在也还没有捞上来。

因此，对于精子数量特别少的患者，李宏军建议他们最好提前做一点准备。可以考虑首先进行一段时间的药物调理来改善精子，增加一些精子浓度，至少可以减少做试管婴儿时的"踏空"概率，而预先将好精子进行冷冻，以备到时使用，也能避免"踏空"。

目前，社会上对男性不育症的诊治现状比较混乱，李宏军建议患者一定要到正规的医院接受治疗。

多给予患者人文关怀

李宏军曾提出过"男科疾病是完整医学最理想的体现"，因为相比于其他学科，综合考虑各方面因素，与患者充分沟通、共同决策，给予他们更多的人文关怀对男科来说可能更为重要。

有一个患者，做了5次试管婴儿都失败了，来到协和医院，想做最后的努力。这个患者40多岁，他的妻子也快40了，俩人好多年就干两件事：挣钱，做试管婴儿，失败；再挣钱，再做试管婴儿……他找到李宏军的时候很痛苦，他说，李大夫我最后再努力一次。

李宏军心里知道，前面5次都失败了，这一次成功的希望也不会太大。他很担心万一真的又失败了，患者会不会精神崩溃，把愤怒和怨恨撒在医务人员身上？在患者填完了必要的表格和文件以后，李宏军就跟他说："这次做试管婴儿也不一定成，你看你妻子因为你这么多年受了这么大罪，付出这么多辛苦，不管有没有孩子，你都亏欠你的妻子，你要对她好。"李宏军私下说起，当时说这句话是存有私心的，既是安慰患者也是为了减少后续麻烦。

没想到这个患者走到门口忽然又折回来，眼含热泪说"李大夫，这么多年下来，我从来没考虑过我妻子的感受，我只知道挣钱要孩子，失败了继续挣钱要孩子，刚才听您这么一说，我突然间意识到妻子对我付出太多了，有没有孩子又怎么样！我要对她好，她一辈子对我这么实心实意，不管这次成不成，我们都好好过日子。"说完了又千恩万谢。

"那一刻我觉得很惭愧，我本想跟他保持距离，不成也别讹上我。因为病人做试管婴儿失败次数越多，心里就越脆弱。曾经有报道，一个病人做了7次试管婴儿失败后疯了，拿刀砍大夫。"李宏军说。

这件事使李宏军深刻地认识到只要全心全意对患者好，他会感受得到，有时一个眼神，一句话就能打动人，应该给患者一种关怀，一个突破口。一旦把这个关系转变了，彼此就真正变成了一个战壕里的战友，共同面对疾病。

还有一个外地的女患者，习惯性流产3次，怀疑是她丈夫的弱精子导致的流产。找李宏军看病过程中，她突然说，"李大夫我这个月月经又推迟了，很可能又怀孕了。"李宏军当下就建议先不要看了，马上去保胎。可是病人说她挂不上妇科的号，后来李宏军就动用个人的关系找了一个妇科大夫给患者加了号，最后这个患者还是流产了。夫妻俩找到李宏军的时候很难过，但对他还是非常感谢，她说"李大夫，因为我们知道你在意你的患者"。

"后来我爱人问我，不认识患者为什么还要动用个人关系去妇科帮忙加号？我说我知道3次流产对女人的打击有多大，这次又怀孕，保胎是必须的，而且是有时间性的，如果我不给她想办法加号，她折腾半天回到老家，保胎的最佳时机也就错过了。所以不管她成与不成，我都要帮她。"李宏军说，就好像你眼看着一个人在悬崖边马上就要掉下去了，你轻轻一伸手，有可能就救回一条命，那时刻的你一定要伸出援手。这不仅仅是医生应该为患者做的，也是做人的基本原则问题。

当面对病情相当严重却苦苦挣扎多年的不育症患者，李宏军还会真诚地劝慰他们学会放弃，"人生有许多有意义的事情，不见得仅是生育一项，有时学会选择放弃，将迎来另外一番天地。"

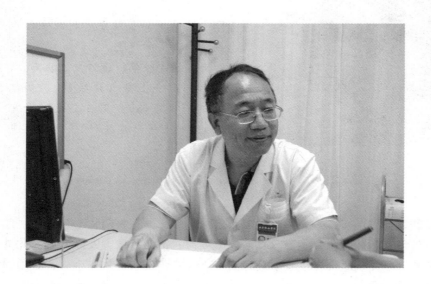

妙手筑起皮肤"护城墙"——左亚刚

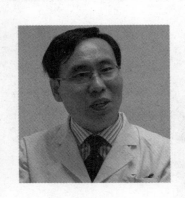

专家简介

左亚刚，北京协和医院皮肤科副主任医师，副教授，医学博士。

专长：大疱性皮肤病、遗传性皮肤病。

出诊时间：周一上午（皮肤科），周二下午（国际医疗部），周三全天（激光中心），周四上午（皮肤科），周五下午（特需门诊）。

皮肤就如护城墙，是人体的外层保护。一旦疾病入侵，把"城墙"打开了缺口，就可能引起细菌、病毒、真菌等微生物的感染，危害人体健康。此外，有些内脏器官的疾病也会在皮肤上表现出来。因此，皮肤病并非小事，必须引起高度重视。特别是一些皮肤疑难病症，如大疱性类天疱疮、寻常型天疱疮等，不但影响外观，还可能危及生命；一些遗传性皮肤病，治疗难度大，可能遗传给下一代，这些都是非常棘手的。对四处求医而得不到有效治疗的疑难皮肤病患者来说，疼痛的折磨、外貌的改变等，往往给患者带来一定的心理负担。

皮肤病的病因较复杂，除了常见的微生物如细菌、真菌感染、过敏等外界环境的因素外，"本人的精神状态也可能诱发皮肤病""皮肤病与人体内环境关系密切，在治疗上要形成正确的认识，有一个好的心态。"北京协和医院皮肤科副主任医师左亚刚在接受记者采访时说道："银屑病、白癜风等难以根治的病也并不可怕，关键要学会把病放下，切忌病急乱投医。"

无须惧怕"激素"

记者在北京协和医院（东院）门诊五层，看到了前来就诊的患者排着长队，一片熙熙攘攘的景象。见到左亚刚时，他刚结束上午的门诊。"今天上午是'疱病'专科门诊，三十几个病人，非常消耗精力，但看到复诊的一些病人病情好转，又觉得很欣慰。"左亚刚笑着说。

对于"疱病"，很多人还比较陌生，即医学上所说的大疱性皮肤病，是指一组以水疱为基本损害的皮肤病，如天疱疮、类天疱疮等。"天疱疮是一组累及皮肤及黏膜的自身免疫性水疱性疾病，是一类重症的皮肤病。"左亚刚告诉记者，天疱疮患者血清中有抗表皮角质形成细胞的抗体，抗体直接作用于角质形成细胞的表面，造成细胞间黏附丧失，患者会出现皮肤水疱和糜烂等。

"产生抗体的机制还不明确，可能与其他疾病诱发、药物的使用、环境变化等有关，这些因素导致自身抗原的暴露，刺激机体免疫系统产生致病性抗体，从而导致疾病发生。激素治疗是首选。"左亚刚从临床工作中发现，多数患者对激素存在恐惧心理，谈激素而色变，事实上，只要正确运用，激素并不可怕，其在大疱性疾病的治疗上也会起到非常好的效果。"大量、长期服用激素肯定会出现一些不良反应，诱发肥胖、股骨头坏死、感染、高血压、糖尿病等病症。但具体到每一种疾病，每一个患者，应有全局观念。综合分析药物的利与弊，若病情危重，不使用激素尽快控制病情有可能危及患者生命，这时激素的副作用就不要有太多的考虑，其治疗作用远大于可能出现的副作用，所以孰重孰轻要有一杆秤。"左亚刚说，天疱疮不及时治疗会出现很严重的感染，很多此类患者，最后死于感染性休克。因此，类似天疱疮这类可能威胁健康和生命的皮肤病，首先要考虑尽快控制病情，如果出现了不良反应，再对症治疗。"但一些严重糖尿病、结核感染、股骨头坏死等患者不宜使用激素疗法，也可以采用非激素药物治疗。"左亚刚说。

天疱疮属于疑难病，一些医院的病例并不多见，但北京协和医院的患者却不少。据左亚刚介绍，上午的疱病专科门诊就有十几个天疱疮和类天疱疮患者，而且很多患者都是跟了他两三年的老病人。通过激素的规范治疗，已取得不错的临床疗效，可达到临床治愈，即让症状消失，看起来如正常人一般，但即便如此，复发的可能性也不能排除。

正确解读"遗传性"

皮肤病往往发生在皮肤表面，瘙痒、起皮疹，患者家属总担心会被传染。实际上很多皮肤病没有传染性，但有遗传性。

"遗传性"即亲代通过基因遗传给下一代，老百姓口中的遗传性皮肤病，通常都是指家族中若有什么皮肤病，就一定会遗传给下一代。而医学上的遗传性皮肤病则并非如此绝对，左亚刚告诉记者，其分为单基因遗传病和多基因遗传病，单基因遗传病是可预知的，如常染色体显性遗传性疾病，亲代有罹患某一皮肤病，其子女有一半概率会得该病，如寻常型鱼鳞病、毛周角化病、大疱性表皮松解症等就属于单基因遗传病，这类皮肤病相对较少；多基因遗传病即由多个基因控制，由基因和环境共同作用的皮肤病。这类病受到很多因素的影响，"多基因遗传病不是直接遗传给下一代，但子女可能携带易感基因，在外界环境的作用下就会发病，如感染、生活不规律等都是该病的诱因。"左亚刚说，银屑病即属于多基因遗传病，有遗传易感性，有银屑病家族史的人发病率比一般人高。"多基因遗传病较为普遍，因而，从专业角度来看，大部分疾病都可称为遗传病，患者无须惶恐。"左亚刚提醒道。

遗传性皮肤病由致病基因引起，致病基因是不能改变的，所以，只要你遗传了某一类疾病的致病基因，就可能会出现相应的皮肤损害。据左亚刚介绍，目前还没有"根治"的方法，只能进行对症处理。"所以基因治疗，将有望彻底治愈遗传性疾病。"左亚刚说，国外已有相关的临床试验，通过某些载体，进行基因修复，将致病基因修复回来。但修复的过程中，也可能造成其他基因的变异，其远期疗效尚不确定，所以可能出现严重不良反应。

尽管有许多不确定性，对一些严重的、致命的遗传性皮肤病，采取基因治疗可给患者带去新的希望。

"根治说"的是与非

随着社会发展和生活水平的提高，人们对健康的要求越来越高，患者都希望能把病根治掉。协和皮肤科一直专注皮肤疾病治疗，在各类皮肤疑难病症的研究和临床治疗上，都取得了骄人的成绩，给患者减少了困扰。

"老百姓总要求将病根治，实际上在临床上很难办到，特别是一些皮肤疑难病症，如天疱疮、类天疱疮、银屑病、湿疹皮炎等只能达到临床治愈，也就是通过治疗让皮疹消退缓解，但不能保证以后不复发。"左亚刚很理解患者，由于疾病病因很复杂，有些疾病的发病机制至今尚不清楚，医学发展还有局限性，医生不是万能的。"只能'摸着石头过河'，一边治疗一边观察"。

左亚刚在临床工作的同时，也积极投身科学研究，力争使更多的疾病得到"根治"。他说身为"协和人"，这里有一个非常好的平台。"协和丰富的病例资源，一流的硬、软件研究设备，很多国外交流机会等，都具备了很好的科研条件。"左亚刚对此心怀感恩，也在不断提升自我。功夫不负有心人，左亚刚在大疱性皮肤病和遗传性皮肤病的科研上都取得了一定的成绩，并不断向前推进。

医生在尽全力探索疾病攻坚之路，并不断提出新疗法去除患者的痛苦。即使这样，距离患者要求的"一次性治好永不再犯"的目标仍有很大差距。

左亚刚还认为，一些皮肤病的治疗难度大跟患者也有很大关系，一些患者求医心切，一家医院没看好，马上转到另一家医院，不能坚持持续性的治疗，使病情迁延不愈。同时，心理焦虑、紧张也会影响病情的发展，"很多皮肤病跟人体内环境也就是机体的免疫功能状态有关，一些患者工作压力大、精神紧张、熬夜、饮食不规律等都可能导致机体内环境的紊乱。此外，脾气性格因素也与疾病的发生有一定联系，急躁、焦虑的人容易得银屑病、白癜风、斑秃等皮肤病。"左亚刚如是说道，因此，患者应当有一个好的心态，"不论身患何种疾病，把疾病当成朋友，用包容的心态对待疾病你会轻松很多，疾病也许会离你而去"。

正因为一些正规医院对疑难病治疗说得"太实在"，患者又求医心切，一些医院乘机打出"根除皮肤疑难病"的虚假广告吸引患者，"100%根治""立竿见影""药到病除"等虚假广告词屡见不鲜，左亚刚提醒道，有些治疗银屑病的所谓纯中药制剂中加入三氧化二砷等毒性较强的药，确实短期疗效较好，但长期服用会严重危害患者的健康。因此，切忌病急乱投医，得病后应及时到正规医院皮肤科诊治。

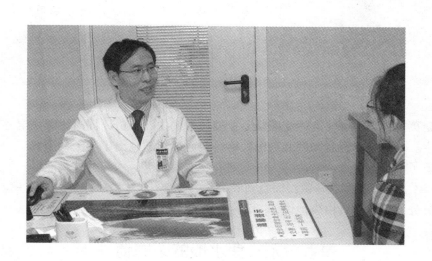

醉心"慢性疼痛康复"的先导——赵 英

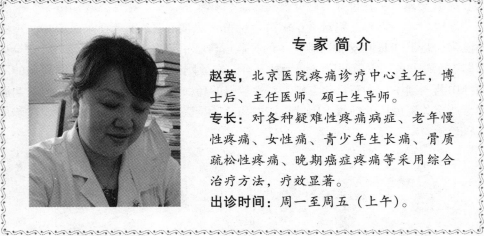

专家简介

赵英，北京医院疼痛诊疗中心主任，博士后、主任医师、硕士生导师。

专长：对各种疑难性疼痛病症、老年慢性疼痛、女性痛、青少年生长痛、骨质疏松性疼痛、晚期癌症疼痛等采用综合治疗方法，疗效显著。

出诊时间：周一至周五（上午）。

赵英是中国医师协会疼痛医师专业委员会的主任委员，同时也是一名疼痛科的医生。不久前，记者来到北京医院疼痛中心，跟随她出了半天的门诊，也让记者见证了她和蔼可亲、对待病人极其耐心、有着精湛医术的另外一面。

"赵主任不仅医术高明，而且对待每一个病人的态度都特别好。"一位长期在赵英处就诊的患者由衷地说，"我们的关系就和老朋友一样亲。"

患者关系：鱼水般的医患情深

在一个不足10平方米的诊室内，有两位专家在同时出诊，他们每天帮助约100多位患者解决疼痛问题，他们多数是过来复诊"打针"的，同时每天也会增加近30多位新患者。这就是北京医院疼痛中心。

在赵英的桌案上放着一座人体脊柱模型，她会结合患者的具体情况，细致地给患者讲解疼痛的发生机制，以及将要采取的具体治疗手段。让患者能够清清楚楚地接受治疗，因此，患者对她也特别信任。

早上十点多，一位来自东城区62岁的康女士来到诊室，自诉感觉肩痛、手麻，经朋友介绍找到了赵英，赵英详细询问得知，康女士以前是一名服装设计师，总是低头作业，肩、颈、头活动受限，发现疼痛后，康女士想通过瑜伽进行治疗，盲目的运动反而加剧了疼痛。

赵英仔细给她分析病情，并判断她可能是由于颈椎错位，压迫周围神经造成。康女士则认为手麻跟颈椎关联不大。赵英拿出桌上的人体椎骨模型，仔细给她讲解。

"正如提线木偶一般，压到哪个线，哪个零件就不灵活了。"赵英形象地比喻。让她去拍了颈椎的片子，而事实正如赵英所说。后给她治疗的同时，并给了她一些生活指导，如颈椎问题可能跟睡的枕头有关，枕头不合适会加重颈椎的失稳，早上起来会加剧疼痛，赵英细心地将患者需要的枕头高度和宽度，用一张剖面图画出来，这些贴心的细节让周围的患者也倍受感动。

赵英总是为患者着想，也赢得了患者的关爱。有很多患者笑称自己"就赖上赵大夫了！"也正因此，有些患者来医院其他科室看病时，顺便也要拐到赵英这儿来看她一眼再走。

专科特色：针对痛点病灶解疼痛

在赵英的门诊，大多数是一些 70 岁以上的老年人，他们伴有各种各样的疼痛，在疼痛难以忍受的日子里，常常整宿难以入眠。

来自西城区 83 岁的张大爷，只见他的右后背至右前胸有一大片疱疹瘢痕。经检查，运动神经已受到损伤，甚至一部分自主神经也受到损害，身体部分功能出现了萎缩。他这次就是过来复诊，专门接受"打针"治疗的。

"疱疹本应该是皮肤病范畴，然而从水疱到结痂，皮肤科只关注皮肤表面，然而疱疹最可怕的是可能引发的并发症——带状疱疹后神经痛。这不是皮肤科的治疗范围，因此对它的治疗也毫无办法。"赵英说，经过近两个月的治疗，张大爷带状疱疹已经好了很多，刚开始来的时候，整天浑身疼痛，经常无法入睡。

张大爷告诉记者，通过"打针"，现在皮肤已由以前的瘀黑慢慢转淡，瘢痕凹坑逐渐长平了，止痛药也在减量，也能够正常入睡了。

"这儿的'打针'治疗也叫痛点、病灶注射疗法，并配合止痛药。由于患者以老年人为主，多是几种病缠身，既有心脑血管疾病，又有骨关节疾病，代谢疾病等，治疗疼痛时经常需要照顾到对身体各方面的影响。这种方法对心脑血管疾病影响小，局部止痛效果好，所以适用老年疼痛患者，很受欢迎。此外，对于疼痛的注射治疗，不同部位，疼痛类型不同，注射的点和深度也不同。"赵英说，其注射所用药物和方式也与疼痛点、部位、神经走向有关。这是北京医院疼痛中心的治疗特色。

据赵英介绍，慢性疼痛是一个多学科疾病。与疼痛相关联的治疗涉及麻醉科、骨科、神经内科、神经外科、风湿免疫科、肿瘤科、康复医学科等。

很多病人是在别处治疗效果不好，也不愿意做手术，吃药太多而来到疼痛科室求助的。"疼痛科的患者，很多都是别人捡剩下的。"赵英幽默地解释。

据了解，北京的疼痛科很多，每个医院都有一定的固定患者群体。北京医院的疼痛科患者群主要是中老年人，赵英介绍，来门诊就诊的慢性疼痛患者中，颈椎、腰椎、脊椎、关节等疼痛占40%；术后疼痛占10%；疱疹占10%；其他血管源性、癌性疼痛较少。赵英和她的同事依据患者实际情况，按需给药，通过痛点病灶注射，在治疗各类疼痛方面取得了可喜的成果。在长期的治疗过程中，形成了自己的专科特色，赢得了广大患者的青睐。

赵英介绍，疼痛科的治疗原则，尤其是针对老年慢性疼痛患者，主要需要把握好以下几点：不影响其他疾病治疗；尽量做到无创治疗，微创是基础治疗；不增加患者的精神负担；减少不必要用药；给予日常生活指导，提高生活质量是根本。

疼痛治疗：治标与治本同样重要

人慢慢步入老年，由于生理自然现象，很多疼痛是无法根治的，正如一台用了很久的机器，旧了、坏了，只能修补，不可能完全要求恢复到新的状态。因此疼痛的治疗目标不是治愈，而是缓解疼痛，提高生活质量。

一些大夫也说止痛治疗不算什么治疗，治标不治本。赵英则认为，不管出现什么样的疼痛，不论是治本还是治标，达到止痛的效果最重要。对于一些非癌性疼痛，尤其是退行性病变引起的疼痛，只能是治标不治本，在这种情况下，要是不止痛，患者的生活质量就会下降；只要止痛了，他的生活质量就可以提高，他可以去旅游，做他想做的事情。在彻底治疗不可能的情况下，那么缓解疼痛，回归社会，提高生活质量也是必须的。因此，疼痛的标本兼治固然重要，而有时治标更为迫切。

对于癌症疼痛，要是止痛了之后，患者的生活质量可提高，家庭的生活质量也随之提高，乃至整个社会的生活质量也跟着提高，这在国际上都倡导的。

赵英和她的同事几乎每天都要接诊100多个病人，门诊时更要两头跑：一边负责门诊的咨询和检查，一边还要给病人手术注射。每天，赵英几乎事必躬亲，一方面是人手不足，最重要的是，注射涉及的使用麻醉药品等，不在护士的管辖范围内，都是医生的责任，赵英和她的同事就只能自己动手。

"一上午需要不断地讲话，几乎顾不上喝一口水。这样也节省了上厕所的时间。"赵英笑言。但她丝毫没有疲倦的神态，依然耐心而亲切，面对病人永远都微笑着。

学科发展：专业医师培养是难题

作为中国医师协会疼痛医师专业委员会的主任委员，赵英始终牵挂着中国疼痛医师的未来发展。她认为，现代医学不断向前发展，专科分工将更加细致；此外，随着人民生活水平的提高和需要，医学已经从以前的"救命医学"发展到"提高生活质量"的医学。

在此情况下，带来了疼痛医学发展的有利条件。特别需要指出的是：2007年，卫生部 227 号文件关于在《医疗机构诊疗科目名录》中增加了"疼痛科"诊疗科目的通知，通知规定"疼痛科"为一级科目。

赵英认为，227 号文件是中国疼痛科发展的转折点，在中国医学史上从此多了一个专业，使中国的疼痛事业走上了规范化、制度化之路。

谈及中国的疼痛事业，不得不提及中国科学院院士韩济生先生。"如果没有他，就没有中国疼痛事业的今天，也就没有中国疼痛的学术发展。作为中国疼痛事业发展的奠基人和直接推动者，韩济生为此作出了巨大贡献。"在采访的过程中，赵英一直尊称韩济生为先生、老师，表达着对老师的崇敬之情。

1989 年，中华医学会疼痛分会成立，韩济生先生作为首任主任委员，为中国的疼痛事业做了大量的工作。一方面，他把临床和实践结合在了一起；另一方面，从理论上，从国际到国内，将疼痛治疗进行了中西医结合；此外，他还把临床医学的实验、分子生物学、基因诊断学结合在一起。同时，中华医学会疼痛分会作为一个纽带，起到了一个带头的作用，把中国的疼痛治疗推向了世界。

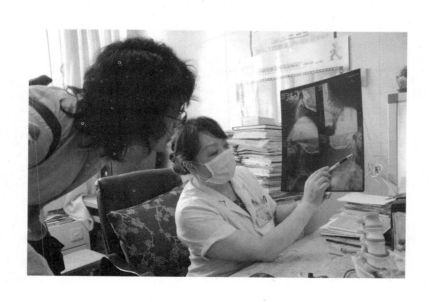

与赵英结交，一言一行，记者都能深切感受到她对疼痛事业的热爱，作为康复领域里倡导做疼痛的先驱，赵英始终孜孜以求，为中国几千万疼痛患者奔走操劳。这么多年来，她为此倾注了无数心血，疼痛事业离不开她，而她也舍不得离开疼痛工作。

让"痛"不再生——樊碧发

专 家 简 介

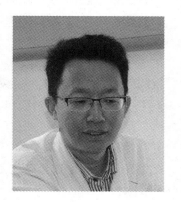

樊碧发，中日友好医院疼痛科主任、全国疼痛诊疗研究中心主任，主任医师，教授，博士生导师。中华医学会疼痛学分会主任委员。

专长：各种慢性、顽固性、癌性疼痛的治疗；对交感神经相关疼痛性疾病、神经病理性疼痛、癌性疼痛以及各型慢性疼痛性疾病的诊断及治疗积累了丰富的临床经验；在疼痛性疾病的介入治疗方面，特别对颅神经、交感神经及脊神经相关疾病的介入治疗技术进行了长期研究，并在临床上取得了良好的治疗效果。自 2003 年开始在国内率先开展了脊髓电刺激治疗慢性疼痛性疾病。

出诊时间：周一下午，周二、周五上午。

　　自二十世纪八九十年代开始，我国疼痛治疗逐渐兴起，但并不规范。很多顽固性慢性疼痛患者存在着转科室、转医院的问题，"痛"苦不堪，经常是钱花了，罪受了，别说病没治好，就连最基本的诊断都没有明确。

　　"按器官、系统分类就诊，是人们熟悉的求医模式。而疼痛科的成立，改变了过去传统的就医模式，结束了患者无休止的转科看'痛'过程，使顽固性、难治性疼痛患者有了法定的获取医疗服务的归宿。"中华医学会疼痛学分会主任委员、中日友好医院疼痛科主任樊碧发介绍说，疼痛医学是从临床实践的基本需求发展而来的，在疼痛科成立之前，疼痛的问题在各个科室是零敲碎打的，很多学科，包括内科、外科、妇科、儿科等各个科室都会涉及很多慢性疼痛问题。但由于缺乏专业的疼痛诊疗技术及技能，仅靠原有科室的专业知识并不能完全解决患者的疼痛问题。因此，他在中日友好医院开始出疼痛门诊，专业的兴趣逐渐从麻醉学转为专业疼痛诊疗，希望能够帮助更多的患者解决实际问题。

早上9：00，记者来到中日友好医院疼痛科，走廊上座无虚席，咨询台处围满了前去咨询药物用量、专家出诊时间等问题的患者，连着还有好几个患者去问科室主任樊碧发的诊室在哪里。来到樊碧发的诊室门口，这里已经被患者围得水泄不通了，可见受疼痛困扰的人，确实不在少数。

积极治痛要趁早

过去，对于疼痛，很多患者并不认为是一种病，而更多地把它当作一种伴发症状，经常采取能忍则忍的态度，不能忍的时候吃下几片止痛药就草草了事。殊不知，这种"忍痛抗痛"的观念，极易造成病情延误，后期治疗难度会大大增加。

门诊9点半左右，来自四川的李奶奶来到樊碧发的门诊，她一坐下来就对樊碧发说："大夫，我身上可疼可疼了！"李奶奶一个月前感到腰侧有点疼，以为是胆囊炎，吃了一些药，忍一忍，没管它。不久之后，腰部长出水疱，到皮肤科检查，发现是带状疱疹，可水疱消退后，疼痛却没有减轻。看了很多地方都没有效果，最后来到北京，经人介绍，找到了樊碧发。樊碧发告诉该患者，她这是带状疱疹后遗神经痛，很有可能是因为带状疱疹治疗不及时留下的。

据樊碧发介绍，带状疱疹可怕的不是皮肤表面的水疱，因为不管是否进行治疗，水疱大都会在两周之后慢慢消失，而最让人头疼的是其后遗症，即后遗神经痛。"带状疱疹后遗神经痛作为一种顽固性的神经病理性疼痛，在疼痛疾病中很常见，需要进行早期、正规、完善的镇痛治疗，越早期介入治疗效果越确切，迁延的时间越长越难以控制。"樊碧发说，但要做到不迁延却不是那么容易，由于得病后，大多为痛在先，水疱在后，因此，感到疼痛时，患者通常采取忍一忍的态度，或者按照疼痛部位到其他科室就诊，往往被当作其他常见病症来治疗，直到出现水疱，才真相大白，最佳的治疗时机往往已经错失。实质上，应在出现水疱之前，有前驱症状时及时治疗。

在疼痛科，类似李奶奶这样的患者很多，正是因为对疼痛症状的重视程度较低，常常没有把一般性的疼痛，看成是一种独立的"病"，患者时常都是"扛不住"了，才求助于医生。作为专业疼痛医生，樊碧发建议，要转变观念，改忍痛抗痛为积极治痛，少受罪，又能及时解除痛苦。"就像灭火一样，不能等到火势太大，才去灭火，而是火苗出现之时就及时扑灭。"

在樊碧发的门诊，时常听到患者说："樊主任，找您真是太对了，要是早点遇到您，就不会吃这么多苦了！"不管是治病还是科普，樊碧发一直躬耕力行，希望通过自己的努力，让患者不再"痛"不堪言。

妙手去痛"安乐活"

癌痛在疼痛科不少见，全球每年约有 700 万人身患癌症，我国约有 180 万人，其中，70%的晚期癌症患者都有疼痛，30%的患者有难以忍受的剧痛。癌痛使患者的生存质量明显下降，很多人都想"安乐死"求解脱。而在樊碧发这里，癌痛病人却能实现"安乐活"。

癌症病人的疼痛成因比较复杂，癌症疼痛的临床表现多种多样，亟需进行规范的疼痛治疗。门诊十一点多来的患者张先生是一位癌症术后疼痛患者。今年 9 月，34 岁的张先生因为膀胱癌进行了手术，术后一个月后出现腰痛，无法站立行走，当天也是坐着轮椅来的。24 小时不间断的疼痛，晚上也无法入睡，让张先生感到非常绝望，精神状态也陷入了崩溃边缘。樊碧发仔细查了患者的情况后，告诉患者他的疼痛可以解决，张先生听到这个消息，当场喜极而泣。

"目前，治疗癌痛首选'三阶梯止痛法'。其具有简单、安全、有效、合理的优点，可以使 90%病人的疼痛得到有效缓解，超过 75%的病人疼痛得以解除。"樊碧发告诉记者，"三阶梯止痛"即根据患者疼痛的轻、中、重不等的程度，分别选择不同程度的止痛药物，第一阶梯用药是以阿司匹林为代表的非阿片类药物；第二阶梯用药是以可待因、曲马多为代表的弱阿片类药物；第三阶梯的用药是以吗啡为代表的强阿片类药物。

"当用'三阶梯止痛法'疗效欠佳、止痛药物副作用太大、长期大量应用阿片类药物而产生耐药性时，可以采用'第四阶梯止痛'——神经阻滞、神经介入（调控）等疗法。"樊碧发介绍说，该疗法是用穿刺的方法，将疼痛治疗药物如局麻药、神经毁损药等，注入特定的镇痛靶区，以达到阻断痛觉传导、缓解疼痛的目的。神经介入疗法不需要开刀，也不用口服药物，将最有效的药物，以最快的速度，送到机体最需要的地方去。就像打靶一样，瞄准疼痛"靶心"进行治疗，常用技术有椎管内镇痛技术、中枢靶控镇痛系统植入术等。

"通过各种方法综合运用，大部分癌症疼痛患者能够顺利摆脱疼痛，实现'安乐活'。"樊碧发欣慰地说。

以病人为中心，以服务树信誉

在采访樊碧发之前，记者在网上查到很多关于他的好评，作为中华医学会疼痛分会主任委员，他"手到痛除"的医术，勇攀高峰的学术研究，无一不让人深深折服。记者通过近距离和他接触，感受更深地是，他作为一个专业的疼痛科医生，为患者潜心治病的一面。正如患者一致的呼声："找樊大夫真是太对了！"当天门诊，有一幕记者依然记忆犹新，一位患者自诉脚后跟疼，樊碧发让他把鞋袜脱了，患者把鞋子脱了，袜子没脱，樊碧发再次让他脱袜子时，患者说怕脚臭，不好意思，樊碧发笑着说："没事儿，我是医生啊。"等他脱掉袜子，樊碧发认真地在其脚后跟按揉，确定痛点，一边手诊，一边询问各种细节问题。这一幕在看病时不少见，但记者却被他笑着说"我是医生"那句话深深感动，一个会心的微笑，他把"医生"诠释得那么生动，再多华丽的表达，也比不上从内心深处涌出的真情实感。

很多小细节也反映他深得患者信赖的原因，如接过患者家属递过来的病例资料，他都会说一声谢谢；患者已做过很多的检查，如果还需要去做检查，他会说一声抱歉，并解释原因，樊碧发始终站在患者角度思考问题。他跟患者沟通，有时像对待孩子一样，轻声细语地安抚，有时自己又像个孩子，偶尔"卖个萌"，哄得患者乐呵呵。但该问的一样不少，而且很耐心，门诊时常听他问"是全身窜疼呢，还是针刺样的疼呢？""是虫子撕咬的疼吗？"因为疼痛有很大主观性，很多时候需要靠患者的描述，樊碧发需要从患者的口述中抓住症结，沟通就显得非常重要，他也做得得心应手。

樊碧发不仅深受患者爱戴，更是同事们的主心骨，拿不定主意的事，都向他请教。门诊时，就有两个同事，把几个疑难病症患者领到他的诊室，请他帮忙诊断，樊碧发一边认真看病，一边给同事"上课"，他虽为科主任，却没有一点架子。

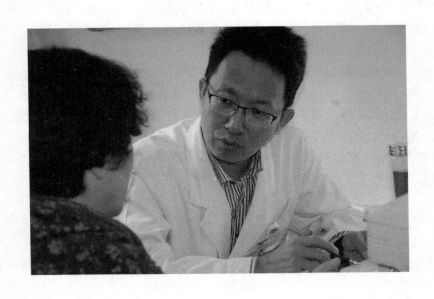

诊治患者，关照同事，樊碧发却没有顾上自己。门诊中途他从椅子上撑起来拿东西时，记者听到他发出轻微的抽气声，助手问他："腰又疼了？""嗯，疼得要命！""你连续看诊、会诊、开会，都坐了90个小时了，腰能不疼吗！"樊碧发听后笑了笑，用手揉揉腰肢，又继续投入了工作。因为同时担任医学会职务、科主任，事务性工作，加之还得出门诊，做手术，樊碧发时常忙得好几天不休息，专治疼痛的他，治好了患者的"痛"，却因此给自己带来了一身"痛"。

"责"心为医，抹平皮肤伤痛——张晓艳

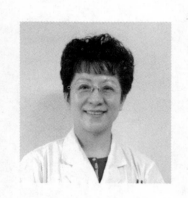

专家简介

张晓艳，中日友好医院皮肤病与性病科副主任，主任医师，博士生导师，北京大学医学部兼职教授，北京大学医学部皮肤病与性病学博士。

专长：皮肤疑难病与性病的诊治和防护，皮肤病理诊断；银屑病；mohs 皮肤外科；皮肤美容治疗与保健。

出诊时间：周一全天，周二全天，周四上午（美容皮肤科门诊），周五下午（特需门诊）。

爱美的王欣正值豆蔻年华，但从两年前起，身上皮肤出现了红痒，尤其晒了太阳或秋冬空气干燥时症状更为严重，去了几家医院就诊也不见成效，病情一直反反复复，这让她痛苦不已。在病情日益加重之时，她从邻居那得知中日友好医院皮肤病与性病科副主任张晓艳"医术高明且看诊耐心"，遂上门求诊，被诊断为湿疹继发感染，面部皮炎。通过张晓艳耐心讲解日常护理、用药方法等细节，接受四次治疗后，她身上的红痒干燥等症状有了非常明显的减轻，面部皮炎基本恢复，这让她对张晓艳感激不已。

这只是张晓艳门诊中的一个缩影，二十多年的从医生涯，她不但擅长银屑病、面部皮炎等常见皮肤问题的治疗，在皮肤癌等疑难病症上也颇有建树，为患者解决了众多皮肤问题，抹去了诸多心理阴影。"我们尽心尽力为病人付出了，能让他们恢复健康，展露笑容，就是对我们最大的回馈，这种无形的价值对我是最宝贵的体验，这种愉悦胜过天下任何良药，使我累并快乐着。"在接受记者采访时，张晓艳由衷地说。

医德贵在“责”

初见张晓艳，记者内心掠过一丝惊叹，未想到张晓艳在医学名声之外，还是位如此美丽、优雅的女子，其光泽有气色的皮肤也让患者及家属纷纷称赞。更难能可贵的是，在室外嘈杂，室内患者、家属、学生环围，时有他人询问的环境下，她仍能神闲气定、脸挂微笑地面对患者，做到了“把患者当朋友”的言行合一。

轮到一位六十多岁的老大妈就诊，张晓艳见到她，笑着轻声一句：“来了。”却让大妈欢喜不已：“你认识我了。上周三我想挂你的号你没出诊，我就等到今天又来了。”“老人家，您好了吗？”张晓艳记挂着患者的病情。这位大妈先前因湿疹来此就诊，今天过来复查，病情已恢复大半，只是身上仍有少许红点和搔抓后的破损红肿，张晓艳一番询问、查体后，为其调整了治疗方案，先抗感染再后续治疗，考虑到大妈的年纪，在药品的选取上还着重低副作用。

“您最近睡眠好吗？”张晓艳不忘关心患者的睡眠、饮食等问题，得知大妈思虑多，老失眠，又宽慰她：“您到这年纪了就别忧心太多，想自己舒服就好，好好睡觉，您说呢？”一番话说得大妈咧嘴嘻嘻笑。末了，又叮嘱她病愈了再离京，并让助理开具药单时药量别超过医保报销范围。

张晓艳的“医”不仅体现在精准用药上，亦包含对患者的体贴入微。有位李大爷脚部皮损半年，原因不明，来此做了活检。张晓艳看了病理报告，发现表皮异常、淋巴增生等改变，有患皮肤癌的可能性，但考虑到淋巴良性增生的可能性比较大，她嘱咐学生别在描述上引起李大爷的恐慌。而后，她仍旧不放心，亲自找到对方并拍着其肩膀和声道：“老先生，您不用太担心，初步看不是恶性的，待我出诊后再仔细看看病理切片，是否还需要做进一步的检查，到时会给您打电话，别担心。”这份关怀也让李大爷能够坦然地面对。

张晓艳对患者的关爱让万水千山之外的异乡人亦受益其中。2012～2013 年，她远赴美国深造，在跟美国一位皮肤科权威专家出诊时，发现其给某位银屑病患者开具的药物虽然疗效理想，但会带来恶性肿瘤的副作用，而事实上患者在用药过程中也的确患上了肺癌，该专家却仍旧继续给患者用药。这让张晓艳感到震惊，但该专家有点不以为然，认为初诊已向患者作过一次药物解释，对方亦同意用。这种态度让张晓艳激动起来：“患者是外行人，医生应该向他重点强调药物的副作用，这在我们国家是绝对不允许的，我们在行医过程中，责任心会推动我们为患者的健康作最好的考虑。癌症带来的身体伤害远大于银屑病，我们有义务向患者强调这点。”一番肺腑之言打动了该专家，使其马上打开邮箱向患者强调了恶性肿瘤的并发症不适于继续应用药物，并为中国医生的责任心所折服。

慢性皮肤病治疗周期长，温文尔雅的张晓艳因而与患者结下了深厚的"革命感情"。在她出国学习期间，老患者挂不上她的号总是倍感失望，待她回国出诊时，他们都激动不已："张大夫，太高兴您终于回来了！我每次来都看看您回来了没。"熙攘嘈杂的皮肤科诊室在这融洽的医患相处下，流淌着一片暖人的温情。

银屑病要综合治疗

银屑病，俗称"牛皮癣"，是一种常见的慢性炎症性皮肤病，易发于冬季。患者皮肤会呈现很多白色的鳞屑，呈层状，外周松散，可有轻度不等的瘙痒或烧灼感等不适。由于银屑病症状明显、容易复发，患者往往深受其扰。张晓艳作为该病的专家，深谙综合治疗之道：结合临床上药物、"光子"等治疗方法，又从两大疾病诱因入手，与患者充分沟通，给予指导意见。

每周二下午是张晓艳的银屑病门诊时间，但出非专病门诊时，仍会有老患友上门求诊，老金就是其中一位。老金几年前就已经出现银屑病的症状，身体四肢大面积皮损，后在张晓艳的治疗下，病情渐渐得到控制，皮损面积亦缩小许多，但这个冬季来临后，由于受到气候的影响，加之压力大、失眠等状况，病情又复发了。

张晓艳根据老金的病情调整药物方案后，语重心长地对他说："除了吃这两种药，还要注重体育锻炼，一两天没用，但坚持数个月肯定有作用，调整心理、饮食，锻炼身体才能慢慢消退，这种病要综合治疗，你睡眠不好，精神压力又大，加上不注意饮水，患了咽喉炎，病情不容易好转，冬天是高发季节，想少吃药、恢复快一定要在这方面做好。"老金连连点头，但仍对调整心理与锻炼表现出消极情绪，张晓艳唯有少见地收起笑容，认真地向他说明综合治疗的重要性，最后又鼓励他："头上的皮疹已经好了，身上要加强，按照我说的去做，肯定会受益，记得要运动、多喝热水。"

张晓艳告诉记者，对于银屑病的预防，需要从诱发或加重银屑病的两大诱因着手，即上呼吸道感染和精神情绪。因此，调整不良生活习惯，增强体质，防止上呼吸道感染，缓解精神压力，以及获得良好健康的生活方式，就可避免这些诱因引发的银屑病。"所以这病肯定要综合治疗，跟病人沟通交流，给他指导与帮助，这是最重要的，也是治疗的基础。"

张晓艳介绍，因为银屑病发病的季节性，医师在对银屑病治疗的探索中，发现了"光疗"办法。"光疗"治疗就是利用紫外线，太阳光的一种。它的治疗理念来源于银屑病发病的季节侧重。银屑病是一种病在表，而因在里的慢性炎症皮肤病，光疗在一定程度上能起到控制炎症的作用，但是在治疗前需要了解掌握光疗的适宜人群及注意事项，以及治疗后的保护措施。此外，目前银屑病的治疗方法有很多，因其病因和病机还没有完全清楚，只能对症治疗，治标不治本。所以，综合治疗是防止银屑病加重的最根本的办法。

银屑病患者的家庭护理亦比较重要。首先是清洁，由于银屑病的患者出现红色斑块，非感染性炎症，清洁的时候应尽量避免过热水刺激，避免用碱性的洗涤用品，比如香皂、肥皂等刺激，尽量少用或是选择温和一些的洗浴用品；还需注意洗浴的水温不要过热；在保湿方面，患者浴后应使用医用保湿剂或润肤剂，避免刺激。此外，在此基础上，银屑病患者应根据专业医师建议合理应用药物。

开展 Mohs 外科治疗皮肤癌

皮肤癌是发生在皮肤上的恶性肿瘤，早期表现多为红斑状或黑褐色皮损，伴有鳞屑或痂皮形成，易与银屑病、湿疹等良性皮肤病相混淆，由于很少伴有疼痛的症状，因此很难引起患者的注意。但若不及时加以治疗，患者非但会遭受病情折磨，严重影响形象，重要的是某些皮肤癌会造成局部侵袭扩散甚至转移，进而威胁生命，譬如黑素瘤。2012~2013 年，张晓艳分别在美国霍普金斯医院、宾夕法尼亚大学医学院和加州大学旧金山医学院皮肤科临床进修，学习皮肤病理诊断技术、Mohs 外科治疗皮肤癌和皮肤美容治疗技术，归国后在科室里开展了 Mohs 显微外科手术治疗皮肤癌，为皮肤癌患者带来了损伤小、恢复快的技术。

有位 92 岁高龄的高大爷，瘫痪多年被家人送进医院，头部皮肤呈斑状皮损多年，但家人一直以为是"牛皮癣"，未多加在意。近期高大爷头部肿块增大，肿块压迫右眼不能睁开，并经常出现破溃出血、化脓感染，同时经常伴有高热。经医师诊断怀疑是皮肤癌，但由于高大爷年事已高，动手术有一定的风险，治疗因此搁浅。后来家属在朋友的推荐下，找到了张晓艳。这让她面临了极其困难的选择：动手术有风险，不动手术患者头部伤口将持续破溃出血，化脓感染。然而医生的责任感让她摒弃了所有顾虑，毅然为高大爷实施了皮肤外科手术。可喜的是，手术非常成功，术后第三天，高大爷睁开了眼睛，人也变得精神多了，从此不再出现反复发热的症状，家属因此对张晓艳感激至今。

张晓艳向记者介绍，Mohs 显微外科手术，发源于美国，以其创立者美国医生 Mohs 的名字而命名。由于皮肤肿瘤常发生在头面部，从美容学角度讲，该部位寸皮寸金，故而手术医生不敢轻易扩大切口，但是如果手术切除不净容易复发。而 Mohs 显微外科技术是皮肤外科技术与冰冻组织病理技术相结合的一种手术方法，它能最大限度地减少手术缺损面积，进而有利于术后恢复美观的要求，同时又能在直视下保证肿瘤被完整彻底地切除干净，因此是目前发达国家治疗皮肤癌最好的技术。

"这种技术目前在我国开展得并不多，它的应用需要进行系统的专业培训，但相关培训机构只有国外才有，而且手术者首先需要具备现代皮肤科学理论与临床实践经验、皮肤病理的诊断经验、癌症学的经验和整形外科的基本操作技能，以便在手术中通过显微镜检查手术边缘、辨别肿瘤组织与正常组织，并确保患者术后皮肤的美观性。"说到这里，张晓艳有点叹惜，并期待国内能早日成立相关的培训机构，以造福患者。

由于皮肤癌患病的原因之一是暴晒阳光，张晓艳建议，要减少阳光下暴晒的机会。在烈日炎炎的夏季，避开上午十点到下午两点之间日晒最为强烈的时段，出门遛弯、散步半小时到 1 小时，就可以满足人体一天所需维生素 D 的需要。阳光的猛烈照射不仅会对皮肤造成伤害，还会有患皮肤癌的风险。而皮肤癌患者一定要避免在阳光下暴晒，以免加重病情。

看完最后一位患者，时间已是中午 12 点多，张晓艳向学生讲解完毕后才起身微微松口气，在不到半小时的午饭时间后她还将继续在此出诊。

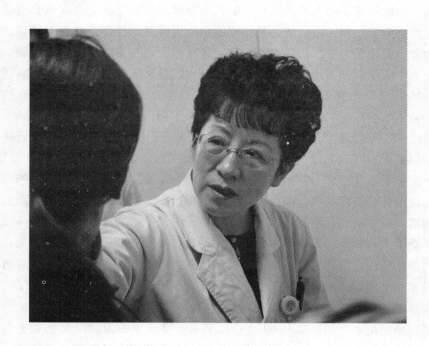

医护身心的"换脸大师"——韩　岩

专 家 简 介

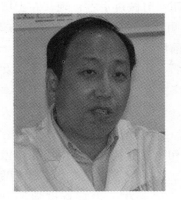

韩岩，解放军总医院（301 医院）整形修复科主任，主任医师，教授。在整形美容外科领域工作 26 年余，以创伤修复和美容外科工作为重点，在复杂创伤、显微外科修复和面部美容外科方面积累了丰富的经验，形成了较为突出的医疗特色。

专长：面部五官整形，脸形修改术、重睑、隐形隆鼻术、全脸除皱等。美容外科（双眼皮、眼袋、除皱，隆乳、隆鼻，隆颊、隆额、吸脂减肥），显微外科（各种外伤后畸形、骨外露和先天性畸形），烧、创伤后颜瘢痕、畸形整形修复。

出诊时间：周一（下午）、周五（上午）。

站在名医身边——人民好医生

跟诊记

　　很多人知道解放军总医院（301 医院）整形修复科主任韩岩，还是源于 2006 年，在国内轰动一时的"全球首例男性患者换脸手术"，由此他名声大噪。当年，患者李国兴在山上遭到熊的袭击，半边脸都没有了，脸部的重损引发村民的恐惧，使他必须生活在被"隔离"的痛苦中，后来通过"换脸手术"，缺损的五官与皮肤得到重补，脸部恢复了常人的模样，李国兴也因此重新点燃了对生活的热情。这项大风险手术在当时属全球首例，而手术主刀手正是时任第四军医大学第一附属医院整形外科副主任韩岩。

　　记者在约韩岩采访的时候，他正在手术台，他的助手告诉记者，韩主任正在处理一个危重病人，该患者在一场车祸中几乎面目全非，使得整个手术从上午一直持续到晚上9点多钟。临近晚上10点，他的助手通知记者，明天可以接受采访，此时韩岩刚刚给患者做完手术。

对患者全身心的医护

周五上午，记者如约走进了解放军总医院（301医院）整形修复科的专家门诊，因为了解到韩岩昨天从上午一直到晚上连续做了十几小时的手术，颇让记者担心的是韩岩今天的出诊时间是否会受影响，但走进门诊室时，韩岩已经在为患者诊治，脸上看不出半丝疲惫。

当天韩岩诊治的患者中，有一位从张家口过来的女孩，十几岁的年纪，从右侧面看不出面部的异样，但却是一名唇裂患者，四岁时做过手术，现在左上唇往外翘，鼻子下方有块拇指大的疤。就诊时，韩岩耐心地向她讲解了解决的方案，并在病例纸上画出唇线的正常形态，以描述手术前后的效果对比。

"是采用激光祛疤吗，手术可以一次到位吗？"因为从偏远地区过来，女孩的妈妈在旁边问道，"并非所有的病都靠激光治疗，像她这样的，做手术基本可以一次到位，但不能说完全恢复到正常人的形态，会明显改善，看起来跟常人无异。"韩岩不像外面整形美容广告那样夸下海口，言语却更令人信服。在所有关于手术的情况介绍完后，韩岩看着女孩又添了一句："你本来就长得漂亮，做了手术，以后出去时化个妆就看不出脸上的问题了，给自己多些自信。"听完韩岩的话，女孩自始至终淡漠的脸上才露出了笑容，记者在旁边听着也觉得松了口气。

需要整形美容的人往往带着一种微妙的心理，在接受治疗中，他们需要被顾及的不只是身体的创伤，还有缺乏自信的心灵，以及对恢复常态的期望。对此，韩岩表示，现在的医疗强调身、心医护，就是患者的身体与心理都要顾及，不过就目前来说，专业的心理医生介入整形美容领域存在困难，整形美容医生每天要面对那么多手术，也未必有精力给予患者专业的心理辅导。但整形美容医生可以从技术与医疗上给予患者信心，医生通过不断提高自己的专业技术，尽量修补患者的创伤，不让患者绝望，这样就是对他们最好的心理安慰。当然，在手术之前，向患者讲解详细的情况，分析医疗方案，也需要与他们进行心理沟通。

当天上午，还有一位从湖南过来看病的老大爷，左耳上方长了两颗肉瘤，到其他医院就诊，被介绍来韩岩的科室。在就诊过程中，因为老大爷操着浓重的地方口音，给沟通造成了困难，记者更是一句也没听懂。但整个过程中韩岩一直在耐心地倾听，并将一句话重复很多遍，双方才得以理解彼此的意思。老大爷的肉瘤已经开始恶化，韩岩建议尽早手术切除，老大爷考虑到经济条件，想在不住院的情况下动手术，或者过几年再考虑。对此，韩岩从医学角度上给予了否定，"一定要住院，这个手术涉及皮肤的移植，如果不住院，可能出现感染，会很危险。若过几年再考虑的话，病情恶化了，到时会花费更多，你有困难的话我们会尽量去帮助你，可以减少住院的天数。"即使治疗方案这样客观，双方还是重复沟通了多次才达成一致意见，老大爷满意地离开了。

"相对来说，整形医生对病人的讲解要细致一点，应该向病人讲清楚所有的情况，比如治疗的效果、花费等等，讲清楚了，病人就明白，也不会后期追究责任，这也是对病人负责。"韩岩向记者介绍，出诊时会尽可能地让病人了解整个治疗的情况。韩岩用双手医治患者身体的同时，更是凭借着一颗赤子之心，关爱患者的心灵。

移植手术要分清主次

在韩岩接诊的患者当中，除了渴望通过整形变美的正常人，还以创伤、疑难病症的病人为主。韩岩昨晚接收的重患，在车祸中失去了鼻子、牙齿、额头，眼睛也遭受重创，整个中面部缺失，血肉模糊，别的医院都不敢收治，后来被送到了韩岩科室。像这样的疑难患者，在科室的病房里，比比皆是，作为中国"换脸第一人"，韩岩也习惯了面对各种"骇人"的病患。

在整形修复科的病房里，记者见到了一位11岁重度烧伤的小男孩，因为家里煤气罐发生爆炸，小男孩全身烧伤程度达到80%，经过抢救虽然活过来了，但整个面部的皮已被烧掉，未来很长一段时间要通过数次的手术，才能改善面部皮肤的状况。

"烧伤的医治是分期的，早期性的烧伤要尽快处理，不然坏死的皮留在身上会造成感染，从而引起败血症，危害生命。"韩岩向记者介绍，创伤修复手术并非一次完成，尤其是烧伤面积太大的，要先将患者皮肤坏死的部分清除掉，感染的地方要清创，可以修复的补上，暂时不能修补的就留到二期手术，先要保住病人的命。之后进行移植手术，术中所需要的皮取自自身，且要采用带蒂皮瓣，即自体皮带着血管，其存活率高。"不过像这个烧伤达80%的小孩，因为身上完整的皮肤太少，无法从自身取皮，只能等他长大一些后再进行自体皮移植手术。"韩岩科室的病患，有的还需要移植骨头、种植牙齿、毛发移植、鼻梁重塑等，耗时太长，手术范围、难度之大，是很多医生都不敢尝试的。

对于像这类自身皮肤不够用的烧、创伤患者，记者询问是否能进行异体皮移植时，韩岩表示，目前，在整形中，异体皮还不能直接应用，不过在手术中可以解决烧伤早期的临时覆盖问题，或者配合手术治疗。在自体皮移植时，异体皮可以防止自体皮暴露感染，但异体皮不能永久存活，只能发挥临时覆盖作用。除此之外，它还有其他作用，比如在进行大面积的烧伤治疗时，会把很多小颗粒的皮洒在皮肤表面，如果直接盖上纱布，自体皮很难存活，但盖上异体皮可以保护自体皮，待异体皮去掉时，自体皮就存活了。所以异体皮在烧伤手术中的应用还是很重要的。

一些烧、创伤面积小的可以一次移植到位，恢复得比较好，以后也不用动大的手术。但在这些疑难整形修复手术中，一期的治疗后会有后期的问题，烧、创伤治理好了，往往伴随着其他一些畸形，比如皮肤会留下畸形的瘢痕，外形丑陋，要通过后期的移植手术改善等。韩岩告诉记者，经由创作修复的多次手术，一次会比一次恢复得更好，虽然相对正常人还是有差距，但其功能已经恢复正常。而有的病患会要求通过更多的手术来提高外表的完美度，在这种情况下，手术是根据个人的需求以及病人的经济能力来决定，不过也要考虑到医疗水平。"如果病人要求很高，但医生认为以现有的医疗水平已经做到最好，就不会再帮病人动手术。"韩岩解释说。

严控手术存在的风险

作为整形修复科的科主任，韩岩对科室的技术水平深感自豪。不仅有专业技术顶尖的整形医生，在技术上不输于专科整形医院，而在综合实力上更有着无可比拟的优势。

"301医院作为综合医院，各科室的专业技术水平在全国是数一数二的，整形修复科也充分利用这个优势，形成各科室联合会诊，拿出最佳治疗方案。"韩岩向记者介绍，整形美容专科医院会在某个专业上钻得精、细，比如研究耳朵畸形的就专门研究耳朵畸形，但如果遇到类似手上烧、创伤疑难病症患者，手术可能涉及骨科、口腔科、耳鼻喉科，甚至是心血管方面，形成多学科的交叉，专科医院的医生也许无从下手。而对于301医院整形修复科的医生来说，则是"家常便饭"。"我们医院综合优势明显，手术遇到难题可以和其他科室配合，比如把口腔科、外科等科室的专家叫来一起研究医疗对策，或者一起动手术。比如昨晚的患者牙齿、鼻子、眼睛都受重创，动手术时就需要口腔科、鼻科、眼科等专家的共同协作，这也是综合医院的优势。"韩岩对此感到很自豪，也为患者能得到更科学的治疗，深感欣慰。

尽管医生在尽最大努力为患者带去更好的治疗，但任何手术都有风险，单凭医生精湛的技术是不够的，还需要多方面综合考虑。韩岩说，控制好医疗上的风险，具体分三点：第一，专业技术过硬必不可少。第二，术前沟通要细致，医生从专业与技术角度上把工作做细，治疗开始前一定要把病人的病史、背景、经济条件以及家庭关系了解清楚，每一个步骤、环节都要抓好，尽量把病人的情况了解透彻，再选择最好的方案、技术、时机去治疗。

第三，选择适合的病人做手术。并非每个病人都适合做手术，有两类人不适合整形美容手术：

一是罹患某些疾病，如心脏病患者做整形，可能麻醉出现危险，或自身的情况不允许。正如当天的门诊病患中，有一位 32 岁的血管瘤患者，肿瘤范围太大，几乎布满整个脖子，韩岩玩笑地说，这个瘤子的生长位置把医生与病人都逼上了绝路。因为脖子周围神经密布，手术容易造成大出血，"切开后血可能会像开闸的水龙头一样流出来"，如果进入呼吸道，后果不堪设想，因而不能进行手术切除。当时病人说："长这个太痛苦了，我相信你，就要给你当牺牲品！""你要牺牲我还不能让你冒风险呢，你这个瘤子现在对生命没有造成影响，可以缓一缓，等四十几岁的时候再来做，这样可以让风险减低一点"，虽然病人一再强调想动手术，但韩岩不停地规劝他，直到病人走到门口时还叮嘱一次，"要缓一缓啊"。

二是心理期望过高，追求完美的患者不适合整形。心态没摆正，对整形效果要求过高，甚至超出现有医疗水平，不能进行手术，增加手术的风险和难度不说，还可能造成医疗纠纷。

"医生要从实际出发，把握医学原则的前提下，结合患者的需求，不要随便承诺，也不要眼高手低。这是对病人负责，也是对自己负责。"韩岩最后的话点出了医生的责任，而当前的整形美容医生也应该以此自律。

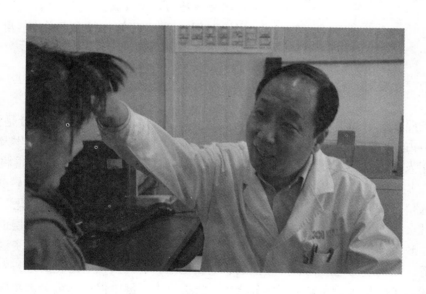

迎接老年医学的春天——李小鹰

站在名医身边
——
跟诊记
人民好医生

专家简介

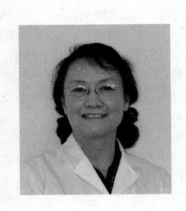

李小鹰，解放军总医院老年心血管内科主任医师、教授，博士生导师。现任中华医学会老年医学分会主任委员、中国老年保健医学研究会心血管分会主任委员等多个社会职务。获中央保健委员会特殊贡献奖。

专长：老年冠心病、心肌梗死、高血压、心力衰竭、各种心律失常、心血管急症特别是高龄老年的心血管病危重症方面，有较为独特的诊治经验。

出诊时间：周一下午（特需门诊），周二上午（专家门诊）。

按照联合国的规定，年龄超过 60 岁的人口占到总人口数的 10% 或者是 65 岁的人口占到 7% 以上的，就属于老龄化社会了。截至 2000 年，中国 65 岁及以上的老年人口占总人口的比重已达 7.1%，预计 2026 年前后，这个比重将达到 14% 的水平上，这意味着中国从"老龄化社会"完成向"老龄社会"的转变。

人口老龄化趋势不可阻挡，未富先老、慢病多发等"不健康老龄化"在深化，社会对发展养老产业的积极性虽很高，但目前情况看，尚缺少国家层面上的统筹，政策不配套，社会服务组织欠缺、老年病医院、基层养老机构等资源严重不足等。如何应对老龄化的严峻挑战、全面把握和引领人口老龄化的过程？记者特此采访了中华医学会老年医学分会主任委员、中国健康促进基金会老年医学发展专项基金管理委员会主任委员、解放军总医院老年心血管内科主任医师李小鹰教授，她指出，"老龄化的核心是老年健康，老年健康的关键问题是发展老年医学，推动健康服务业发展。"

记者：李小鹰教授，您作为中国老年心血管科资深教授和中华医学会老年医学分会主任委员，请问您如何看待中国社会老龄化挑战的严峻性？您认为解决问题的关键是什么？

李小鹰：当前中国老年医学面临的严峻挑战主要来自社会人口老龄化、老年相关疾病高发和慢病控制不力的现状。

1999年，我国老年人（≥60岁）超过总人口10%，标志着中国进入了老龄化社会。目前，我国已经进入人口老龄化快速发展阶段。2013年，我国60岁及以上人口超过2亿，并以年均1000万以上速度增长，将持续20年；80岁及以上人口超过2300万，以年均100万以上的速度在增长；失能和半失能老人已超过3700万，2020年将超过6500万。我国老年人口比例将继续增长，到本世纪中期将达30%。

我国老年相关疾病高发的特点日益突出，目前老年人中患有高血压者约1.3亿，血脂紊乱者约1.2亿，糖尿病5000万，骨质疏松5000万，老年痴呆800万，脑卒中700万。我国老年人群焦虑症和抑郁症患病率与美国近似，而良性前列腺增生患病率明显高于瑞典。多种慢病共存即"共病"是老年病特点，我国研究显示，社区老人患有2种及以上疾病者占67%，其中心血管疾病占65%。

我国高发的老年慢病状况管理十分不力。老年高血压知晓率和治疗率不到1/3，控制率不到1/10。我国老年慢病管理不力的原因，一是慢病管理的医疗网络尚不健全，基层医疗卫生机构就诊率低，老年科医生、全科医生、老年护理人员严重缺乏；二是由于传统的"大家庭养老模式"在崩溃，一对夫妇要赡养4~8位老人，"空巢家庭"已接近城市家庭总数的50%；老人仅3%能住养老机构，97%需"居家养老"，老年病患者医疗和长期照护对社会的依赖程度明显加大。

"白发浪潮"已经汹涌而至，而我们整个国家还没做好充分的准备：老年慢病管理、居家养老和长期照护还远没有形成完善的体系；老年医学和老年健康服务业发展还远不能满足社会老龄化的需求；国民经济的发展将以巨大老年人口的赡养为前提；社会的稳定和谐将很大程度取决于老龄化政策。这就是老龄化挑战的严峻性！

中国老龄化问题的核心是老年健康，而解决问题的关键是大力发展老年医学和老年健康服务业，促进健康老龄化，有效提高老年人身心健康水平。

记者：什么是老年医学？老年医学和其他专科有什么区别？

李小鹰：老年医学是预防和治疗与老年相关疾病，最大程度地维持或恢复患者的功能，提高老年人生活质量的科学。老年医学50年前产生于先期社会老龄化的欧美国家，近20年内在全球得到快速发展，已经被列为内科学下独立的专科。老年医学的服务对象是多病老人、衰弱老人、高龄老人。

老年医学与内科其他专科不同的工作特点主要有三点，一是对所有老年患者进行综合评估与治疗而非单病单治；二是与多学科团队如营养、心理、康复等联合工作；三是与中下游长期照护基地联网形成终身诊治与照护体系。发达国家的老年专科医师以老年医院和老年病科为工作基地，同时选择联网的老年护理院、养老院、老年公寓、临终关怀病房、老年康复中心等单位多点执业，与全科医师和老年护理人员一起组成老年慢病和长期照护的网底。这就是为什么先期老龄化的日本和欧美国家均把大力发展老年医学作为应对社会老龄化的一个有力武器。

记者：怎样才能大力发展老年医学？你们为此作了哪些努力？

李小鹰：纵观先期老龄化各国的老年医学发展，与所有专科一样需要三大基础：一是有国家对学科资质的认可，即认可老年医学是专科，并据此建立培训与考核准入体系；二是有国家级教材体系，即国家认可的老年医学专科培训教材体系；三是有专科医疗机构，即有老年医学科和老年医院，正如儿科学的发展须有儿科和儿科医院一样。

为推动中国老年医学的发展，我们老年医学分会近年来团结奋斗完成了五项重要的基础工作：

第一，申请老年医学学科资质，我们先后向原国家卫生部医政司和现国家卫计委科教司递交申请书，并多次口头申请与沟通，希望将老年医学科定位于内科下属专科。终于，2014年卫计委科教司关于住院医师和专科医师培训的文件中，已经将老年医学科界定为内科学下专科之一，属于三级学科。在住院医师规范化培训中作为选修课，科教司领导特别叮嘱我们"重点是做好专科医师培训"，使我们备受鼓舞。

第二，完成国家临床重点学科老年医学科的评审，经卫计委批准公布30家医院老年医学科。

第三，编写出版老年医学国家级教材，学会组织近百位国内资深老年医学专家学习参考国内外老年医学教材，历时2年编写完成了我国《高校医学电子书包，老年医学分册》（人民军医出版社）《住院医师规范化培训教材，老年医学》《专科医师培训教材，老年医学》《中华老年医学》（人民卫生出版社）。因此，我们能够及时赶上国家医师规范化培训和专科培训的步伐，为老年医学专科医师的培训提供国家级教材。

第四，制定中国老年医学科和老年病医院建设标准，在原卫生部和现卫计委领导下，我们申请并完成了《老年医学科建设与管理标准》和《老年病医院建设与管理标准》两项课题，已经通过结题答辩。

第五，成立老年医学专科医师教育委员会，并成功举办《老年医学专科医师师资培训班》，为下一步专科医师培训工作准备师资力量。培训班由我们中华医学会老年医学分会、卫计委人才交流中心和中国健康促进基金会老年医学发展专项基金主办，邀请美国老年医学会（AGS）和老年学学会（GSA）资深专家授课，经过一周课堂学习和严格考试，合格后获得培训合格证书。师资班计划办两期共培训 100 位师资，2014 年 10 月是第一期，2015 年 10 月办第二期。我们认为，老年医学专科培训必须采用"新人新办法，老人老办法"的模式，即刚毕业的医学生如果想从事老年医学专业，要按照国家规定，经过"5+3""3+2"的相应培训；而目前已经在老年医学科工作多年的医师则采用专科培训班的方法培训和考核，解决资质和准入问题。

老年健康服务业需求越来越大，老年医学要适应大形势，必须要有一大批生力军和接班人，我们目前所做的工作是基础性的，是为后人铺路搭桥的，只是万里长征的第一步。在老年医学专科建设和发展的历程中，我们还必须脚踏实地，继续努力完成更多的工作！

记者：您刚才提到了"中国健康促进基金会老年医学发展专项基金"，我知道您是这个专项基金的主任，也知道这个基金会做了许多公益实事，您觉得该专项基金所做的事和所起的作用，是否达到了您的初衷？

李小鹰：谢谢你的理解和鼓励！老年医学发展专项基金是 2013 年 1 月 8 日发布会建立的，是中国健康促进基金会（AAA 级）下属专项公益性基金。近 2 年来的确通过基金会的平台做成了许多事情，主要有七件大事：1. 老年科医师继续教育培训，围绕老年疾病诊治规范，先后组织了 50 场讲座和病例讨论，惠及 21 省 5000 余名医师。2. 提供了老年医学系列教材编写资金。3. 支持了中国老年医学和老年健康产业大会（CCGI 大会），2014 年举办了第三届，32 个专题论坛，参会人数超过 2500 人，近百家企业参展。4. 提供了这 2 年编写 4 个"老年疾病诊治专家建议（共识）"的资金，如《老年高血压特点与诊治流程》《老年认知障碍早期筛查与处理》等。5. 每年资助 100 位西部欠发达地区老年科医师和护士参加老年医学大会。6. 编辑出版美国老年医学杂志中国 CCGI 英文增刊。7. 提供科研资金，如"中国 80 岁及以上人群健康状况调查（SURSHAP）"等。应该说，基金会支持完成的这些工作，超出了我的预期，鼓舞了老年医学的队伍，推动了老年医学的发展进程，也增强了我们继续做好基金会的信心和决心。我们衷心感谢热心资助老年医学的所有企业和社会团体！

记者：您是第 11 届和 12 届全国人大代表，关于国家老年医学发展和医疗改革方面您提过哪些建议？您认为目前老年医学发展的"瓶颈"是什么？

李小鹰：有关这方面的建议案有："关于如何解决'看病贵'问题的建议"（2008 年），"创建中国特色全科医生培养制度，切实提高基层卫生机构服务质量"（2009 年），"加强军队基层卫生单位全科军医队伍建设的建议"（2010 年），"完善养老护理员培训与管理制度，切实提高我国老年人群生活质量"（2011年），"加强政策引导，鼓励更多临床医学毕业生服务基层"（2012 年），"积极应对老龄化，创建中国特色老年医学专业人才培训认证体系"（2013），"积极应对中国社会老龄化，在卫生计生委设立老年医学司的建议"（2014）。

说到目前老年医学发展的"瓶颈"，这也是多年来我一直考虑的事情。我认为目前国家老年医学发展的"瓶颈"问题有两个。第一个是老年医学专业人才队伍的严重不足，相对于我国2亿老人、3700万失能半失能老人，我们的老年医学专科医生、护士、养老护理员均严重缺乏，如何做好培训和教育以满足快速增长的老年医学人才需求，是我们面临的严峻任务。我感觉国家应对老龄化的举措就像一场"世纪大战"，而"大战"的一线主力部队，就包括老年医学专科医护人员、全科医学、营养、康复、心理、社会工作者等人才，以及相关业务管理人才。一线部队如果冲不上去，打不好，就无法赢得这场大战。

第二个瓶颈问题是医养结合不到位，老年医疗护理归卫生部门管，养老系统归民政部门管，老年慢病管理的网络恰恰就是在医养结合部，因此就成为最薄弱的区域。目前国家已经有了医养结合的顶层设计，如何实施，依靠谁去完成就成了关键问题，相信在近年内一定会有较大的突破。

记者：作为一名医生，您做了这么多公益事业，一直躬耕力行，对您来说，最大的收获是什么？您希望今后自己有一个什么样的老年生活？

李小鹰：最大的收获是找到了一条可以看到成功的路，即"政府、专家、企业三结合"的路，政府的政策和领导部门的实际支持是成功的前提，近年来国家相继出台多个文件大力推动老年医学、养老服务业和健康服务业发展，如国务院"关于加快发展养老服务业的若干意见（2013国发35号）"指出，有条件的二级及以上医院要建立老年病科，要加强老年医学人才和养老服务业人才培养，要给予政策优惠。这将会极大地推动老年医学和整个老年健康服务业的发展！我们

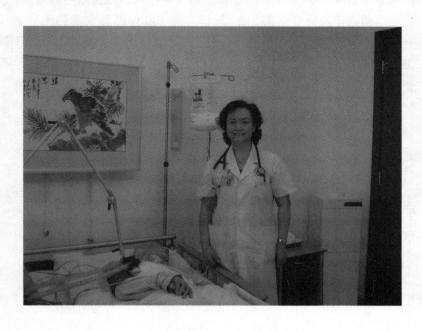

学会总结多年的经验，在《中华老年医学杂志》2013 年 1 期刊文指出，老年医学发展必须走"政府、专家、企业"三结合的路，缺一不可，结合好了就可以焕发出巨大的正能量！我多次在老年医学会议上说过"行动起来，迎接老年医学的春天！"，就是因为，我们已经实实在在地看到了老年医学春天的美景，虽然在远方，但已经是看得到的远方了！

你问我对晚年的期盼，我想起去年西双版纳会上龙永图的讲话，他说："我们这一代人是和共和国一起挨过饿的，如今也进入了养老的年纪，我们还要为国家分忧！"讲得多好啊！我希望能有幸福的晚年，清静的归宿。我更希望我的家人、我们这一代和共和国同龄的人、所有的中国人都能有幸福的晚年，不论在何处养老，都能享受到亲情，都能发挥余热并得到良好的照护。我知道，为此，我们人人都要为国家分忧！

为头痛患者开对"药方"——于生元

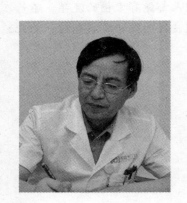

专家简介

于生元，中国人民解放军总医院神经内科主任，主任医师，教授，博士生导师，清华大学医学院及南开大学医学院兼职教授、博士生导师。中央军委保健委员会保健会诊专家，中华医学会疼痛学分会主任委员，中国医师协会神经内科分会副会长。

专长：神经系统各种疾病的诊治，尤其擅长头痛与脑血管病的诊治。

出诊时间：周四上午。

"我头痛经常彻夜失眠""我头痛起来像戴了紧箍咒，越勒越紧""我痛得恨不得将头劈成两半"……头痛对人们的困扰到底有多普遍？我国知名头痛流行病学专家、中国人民解放军总医院神经内科主任于生元，曾在 2010 年公布由世界卫生组织发起的"中国头痛流行病学调查"结果：不算上感冒、饮酒等原因引起的头痛，我国头痛的总患病率达到 28.5%；任何一天里，经历过头痛的人有4.8%。

"世界卫生组织把偏头痛排在对人类危害的前 20 位，因为头痛造成生命的损失，和痴呆、中度精神障碍差不多。"于生元在接受记者采访时叹惜地说。正是在出诊中感受到患者的痛苦以及对头痛危害的了解，促使他将全部精力投入工作，潜心钻研头痛，因而创造了一个个"奇迹"：患者只花了 70 多元，十几年逐渐加重的头痛日渐减轻；已 2 个多月无法行走的患者，打一针，几分钟后就能由家人搀扶着下地行走，5 天后再打一针，次日就能自己走路……

头痛多为原发性

头痛分为继发性与原发性两大类，继发性头痛是指能找到明确病因，譬如颅内肿瘤、脑出血、脑膜炎、高血压等器质性病变引起的头痛；找不到明确病因的则统归为原发性头痛，这类患者占大多数。而于生元接诊的也多是长期备受不明病因所致头痛折磨的患者，他们辗转求医无果而慕名前来求诊。

在诊室里，一位沉默寡言的小男孩因为年纪小的缘故尤受关注，他今年7岁，黑瘦的脸上却写满了抑郁，两侧太阳穴上比硬币还大的泛红伤疤触目惊心。据家长讲述，孩子从1岁多起就经常头痛，犯病时不但疼痛难耐，吃进去的食物也会全部呕吐出来，这种情况随着他年龄的增长愈发严重，最近发作时，孩子还痛得用手捶打自己的眼眶，太阳穴边上的伤疤也是如此而来。

"孩子真可怜，我第一次见到把自己打成这样的孩子。"拿起孩子厚厚一大沓的病历，于生元痛惜不已，多次重复着以上的话。

"您帮帮我孩子吧，这么多年我们看了好多医生，吃了好多药，孩子的病情还是时好时坏，上一位大夫说您这专业，我就来了。"说到这里，孩子的妈妈哽咽了起来，多年来因为挂心孩子的病情，她已经身心交瘁。

"他的核磁片没有问题，但药吃得太多太杂。"通过详细查看病历、检查报告与询问家长，于生元为孩子排除了继发性头痛的可能性，但看着家长摆出来的一大堆药盒却皱起了眉头。"我现在给他重新开一个药，这些药都别吃了，他的病在这个年龄很罕见，属于找不到原因的头痛，先把病情控制住了再作进一步的分析。"于生元向家长讲解合理用药的相关知识后，为孩子确定了复诊时间。

"头痛患病率中，原发性头痛占的比例将近90%，这个孩子的头痛属于原发性的，在长期的就医过程中用药过多，滥用药物会导致更严重的头痛。"事后，于生元向记者介绍，头痛是易反复发作的常见慢性疾病，应引起重视，采用科学方法管理、正确规范用药，开展长期防治。其中头痛治疗分为药物治疗和非药物物理治疗，治疗原则包括对症处理和原发病治疗两方面，原发性头痛急性发作和病因不能立即纠正的继发性头痛可给予止痛等对症治疗以终止或减轻头痛症状，同时亦可针对头痛伴随症状如眩晕、呕吐等予以适当的对症治疗。对于病因明确的继发性头痛应尽早去除病因，如颅内感染应抗感染治疗、颅内肿瘤需手术切除等。

保证头痛的正确诊断

头痛的病因极为复杂，找对根源才能保证治疗效果。因此，面对患者时，于生元总是秉着严谨的态度，通过详细的询问与查体筛选出源自器质性病变的头痛，排除了器质性病变，对原发性头痛进行明确分类，再有的放矢地确定合适的治疗方案，使许多患者得到了正确诊断，不用做检查与吃太多药就能得到有效治疗。

有位戴着帽子的中年女士，在家人的陪伴下歪歪扭扭地走进诊室，见到于生元就笑了起来："大夫，我在电视上见过您，您是名医，帮我看看这病吧。"原来这位中年女士刚从内蒙古赶过来，头痛了6年多，走路总是不顺畅，在其他医院被诊断为三叉神经痛，一直在吃药，但病情依然没有好转。

于生元认真地查看了病历本并详细询问女士的病史。掌握基本情况后，他拿出一个锤子状的小器材为女士查体。"眼睛有重影吗？""哪个眼？""呲牙痛不痛？"……于生元一边询问女士一边用小锤子从头到脚轻敲其手、头等部位，确定痛与否，再让其做示指触碰鼻子、快速甩手、走路等动作。最后，他胸有成竹地对女士说："这个病不能随便开药，要住院接受正规治疗，你的头痛是由脖子上的病灶造成的。"原来女士头痛的真正病因是颈髓脱髓鞘性病变，该病是颈髓受到压迫损害神经中枢的疾病。"你的还好，不算重，不然就瘫了。"末了，于生元安慰她，女士也就安心地离开了诊室。

还有位患者认为自己得了重病，在当地医院吃了很多药，做了颈椎、大脑等多个部位的CT检查。面对于生元，他长吁短叹，后经其检查，原来只是失业引起的紧张型头痛。"我说你只有一个问题，就是神经调制不好，还是要找份工作。拍了一大堆没用的片子，多浪费钱。"这回轮到于生元叹气了。

当记者与于生元谈到病人对他近乎神奇的评价时，他表情认真了起来："根据我们的调查，现在医生最大的问题，是诊断问题。没有规范诊断，更谈不上规范治疗。其实90%的头痛不用做检查，只需询问清楚、认真查体。"这种严谨的态度也使他诊断出了一位老奶奶的帕金森症，免去其继续被家属带着跑不同医院、过度吃药的痛苦。

为了规范头痛的诊断，目前于生元联合相关专业人士开发计算机辅助诊断系统，在电脑录入详细的头痛类型判断标准，医生只要按照系统列出的要素向患者提问，就可以根据回答去判断头痛的类型。"目前头痛的正确诊断率不高，我们正在推广标准。"于生元说，诊断的准确度还有赖于病人对病史的详细描述，头痛的病人平时一定要记个疼痛日记，这样才能帮助医生尽快给头痛定性，再进行针对性的治疗。

让患者"不紧张"

头痛常见的三大类型是：偏头痛、紧张型头痛与丛集性头痛，其中紧张型头痛是神经内科门诊中最为常见的疾病，表现为慢性头部紧束样或压迫性疼痛，通常为双侧头痛，起病时可能与心理应激有关，转为慢性形式后常没有明显的心理因素。但患者往往以为自己患上重疾或是拒绝承认自己的头痛与心理因素有关，对此，于生元往往"化繁为简"，引导患者走出误区。

一位大约70岁的老奶奶走进诊室，看到她，于生元笑着打招呼："请坐，你怎么啦？"

"我头晕，早上特别重，下午与晚上就没事，还心慌，遇到事爱着急，唉，越老越完蛋了。"老奶奶一坐下就迫不及待地诉说自己的症状，脸上满是焦虑神色。"先不用着急，咱们慢慢来，先把病因弄清楚了。"于生元安抚她，又继续以提问的方式询问发病时的症状，最后突然站起来："我帮你按摩一下脖子吧。"

当于生元用手揉捏老奶奶的后脖时，她脸庞皱成一团，连声说："唉哟，酸痛。"但过一会忽然发现紧绷的头部神经松弛了下来，于生元这才笑着松开手。

"你呀，没事，只是紧张型头痛，病得最重的是心理，焦虑、着急，肌肉得不到放松，活动开了就感觉好多了，给你开点抗焦虑的药，回去按要求吃。你67岁看起来还这么年轻，很不错了。"于生元的这番话让老奶奶乐开了怀，连声感叹"就是想着找您这大专家看"。

10时许，又有一位内蒙古的中年男士走进诊室，诉说自己七八年来间歇性的头痛，起初只需晚上睡好觉便能自愈，近年来病情加重，吃止痛药也只能缓解，因而怀疑自己脑部长了肿瘤。于生元听了之后通过进一步的交流，了解到患者是个体户，长年工作压力大，头痛是偶尔发作，发作时亦不会有恶心、呕吐的症状等情况后，果断地说："你不用做脑部检查，这么多年不可能是瘤子，你只是紧张型头痛，这种病很普遍。"患者还是不放心，询问治疗的办法。于生元笑着说："你没必要做治疗，平时保持身心愉快，多做锻炼。"一番解说，患者终于放心地回家了。

于生元向记者介绍，紧张型头痛患者很多。有的突然有一次头痛，有的一年发作几次，有的经常发作，与精神紧张、工作压力、情绪抑郁等心理因素密切相关。睡得少，想得多，工作、生活压力大易使人神经长期处于兴奋状态，血管收缩，导致颅周肌肉缺血、缺氧，加剧肌肉痉挛，因此感到头痛，大多数患者通过解释和适当的指导能够克服这一症状。

偏头痛与脑血管关联密切

偏头痛与紧张型头痛同为常见头痛类型，但于生元在面对偏头痛或出现偏头痛先兆的患者时却会变得很"紧张"。因为偏头痛与脑血管病息息相关，可使发生脑卒中的危险增加两倍多，严重的偏头痛被世界卫生组织定为最致残的慢性疾病之一，类同于痴呆、四肢瘫痪和严重精神疾病。

门诊中有位 60 多岁的张大爷，前来求诊时携带了一本陈旧的笔记本，上面记录着他从十多年前开始的视野缺损症状实况。据他讲述，这十多年来未犯过头痛，但有时眼前会出现闪光或暗点，每次暗点的形状不一，整个过程一般持续 20~30 分钟。"这种现象很值得关注。"于生元听完后表情严肃起来，认真翻看着张大爷记录的犯病日记并询问了相关问题。

"你这种情况有两种可能性，一是不伴头痛的偏头痛；二是脑血管疾病。要通过头部 MRI（磁共振成像）检查，才能够进一步明确诊断。如果你年纪轻还没事，但岁数大了要好好检查一下。让我比较放心的是，你的症状出现了这么多次都没事，而且从这个片子来看，血管还比较好。"于生元拿着张大爷已做的其他检查认真地向他分析，以多年的临床经验判断，他认为偏头痛的可能性比较大，因为有些偏头痛发作时会出现不伴随头痛的各种先兆症状，但年纪大的发病者需作深入检查，排除血栓栓塞。

末了，于生元叮嘱张大爷及时去做检查并让他免费参加自己科室开展的"疼痛基因监测"活动，通过该项监测，患者可以了解自己的疼痛基因表达情况，对慢性疼痛的早期预防有重要作用。"偏头痛是一种原发性头痛病症，其主要诱因包括压力、女性激素变化、未进食、天气和睡眠紊乱等，表现为发作性的、多为偏侧的、中重度、搏动样头痛。之所以如此重视偏头痛，是因为多项研究表明，偏头痛与脑血管病可能存在共同的机制，如相似的危险因素和遗传因素等。而且偏头痛可以促进损害血管的活性物质释放，由此造成的缺血是偏头痛引起脑卒中的机制之一。"于生元告诉记者，脑卒中只与偏头痛有关，而脑缺血、脑梗也可诱发偏头痛，今天一位坐轮椅前来的患者之所以感觉头痛，便是由其脑梗死引起

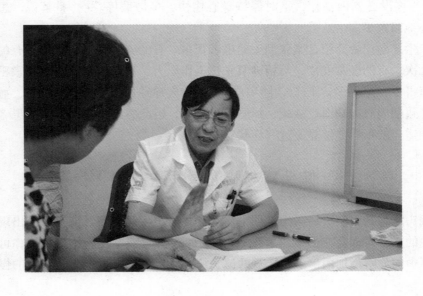

的。但大多患者对偏头痛存在认识上的误区，只把偏头痛当作一种症状而非疾病进行治疗，导致了药物滥用的现象，因此我国应该加强对偏头痛疾病知识的普及，倡导患者到正规医院治疗。

目前，于生元正在参与国家组织的脑卒中筛查工作，未来还计划开展头痛方面的公益项目，让更多的患者受益，并通过加强基层医院的培训调动基层的力量缓解"就医难"的现状。

站在名医身边

跟诊记
人民好医生

不因医小而不为——姜 凯

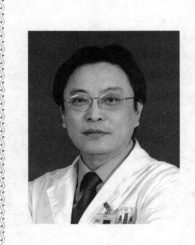

专家简介

姜凯，解放军总医院（301 医院）肝胆外科副主任，主任医师，副教授。

专长：擅长肝、胆、胰疑难疾病，特别是肝脏肿瘤与胆道疾病的外科诊治、肝脏移植等。近 10 余年来，以肝胆外科理论与实践为基础，实现外科条件下高危部位肝细胞癌"一次性"完全射频消融，技术居世界领先水平。

出诊时间：周二（上午、下午）。

解放军总医院（301 医院）肝胆外科副主任、著名肝胆外科专家姜凯，师从名门，是我国肝胆外科学界"泰斗"黄志强院士的掌门弟子。二十多年的从医生涯，姜凯遵循恩师的教诲，勇于开拓，刻苦钻研，如今已攀登到肝胆外科领域的高处。但在与记者交谈的整个过程中，他并没有居功自喜，更多的是表达出对老师的敬佩与赞赏。因为在他心中，早已定格了一座勇于攀登的高峰。

"我毕生的目标，就是要成为像黄老那样的医生。"姜凯语气铿锵有力地说，作为黄老的爱徒，老师的医术及品格深深地影响着他。

遇见"偶像"改变初衷

在姜凯的内心深处，最荣耀的事莫过于将一个病人从死亡线上拉回来。但追溯到学医的初衷，却并非他的意愿，为此他还经历过一番挣扎。

1985 年，当成绩优秀的姜凯填报高考志愿时，出于对理工科的一腔热忱，希望大学可以攻读计算机专业，却遭到家里人的强烈反对。他的父亲一辈子崇敬医生，期望儿子能够走上从医的道路。姜凯多次反抗无果后，为了不违背父命，只能抱着些许遗憾报考军校医学专业。

在被军医大学录取后，很快便迎来了新生的入学典礼，正是这场别开生面的典礼化解了姜凯的心结，让他坚定地确立了人生的奋斗方向。当时，有一位著名的医生在典礼上为新生发表演讲，他就是肝胆外科的另一座"高峰"——吴孟超院士。初见吴老，姜凯立刻被他身上那股学者气质深深吸引，听了对方富含感染力的演讲后，姜凯更是热血沸腾，内心点燃了对医学的热情。从此，他将所有精力投入到学习中，并在1991年因成绩优异被分配到解放军总医院，得以进入黄志强的科室。"我很庆幸，一生能够得到我国肝胆外科学界两位大师的指点，并成为黄老的学生。"姜凯自豪地说。

黄老培养年轻医师是出了名的严格，时常鞭策他们要用最好的审美观去做手术与记录。姜凯那时视他为"偶像"，工作上兢兢业业，书画上也有所造诣，因此得到黄老的青睐，成为其第一个硕、博连读的研究生，毕业后在"偶像"门下连任7年院士助理。黄老的手术记录几乎从不委托他人，却能放心地交给姜凯。

姜凯手写的病历记录，字体隽秀，解剖图精细优美，甚至比现在印刷的教科书还略胜几分，一笔一线间也凝聚着他对医学的热情与刻苦。"外科医生的一种境界就是追求艺术美，不仅要字写得工整漂亮，还要具备一定的艺术细胞与审美观。"姜凯说，因为做手术时，病人的切口与缝口都要考虑美观，其中切口有它独特的锐角、弧形与弹性，如果外科医生有好的设计，即使病人身上有十个疤，也会富有美感。病人是迫于无奈才接受手术，所以医生要靠自身的审美尽可能让术后瘢痕理想化。

当一个人追求卓越，成功自然会找上他。一例例圆满的手术让姜凯在业内名声大振，患者也赠予他"凯歌常奏解病痛"赞语以表谢意。

"我们这一代医生很幸运，有好的老师对我们严格训练，这是受益终身的，让我们日后遇到很大的手术也敢于挑战。"忆起往事，姜凯感恩地说，黄老的严格要求，至今仍深深地影响着他。

安全是手术的前提

姜凯每年做手术上千例，其中重大手术占半数以上，这足以成为一个外科医生骄傲的资本。但他一直谨记黄老教诲，外科医生不能只做手脚麻利的"刀匠"，关键是手术的成功率，一切决策要以病人的最大获益为前提。

"如果病人不能从治疗中获益，手术将毫无意义，所以治疗前我们会先研究方案的安全性。"姜凯说，病人的术前诊断不能仅靠医生自身经验去决定，必须有一个严格的过程才不会误诊，301医院也因此设定了相关的标准化程序。

在姜凯看来，实施一个大手术好比设计一个系统工程，要从整体上考虑，"千里之堤，毁于蚁穴"，外科医生作为工程的操作者，要把每个环节都严格把控好并作安全处理，这是保证手术成功的重要前提。"像肝胆手术，不分大小都要从整体上去设计，去驾驭它，重大手术的过程大同小异，如果你能把其中每个小细节都处理好，在严格的流程中实施，即使病人中途出血也能马上控制。"姜凯说，一名外科医生，需要对手术胸有成竹，才能避开风险。

禀着安全性的目标，姜凯的手术总是创伤小、流血少。"我们做过很多大型手术，外科医生掌握的基本功无非是：切开、结扎、缝合、止血、术前诊断、解剖以及现有的影像学技术，在基本功的保证下，我们会让患者尽量术中少出血。"姜凯说，如血管瘤切除手术的最大难点是术中出血，他对此提出了一个"农村包围城市"的方法。

以往切除血管瘤时，医生总把注意力集中在肝脏与肝门的关系上，一旦有地方出血，可能只用纱布压着伤口，但血管瘤稍微有一点破溃便会造成持续的出血，时间久了不利于病人。姜凯通过反复思考，改变了手术策略。"毛主席说'农村包围城市'，我们的手术也应该这样。把肿瘤外周工作做得非常精细，五个小时的手术可能四个半小时都在处理周边，确保不出血了，再控制肝门，整个手术就变得简单了，因为只有不出血，肿瘤的切除才能顺利进行，这是反过来的一个思路。"姜凯说，但医生如果遇到现有医学上受限的问题，通过一番衡量确定自己没能力达成后，不能盲目创新，一切应以病人的安全为重点。

面对难题抽丝剥茧

从医多年，姜凯博览了肝胆专业群书，在无数例肝胆手术中也累积了丰富的经验。他善于对患者病情抽丝剥茧，寻找问题根源，从而提高患者生存的概率。

一位青岛的患者至今让姜凯记忆犹新。2006年，该患者在上海住院时，肝内被检出恶性肿瘤，经手术切除后胆管又长出新肿瘤，并出现黄疸，为了缓解病情，医生在他胆管内放置了内引流管。其后，患者反复发高烧，黄疸加重。相关医生经过多次讨论，仍无法诊断他高烧的原因，只能宣告放弃治疗。因此，患者被转回青岛当地某医院，该院几乎邀请了所有国内著名的肝胆外科专家前来会诊，姜凯位在其中。

姜凯到达医院时，适逢患者消化道出血，罕见的RH阴性血型也难以找到匹配的血液，患者命悬一线。由于该患者的症状不适宜做肠镜，医生找不到止血点，只能采用肠道灌注疗法，将大剂量的肾上腺素灌到肠管里，而另一边，众专家的商讨进入白热化，对病因仍百思不得其解。

黄疸、溃疡、出血，姜凯认为这是患者高烧引起的并发症，关键点在于找到发烧的根源。对患者的病情了解深入后，姜凯意识到应是先前安放的内引流管感染导致了胆道感染发烧。这个观点获得了众专家一致赞同，姜凯连夜实施手术，采用经皮肝穿刺胆道引流（PTCD），将患者胆道里的内引流管支架去掉，患者因此停止了持续两个多月的高烧，病情变得可控，只是严重的肝硬化还有待治疗。三个月后，患者接受了肝脏移植手术，得以彻底康复，至今生存良好。

"有些干预给病人带来的未必是好处，但通常大家只想到优点而忽略了它的坏处。所以探查问题的根源要从病人全身状况考虑。"正因为姜凯为患者着想，很多患者对他产生依赖性，而这种信任关系更有利于医患融洽相处。现在 301 医院建立了病人随访追踪的系统，每当他向患者索取最新的身体报告时，总能得到他们的积极配合，即使有些患者离世了，家属也会主动把资料邮寄上门。

十年磨一刀创新射频消融技术

2013 年姜凯在美国 SCI 上连续发表了六篇关于射频消融的论文，这个数量对终日忙碌于出诊、手术、培养新人的外科医生而言，是非同小可的。"十年磨一刀"，这也是他长期积累的结果。

射频消融是近年兴起的实体肿瘤微创治疗新技术，能使患者免除开刀之苦，与传统治疗相比具有疗效高、创伤小、痛苦小等优点。

有的外科医生认为，手术做得足够大，才能彰显自身的成就感，姜凯也不例外。然而黄老的一句话改变了他的想法，这话至今想来他仍倍感清晰：不要因医小而不为，只要能为病人治好病，无论你采取何种方式，都是合理伟大的。

"肝胆外科发展到今天，基本的方法比较成熟，所以我们要开辟一条新的道路，借助科技的力量去提高手术效果。像射频消融，它虽然很小，但却是肿瘤微创手术中一个必要的补充技术，要在肝胆外科领域把它的作用发挥到极致。"姜凯说，虽然当初他并不认同射频消融，但通过深入的研究发现它可以解决肝胆外科手术中的难题。

几年前，姜凯曾接收了一个肝硬化严重到不适宜动手术的患者，当时他还没使用过射频消融技术，面对患者的期望，他带着几丝苦恼说："请给我几天时间思考。"一番深思熟虑后，他给患者设计了射频消融的治疗方案，出乎意料的是患者活了下来，至今还很感激他。

"外科的基础让我们把射频消融的使用定在一个高起点上，将它应用起来解决治疗难题，比如病人病灶处于特殊位置、动手术容易产生并发症或者根本不适宜手术的情况下，事实证明它的效果非常好。譬如，肝癌复发概率高，尽管医生可以在手术后采取几次补充治疗，但不可能无限的将肿瘤切除，只有把病情控制住了才能让病人愈后不用受并发症的威胁，而通过射频消融可以将肿瘤一次性消融。"姜凯向记者介绍，一次性消融技术的背后有着他与同事的无数心血与汗水，这项技术曾属高难度目标，他们为了实现目标，在巨大的心理压力下用了几年时间钻研成功了。

　　"因这项技术存活下来的病人很多，有的甚至活了十几年，这是最具说服力的，也增强了我的信心，它虽然小但是要精通很难，现在我们把腹腔镜等技术也引进过来，使它更具有安全性了，这是我们感到很骄傲的事。"姜凯自豪地说。

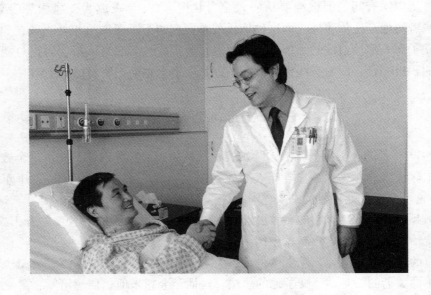

让危难中的生命不留遗憾——田进文

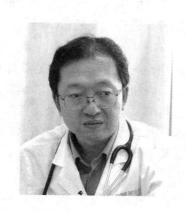
近年来，心血管病的发病率在逐年上升，其"发病率高、致残率高、死亡率高、复发率高、并发症多"的特点，已成为危害人们健康的"第一杀手"，也使心血管科医生肩负的责任与压力更为重大。

"大多数心血管疾病看似发生得突然，但其实是在危险因素长期作用下的量变到质变的过程。每个人都应适当学习点正确而实用的医学知识，在危急时刻做出正确的自判与自救，为医院的抢救赢得时间。此外，在急危重症的抢救治疗中，有时候决定患者命运最重要的因素是医患之间的信任，只有建立在相互信任的基础上，才能发挥出技术的最大效能。心血管医生还要充分认识到，眼前的不只是一个生物意义上的人，更是一个社会意义上的人，与家属的沟通和交代应多一份人文和情感关怀。亲者尽心，医者尽力，不留遗憾就足够了。"在接受记者采访时，中国人民解放军总医院心血管内科副主任医师田进文语重心长地说。他也以一颗热忱的医者之心与丰富的临床经验，给予了无数患者"心"生命。

对患者"不放心"

我们常说医者父母心，田进文认为"医者父母心"是医生和医院应遵守的基本职业操守，对待患者也时刻如此。

"医生，3 天前我早上 6 点开车去亲戚家串门，开着开着，突然觉得胸口闷痛得厉害，只能把车停在路边，2 个小时后才缓过来。""当时为什么不马上叫急救车，万一是心肌梗死呢，再遇到这种情况，一定要原地休息、吃急救药，更重要的是打急救电话才是正确的处理办法……"当记者走进田进文的诊室时，他正在"责怪"一位老大爷的冒险行为。

这是一位有高血压病史的患者，但自我感觉良好，一直抗拒就医，这次事件发生了才改变态度。田进文为老大爷测量了血压，了解相关情况后，耐心地向他讲解了进一步的检查和治疗方案，还不放心的再三叮嘱："测量和记录血压要成为一种生活习惯，身上带些应急的药，冠脉 CT 结果出来后可以随时发消息告诉我。"说着，田进文将自己的名片递给患者，方便老大爷咨询病情，家属悬着的心这才放了下来。

这个细节让记者颇为吃惊，因为这种行为在医生中实属少见，除了提供优质的医术服务，还愿意承担患者可能随时咨询的"麻烦"。"有时医生就是一句话的事，病人却要等一个上午，我的手机里有 3000 多个电话号码，绝大多数都是患者或其家属的，他们发来的消息，我都会抽空回复的。"田进文说。多尽一份心，能使患者少跑医院，少些忧虑。

还有位患者在外地医院做了冠脉造影，慕名带着光盘来咨询，因为诊室的电脑没有光驱，患者甚感失望，但田进文的一句话让他连声道谢，"您们如果愿意等一等，中午我出完诊回病房帮您看，好吗？"

责任使然，除了"不放心"，田进文还有一颗细腻的医者之心。一位患者在接受记者采访时感慨地说："我母亲 90 岁时曾在田进文那里住院，他每次都是先用手把听诊器头捂热了，才听诊。这细小入微的动作让我们很感动，也体现了一个医生的高尚医德和美好心灵。"平时在病房里，他也会主动和家属沟通患者的情况，并告知治疗方案和护理需要注意的问题，使家属能及时了解患者的情况，从而更好地宽慰老人，使其配合治疗。

动脉硬化要防患于未然，特别是"三高"

高血压、高血糖、高血脂这"三高"是引发心血管疾病的最主要危险因素，它们在缓慢的进程中促使动脉不断硬化，以致引起脑卒中、冠心病、心肌梗死等继发疾病。因此，田进文在门诊中不断提醒患者控制三高，特别要关注出急率最高的"高血压"的变化，做好心血管疾病的预防。

一位五十多岁的女士低落地走进诊室，随后讲述自己有 4 年的高血压病史，间断服药治疗，先前在香港出差时莫名的心悸、头皮痛，浑身出冷汗，测血压数值达到 150/100mmHg，于是回京后赶紧前来就诊。

"你平时在家测的血压是多少？""高压 125，低压 75。""这是很好的血压值。""我的血压会波动，而且下午六七点测量总有点不正常。""大多数人有两个血压高峰值，一是清晨起床后的血压，二是下午或傍晚的血压，你需要监测好这两个点的血压。控制好高峰点的血压，其他时间点就基本不会有问题，所以控制高血压的药第一顿要早上一睁眼时吃……"田进文耐心地向女士分析着，并解释血压是个功能性的指标，波动属于正常现象，不同的生理状态血压都会有不同的变化，"就像人走路、吃饭一样，有时快，有时慢。如果正常的波动给你造成了巨大的心理压力，血压反倒不好控制了。"田进文一番解释并给女士制订了合适的降压方案后，她满意地离开了诊室。

当天还有多个患者针对心血管病的病因提出疑问，他们认为自己的生活方式足够健康，化验检查正常，但为何依然逃不过该病的"魔爪"？田进文解释说，心血管病主要与遗传、长期的不良生活方式有关，特别是出现"三高"时，在人群概率上加速了动脉硬化的发展。然而，动脉硬化实际上是老年病，就像人随着年龄增长皱纹增多一样，每个人都无可避免，这个过程早在青年甚至幼年时期就已经开始，只有血管狭窄到一定程度，或是合并急性血栓形成时才会有明显症状，继而才会察觉到"发病"。"把血糖、血压、血脂控制好，戒除不良生活方式，可以延缓动脉硬化的进程，但不等于动脉永远不硬化。就像外在注重皮肤保养，长期注意护肤养颜，那看起来就会年轻点，只是再怎么用化妆品，也不可能真的回到 18 岁，这是自然规律。自然规律是不可抗拒的，但在这期间可以调整。所以心血管病的预防很重要。"

田进文说，为有效预防心血管疾病，建议人们日常生活中要注意血压、血糖、血脂的监测和控制，买一些设备在家自行测量。还要戒除烟酒，摒弃不良生活习惯，工作有张有弛，做到劳逸结合；膳食科学合理，少进食高胆固醇食物，不暴饮暴食；适度参加运动锻炼，适当控制体重。

关键时刻需要关键的治疗

冠心病是一种由于冠状动脉狭窄或阻塞，使冠状动脉血流减少，引起心肌缺血、缺氧或梗死的一种心脏病，属心血管病常见病种。面对此类或疑似患者，田进文总谨慎入微，为患者准确诊断病情，以及时接受治疗。

一位五十多岁的四川患者张妈，有高血压、高血脂、糖尿病等病史，在当地医院做了冠脉 CT，今天携带检查结果前来求诊。田进文了解基本情况后，查看 CT 片，眉头不禁皱了起来："右冠血管有很多钙化斑块，血管还有重度狭窄的地方，属于比较重的冠心病情况了，要住院做冠状造影手术进一步确定血管狭窄的程度。"

张妈听了有点抗拒，认为自己心闷痛的症状虽然时有发生，但并未痛到无法忍受的程度。田进文耐心地解释，"你的病史几乎包括了心血管病的全部危险因素，不能再拖了，发展下去，会有心肌梗死的可能性，糖尿病让你的反应比正常人迟钝，掩盖了疼痛的感觉，相对你的一点感觉，放在正常人身上已经是痛得不行了。"

"但我已经做了 CT，还要做造影吗？""冠脉 CT 是无创的检查，用于判断血管有无问题是非常准确的，但判断血管的狭窄程度的准确程度上会有些误差，也无法确定血流的情况，对于钙化病变判断的误差会更大一些。一旦血管狭窄超过70%，管腔面积的狭窄就接近 90% 了，必须放支架才能解决血液的供应，如果出现心肌梗死再去抢救，就造成不可逆的心肌损伤了，所以建议您要做进一步的检查。"田进文用白纸卷成柱状，向张妈解释血管直径狭窄与面积狭窄的关系，及其对心脏造成的影响，并解释冠脉造影是一种微创手术，将导管通过手腕或大腿根的动脉送到心脏，往冠脉里注射造影剂，来观察冠脉腔内的病变情况，这一检查能精确估算出血管狭窄的实际程度，是冠心病检查的"金指标"，张妈听了也逐渐意识到自己病情的危害性，最后主动提出住院做冠脉造影手术。

对于明确有冠心病，有必要做冠脉 CT 或造影的患者，田进文则会详细讲述这两种检查的特点，根据患者的实际情况和需求提出中肯的建议，他认为尊重患者的选择权是十分重要的。

他还介绍，多数患者和家属对冠心病急性心梗的发作不太了解，耽误了送医院抢救的机会，所以对于心梗发作前的蛛丝马迹千万不可忽视。比如有的病人在发病前会有胸闷、胸痛间断频繁的发作、含服救心丸的效果也不如从前好，周身乏力、气短、抑郁、焦虑、头晕的症状，也有很多人表现为胃肠道的症状，胃病在家里反复吃药不见效；也有人突然起病，以新发的心绞痛或心绞痛突然加重为常见。"对于急性心梗的治疗，快速呼叫急救人员，进行医疗转运是最重要的。采取溶栓治疗还是介入治疗最重要的条件就是时间问题。"

田进文几乎对每个冠心病人都反复强调：冠心病的药物治疗是不可忽视的基础，决不可认为介入治疗是冠心病的首选，寄希望于支架治疗后就万事大吉也是不对的。介入技术在飞速发展中，未来可降解支架或能为患者带来福音。

医患同心，让生命不留遗憾

　　心肌梗死患者发病突然，心血管科的医生时常面对生死抢救，其间更凸显了医患关系相互信任和配合的重要性。"医生对一些特别危急、疑难的手术会全方位的考虑，会常规告知很多风险，有些家属犹豫不决，或是不信任医生，最后丧失了抢救的好时机。因此家属的支持与信任在医疗抢救中尤为重要。"田进文说。

　　2012年，田进文科室接收了一名75岁的前壁心肌梗死的女性患者，来医院时已经错过了急诊介入治疗的时机，几天后出现急性左心衰的情况，在抢救中进行气管插管、呼吸机辅助呼吸和床旁主动脉球囊反搏（IABP）治疗，病人的生命体征尚能平稳，但十多天过去了，仍无进一步的好转，无法脱机和拔管。眼看一脚已经踏进死亡的深渊，此时不做手术没有一丝希望，但做手术会有巨大的风险。庆幸的是，田进文与家属沟通后，几个儿子意见达成一致："同意，就按田大夫说的办"，签署了手术同意书。田进文马上联同助手，果断把插着呼吸机、IABP的患者推上手术台，为其实施冠状动脉内支架置入术，开通了闭塞的冠状动脉血管。由于手术做得成功与及时，三四天后，患者的呼吸机和IABP陆续拔除，最终平稳出院。

　　"正因为当时家属给予了我们超乎寻常的信任，才使我们治疗组下决心为患者拼这命悬一线的治疗！如果当时家属对医生充满了不信任、指责甚至是威胁，其结果可能不同，真的是医患同心，其利断金，这样的例子不胜枚举。"田进文说，后来老太太病情复发，由于家属充分的信任，他可以毫无后顾之忧地展开治疗，抽丝剥茧寻找病源，使得问题一个个被解决，老太太至今生存良好。

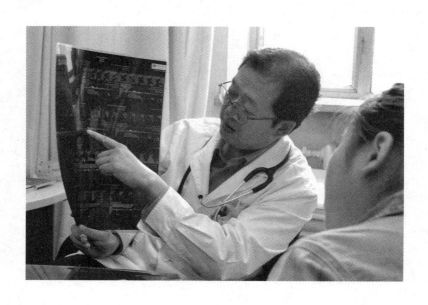

然而，并非每个患者都像这位老太太这般幸运，有些患者经过抢救还是走到了生命的尽头，家属难免会生出无穷的遗憾，对死亡结果无法接受，无法排解的怨恨就可能被加注到医生身上。对此，田进文认为，不论是亲人还是自己，生、老、病、死是每个人必经的体验，但大多数人经得起前三者，却有意回避，或是不愿相信、不愿接受死亡，缺乏一种理智的迎接死亡的心理准备，这也是很多医患纠纷的根源。"患者及家属的心情医生应该理解，但要让他们理解到死亡是自然规律，医学不是万能的，中国人太缺乏一种关于对死亡的教育和理解了。其实每一个医生都在努力，他们所做的一切都是尽可能让人生不留有遗憾，一定意义上是教会大家正确理智地面对疾病与死亡，这何尝不是另一种意义上的救人呢。"田进文感慨地说。

　　"人不是机器，医生在挽救患者肉体的时候，同时也是在挽救蕴含在他的社会关系中的亲情、友情以及所有的爱。"在田进文心里，不仅胸怀着一颗热忱的医者之心，还有参透人生的哲人之心，用以包容和宽慰万千人们。

誓做淋巴肿瘤的劲敌——石远凯

专 家 简 介

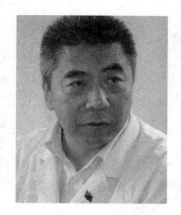

石远凯，中国医学科学院肿瘤医院副院长，国家抗肿瘤新药临床研究 GCP 中心副主任，抗肿瘤分子靶向药物临床研究北京市重点实验室主任，肿瘤内科教授、博士研究生导师。享受国务院政府特殊津贴。

专长：长期从事恶性肿瘤的临床与转化性研究和抗肿瘤新药的临床试验研究，在恶性淋巴瘤、肺癌、乳腺癌、消化系统肿瘤、泌尿生殖系统肿瘤和儿童肿瘤等恶性实体瘤的内科治疗方面积累了丰富的临床经验，最早在我国开展实体瘤的自体造血干细胞移植，具有较深的造诣。

出诊时间：周一上午（特需门诊），周三上午（专家门诊）。

站在名医身边 人民好医生 跟诊记

2013 年 9 月 5 日，创新工厂 CEO 李开复在微博里感叹："世事无常，生命有限。原来，在癌症面前，人人平等。"随后有消息传出，他被确诊为淋巴癌。

在李开复为癌症叹息无奈之时，在世人为癌症诚惶诚恐之时。此时，记者在中国医学科学院肿瘤医院副院长、著名肿瘤内科专家石远凯教授的诊室，看到了这位医学大家，为淋巴癌患者的操劳身影。提起石远凯的大名，很多人都情不自禁地竖起大拇指。他多年的从医经历中，以其精湛的医术、为病人解决疾苦的仁心，成功救治了无数淋巴癌患者。患者常常称他为："我们值得信赖的好大夫。"

"石院长的号好难挂"

早上 8 点 30 分，中国医学科学院肿瘤医院的特需门诊大厅里座无虚席，在门诊的通道上也站满了患者。石远凯的诊室门口，很多患者也在翘首期盼，作为副院长的石远凯由于处理院内的紧急事务，于 8 点 50 分才匆匆赶来。

石远凯刚走进诊室，一下子就被患者围了一个"水泄不通"，有一些是来寻求加号的，有一些是老病号来复诊的，更多的是一些慕名而来的外地患者。

"还不知道今天有多少个患者，只要一加号就没有准。"石远凯这样解释，虽然医院事务缠身，但因为患者大多都是外地赶来的，来北京看一次病不容易，特别是肿瘤患者，只有对他们充满爱心和责任心，才对得起做医生的这份职责。如此一来，石远凯就只有为患者无条件"加班"了。

尽管如此，"石院长的号好难挂"几乎成为众多患者一致的呼声。

为了能早日找专家看病，一些号贩子趁机"倒卖"门诊号，本来一个专家号才 14 元，被号贩子可以炒至上千元。石远凯的号就更不例外，也因此，有冒充熟人写条子的，还有模仿院内专家字迹的，寻求加号的"招数"屡出不鲜。为保证患者的权益，石远凯还需要有识别真假的"火眼金睛"，处理起来也非常谨慎，即使是熟人朋友，加号也需要按时排队。

由于今天是特需门诊，挂号费是 300 元。他为患者考虑，对一个经常来复诊的老患者说："你们不要总是挂我的特需门诊，以后挂我普通门诊号就行，只要你过来，我就给你加号。"石远凯总是这样关爱自己的患者。

"不管怎样，我们还是愿意找石院长看，他一看病就没了一大半。"一位来自河南的淋巴癌患者告诉记者，他跑遍了全国各地很多个医院，病历有 3~4 cm 那么厚，记者发现，可能因为复印时缺墨，上面的字都模糊了。但石远凯接过他的 CT 片子后，依然仔细地翻阅着每一项病历资料。正如这样，赢得了病人的信赖。

"我只相信石院长"

上午 10 点多的时候，走进了一位刚刚接受过手术的脾原发性淋巴瘤患者。据石远凯介绍，该患者如果再不接受手术，可能将会有生命危险。

此患者以前在很多医院检查，医生都认为是脾大，因为其他部位都无任何疾病症状，所以没有做其他方面的治疗。1 个月之前，来到石远凯的门诊，他就觉得有问题，他凭借着丰富的临床经验，很快判断出可能是淋巴瘤，经过病理分析，最终被确定为脾原发性淋巴瘤。

"赶紧切除，再发展下去，可能连命都保不住了。"石远凯果断地下了治疗方案。最终，该患者在肿瘤医院接受了手术，整个手术过程都很顺利，肿瘤还真不小，整整 16 斤，从肋下一直到盆腔都占满了。

现在手术后已经 1 个多月了，康复情况还不错，患者是来复诊的。"一见到您，我就安心了，我只相信石院长。"该患者从内心发出了感叹。

在门诊的过程中，有很多是一些疑难杂症的患者。每次石远凯看病人的病历都非常细致，他都会逐字地看着患者的信息，生怕错过任何有用的细枝末节和任何有一点变化的病理分析和生化指标，以便能给患者做下一步的治疗方案。

在遇到疑难病例，他也会与其助手一起商议最佳的治疗方案，在他的诊室里，丝毫感受不到领导身份的存在，与患者相处也是其乐融融。

临近中午 12 点的时候，在家属的陪同下，诊室里走进了一位"特殊"的患者，原来该患者患有原发性皮肤 T 细胞淋巴瘤。据石远凯介绍："这种病历非常罕见，我们正在进行的一项新药的临床试验，在全国二十几家最大的治疗淋巴瘤的医院中，两年内总共才入组了 20 多名这样的患者。"

记者见到，该患者整个身上已经没有一块完整的皮肤，身上的每一块肌肤就如同被晒过的腊肠一般，红一块，白一块，呈现酱紫的颜色。整个皮肤也和纸片一样脆弱，一眼看下去之后，恐再难看第二眼。

"这个病已经困扰我 20 多年了。"该患者痛苦地说，跑了很多医院，都没有特别好的治疗方法。从患者的精神状态可以看出，疾病早已经折磨的他憔悴不堪，苦不堪言。

"这样的病人在太多地方看过病，其实给我们可供选择的治疗方案已经不是很多了。"石远凯说，幸好该患者算是找对了地方，他正在负责的一种新药正处于临床试验阶段，对该病的治疗，将会起到积极的效果。

"明知山有虎，偏向虎山行"

"我们很多都是别的医院不要的患者，只有石院长能收治我们了。"在石远凯的诊室，一位患者由衷地说道。石远凯接诊的病人，有很多都是疑难重症，淋巴癌因为发病原因不明，给治疗带来了一定困难，虽然经过石远凯治疗的淋巴瘤患者，特别是霍奇金淋巴瘤患者治愈率达 80% ~ 90%，但石远凯并不满足于现状，他总希望更多地解决患者的痛苦。

石远凯常说："肿瘤医生就是一群明知山有虎，偏向虎山行的人"，不管前面遇到任何艰难险阻，都将要义无反顾，勇往直前。

目前，由他领衔进行的治疗淋巴瘤的新药——西达本胺的临床试验已经顺利结束，结果正在报送国家食品药品监督管理总局，接受审查。

而另外一种治疗原发性皮肤 T 细胞淋巴瘤的新药——伏立诺他，是由国内企业研制的一种仿制药，现在已在肿瘤医院开展临床试验，据石远凯介绍，该药的上市将有很好的治疗效果，以前被认为不可治疗的疾病，将会得到明显的改善。

在门诊的过程中，石远凯有时候也会毫不客气地说患者，"不要吃那种药，治疗效果不好。"也正是这种快人快语，让他赢得了很多患者对他的信赖。

石远凯每天要做的事情很多，有时候他会和大家一起分享做事情的快乐。"我不能做劳模，要大家一起干。"石远凯总是这样鼓励自己的同事，一起做事情，一起分享科研成果。

很快，时间到了下午1点，跟随石远凯的门诊也已结束了。"今天算是比较少了，才16个号，往常都要加到20个号左右。"石远凯说。

此时，门诊外的大厅和过道，几乎是空无一人。而对于忙碌一个上午的石远凯来说，现在也是最放松的时候了。可以轻松地喝口茶，准备下班吃饭了。

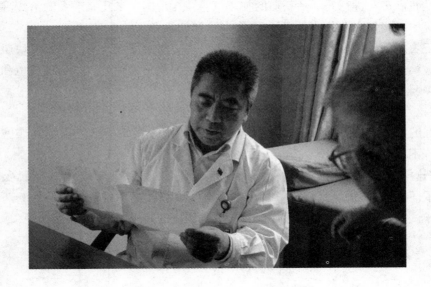

肿瘤患者的贴心人——毕新宇

专 家 简 介

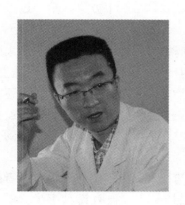

毕新宇，中国医学科学院肿瘤医院腹部外科主任医师。1995 年毕业于首都医科大学医学系，获医学学士学位，2004 年获中国协和医科大学医学博士学位。
专长：肝癌、胃癌、小肠肿瘤、结（直）肠癌的外科治疗及综合治疗；结（直）肠癌、肝转移的综合治疗。
出诊时间：周四（上午、下午）。

说到肿瘤，很多人都想到癌症。尽管现代医学很发达，但对一些恶性肿瘤疾病的治疗依旧没有良方，因而癌症给患者带去的是恐惧、悲哀、抑郁等心理障碍，甚者被活活"吓"死。

因此，对于肿瘤患者来说，肿瘤医生不仅要拥有一流的技术，更要为他们带去希望，带去心灵上的抚慰。中国医学科学院肿瘤医院腹部外科主任医师毕新宇，正是一个为患者殚精竭虑的医者公仆。

以心换心暖人心

早上八点半，记者走进位于中国医学科学院肿瘤医院门诊楼一层腹部肿瘤外科毕新宇的门诊室，门口已经被围堵得水泄不通。记者混迹在患者中间，进入了诊室。

未见其人，一个温和的声音率先进入了记者的耳朵，"因为您的病变部位在贲门附近，按规定，这属于胸外科，必须经由胸外科医生的检查，才能确定是经腹部还是经由胸部进行手术……"毕新宇耐心地解释着，他说贲门位置特殊，位于胸、腹分隔点，如果手术经胸的话，有可能照顾不到贲门以下部位；若经腹

站在名医身边——人民好医生 跟诊记

65

部，则有可能导致贲门以上部位切除不够。循声望去，记者看到毕新宇正在给一位 60 多岁的大爷耐心解释。

从他们对话中，记者了解到，这位患者一直感觉吃东西噎得慌，且有越来越严重的趋势，持续了两年多的时间。经毕新宇初步检查，疑似贲门附近有肿瘤，患者家属要求住院手术，毕新宇则建议先要结合胸外科医生的诊断，并进行 CT、造影等检查，方可确诊。"即便现在确定是癌，但其程度也无法准确估量，同时也要检查是否有转移。"毕新宇耐心地说，而后，他对患者及其家属又进行一番解释，为患者考虑，要与胸外科专家一起会诊，最后拿出手术方案。整个过程他都和颜悦色地安抚着病人。

毕新宇的耐心在医患圈里是出了名的，很多病患为了挂上他的号，不惜大清早就到医院"蹲点"，"我在网上约了好久都没挂着，到医院来几次也没挂上，今天终于挂上了。"一位女患者告诉记者说："找他看病的实在太多了，我还是宁愿排队找他看，比较放心。"事实上，毕新宇出门诊都有加号，一般患者没挂上来找他，他都给加号，但有时人太多，或者下午有手术安排，毕新宇也感到分身乏术。

毕新宇在患者中间的口碑，不仅在于他一流的技术，更多的在于他对患者的用心。一上午的门诊，31 个号，毕新宇一直坐在椅子上，没有挪动半步，没有喝一口水。但他依然乐在其中，在他看来，搞肿瘤的，应该更多地从心理上给予患者支持，"站在患者的立场上考虑问题，以心换心，所以这都是应该做的。"

他对患者的付出，也正如一位病人对他的评价：只有病人对他有要求，他对病人没一点要求。

恩荣再生之诊室温情

约九点半，诊室里出现的一个小插曲，让记者很感动。

一位前来就诊的王大爷见到记者，立即走过来拍着记者的肩膀问："给毕大夫拍照呢，一定要多多拍点啊，因为出了这个门，再也找不到这么好的大夫了，他救了我的命，这样的好大夫应该让更多的人知道。"记者当时还有点被"抓包"的局促感，但这位患者却自己讲开了。

原来他是毕新宇的老患者——58 岁的王大爷。3 年前因为胃癌，毕新宇给他做了根治性胃部切除术，"当查出胃癌时，很恐惧，觉得没有希望了。"王大爷说，幸亏遇到医术高明的毕大夫，做手术救了他的命。但幸运并没有一直垂青于他，术后王大爷出现了吻合口狭窄，情况较为危险。接连的打击让王大爷很是消沉，毕新宇一边寻求治疗方案，一边安抚王大爷积极治疗。"没想到竟然活到了现在，毕大夫贴心的照顾，让我没有屈服于病魔，却差点感动死了。"王大爷高兴地说，他术后恢复得好，听了毕大夫多锻炼的建议，所以，感觉比以前身体更棒了。他还给记者和在场的病友秀肌肉，右上臂的肱二头肌确实非常结实，引得许多病友连声赞好。

王大爷这次是来复查的，做了胃镜检查，身体已经没有什么大问题了。毕新宇叮嘱了一些日常注意事项，而对于手术时就发现的血管瘤，毕新宇让其不必担心。一旁的病友拍着王大爷的肩膀说："没事儿，肌肉都有了怕什么。"诊室顿时一片欢声笑语，王大爷说："没有什么可怕的，剩下的时间都是毕大夫帮我争来的。"

王大爷积极乐观的心态也感染了在场的病友，这个小插曲给诊室里带去了一片欢欣，在肿瘤面前，记者看到他们没有失去应有的欢乐，依然快乐地、积极地配合治疗，记者在这里感受到的是相互信任，相互扶持的温暖，没有一丝冰冷和绝望的窒息感。

"个体化"与"综合"治疗良策

作为肿瘤医生，遇到一些恶性肿瘤病人，面对死亡的严肃场景不在少数。毕新宇亦不例外。

门诊十点多，一位30多岁的女儿来替母亲咨询病情，她母亲是一位肝肿瘤患者，毕新宇通过CT，发现其肿瘤细胞已将肝门整个包围，情况较为严重。毕新宇看着片子眉头紧蹙，不时地用手揉捏一下额头，思索着治疗方案。诊室一时鸦雀无声，气氛很是凝重。毕新宇鉴于患者年纪较大，介入手术伤害较大，不建议她做，他让患者先做基因检查，看是否适合做放化疗。听了鉴定结果后，家属的情绪波动较大，而毕新宇的脸上也布满愁云，替患者家属感到难过。

对于这样的情况，毕新宇已碰到无数次，但每次他依然感觉很揪心和无能为力。"虽然随着放化疗技术的发展，恶性肿瘤的疗效有所提高，但依然不能令人满意。"毕新宇介绍说，医学上还有不少让医生无能为力的地方。他建议，肿瘤患者须早发现、早治疗，切不可拖延，对于早期患者来说，其治愈的希望还是非常大的。

腹部肿瘤囊括的范围广，其治疗的复杂性和难度较大。毕新宇在肿瘤治疗方面有自己独特的理解，"个体化和综合治疗的理念很重要。"他告诉记者，"个体化"，即不同肿瘤、不同期别、不同个体，应当因实际情况而异，制订个体化的治疗方案，"没有一种通用的手术方法"。"综合"，即肿瘤是分子疾病，由局部肿块开始，到一定程度可能发展为全身性疾病，需要内科、放疗科、影像科、外科等联合诊治。"外科手术切不掉最后一块肿瘤，到一定程度，手术也许只是辅助性的，主要依靠放化疗。"他说。

为病人但求问心无愧

毕新宇从医十几年，对医生这个职业感悟颇深。在他看来，医生生存的环境较为艰辛。

"很多患者认为医学发达，什么疾病都能解决。"毕新宇说，基于这个认识，一些患者对医生的期望过高，稍有不能如意的地方，就认为是医生懈怠、无能。"实际上，医学上还有很多没有攻克的难题，就算成熟的手术，也有可能发生医学意外。"他说。

另外，外科检查可说是一个备受关注和争议的项目，站在医生的角度，毕新宇有不同的看法。他认为，要求病人做检查，实质上是怕漏诊。有时可能什么都没检查出来，但以防万一，如果晚期才发现，治疗就相当难，医生要对患者负责。

以肿瘤手术为例，肿瘤手术较为特殊，如果手术切太多，创伤大；切太小，肿瘤细胞清扫不干净，要做一台成功的肿瘤切除手术不容易。"但成功的手术还不能等于成功的治疗。"毕新宇说，手术做得漂亮，局部肿瘤细胞切得干净，如果三个月后又复发，就有可能是手术的时机选择不对。因此，一定要事前检查其转移情况，一定要有综合的治疗理念和全局观。"多为病人考虑总归没有错，更要自己觉得问心无愧。"毕新宇最后总结。

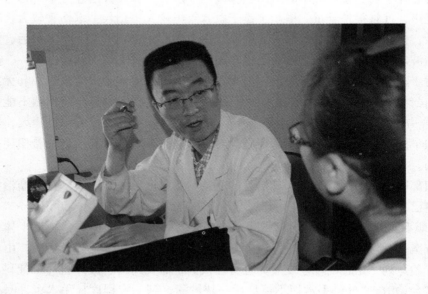

修补身心"残疾"的卫士——栾 杰

专家简介

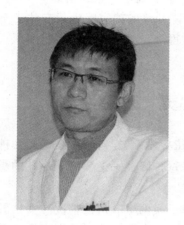

栾杰，中国医学科学院整形外科医院整形八科主任，教授、博士研究生导师。任中华医学会整形外科学会副主任委员、中华医学会整形外科学会乳房整形与再造专业学组组长、北京医学会整形外科分会主任委员、中国整形美容协会理事等职。

专长： 在内镜辅助隆乳术、乳腺基底蒂乳房缩小整形术、静脉超回流腹壁下动脉穿支皮瓣乳房再造术等方面取得了卓越的成就。擅长假体隆乳、自体颗粒脂肪注射移植隆乳、乳房矫正与上提、乳头整形与再造等；乳房缺失的即刻与二期再造；人工材料注射隆乳术后并发症的处理与修复、各种乳房整形手术后疑难复杂病例的再次修复；男性乳房肥大、乳房变性手术等。

出诊时间： 周一上午。

　　他循循善诱：整形美容医生必须专注于一个点，只有钻进去才能专起来；他誉满天下：给求美者提供的不是"一锤子买卖"，需要对其后半生负责；他孜孜以求：坚定技术分享，走创新之路；他志存高远：培训更多的好医生，修补求美者和行业的创伤。

　　栾杰，一个让求美者内外兼"修"的纵质学者。

整形美容医生须专注自身领域

"如果说以前整形美容是奢侈品，现在则是大众菜。"中国医学科学院整形外科医院乳房整形与再造中心主任栾杰风趣地定义，他说整形美容市场的纵深发展，与求美者群体的深刻变化有关联。其一，经济基础的变化，生活水平不断提高，求美需求也随之增大。其二，知识结构的变化，信息多元化发展，很多求美者对手术有了自己独特的见解和个性化的需求，"与十几年前相比，以前是医生怎么说就怎么做，而现在更多的要挖掘求美者的满意点。"栾杰告诉记者，由于求美者法律意识也不断增强，这对医生的素质提出了更高的要求。

"整形美容外科是从头到脚的医疗行为，除了内脏以外全都要管。"栾杰如是说。而一个人的精力有限，需要兼顾的太多，手术就难以做到精细。"只有专注于做一个点，手术才能做得更好。"栾杰分析说，整形美容医生须专注于某一领域，如只研究乳房整形美容，才能做得精、做得深，经验和病例累积多了，技术才能更深入，才能满足大众扩大化的需求。

修补身体残缺，治愈心灵"残疾"

作为乳房整形美容的顶尖大师，栾杰"移花接木"之术有着化腐朽为神奇的力量。乳房再造术，栾杰每年一千多台的手术量，修补了无数痛苦挣扎的身体和心灵"残疾"。

乳房缺失一般都是乳腺癌患者，手术切除单个或两个乳房的情况。女性乳房切除并不影响生命，但却会严重影响生活质量。"身体的残缺可能会带来心灵的残疾。"栾杰说，例如，跳舞的女士从此无法再自信地穿上舞衣，在舞台上尽展曼妙的身姿，深深的自卑感或许会让她无法走到台前。栾杰举了一个患者的事例：一位56岁的乳腺癌患者李大妈，黑龙江人，本是合唱团的一名资深演员，非常喜欢唱歌，性格爽朗而活跃。自乳腺癌手术切除了她的双乳，李大妈消沉了很久。当她无意中得知还有乳房再造这项手术时，她欣喜若狂。然而整形再造的想法不被支持，思想观念保守的家人不能理解，认为乳房缺失并不影响生活。她曾经三次背着家人偷偷找到栾杰，却三次都被家人"抓"了回去。之后只要家人找不到李大妈，就会给栾杰打电话，跟栾杰说不让给大妈做手术，不然"唯他是问"。作为女人，乳房的缺失让李大妈感到羞于见人，所以不愿意再去合唱团，也不愿意出门了。她的生活因此失去了色彩斑斓的颜色，并且处于极度压抑的精神状态。"很多女性缺了乳房，就跟缺了腿是一样的，心里始终过不去那个坎儿。"栾杰说。

乳房再造本是雪中送炭的手术，目前在国内却不那么受人待见，处在一个较为尴尬的位置。栾杰说，这主要是来自社会和行业的不合作。首先，思想观念保守。很多人对再造一个假乳房不理解，特别是家人不支持。"本来成年人做手术，只要本人签了同意书，我们就可以做。但我们要尊重家属的意见。"其次，患者知情率低。患者几乎都掌握在肿瘤科医生的手里，如果肿瘤科医生不支持，不推荐，多数患者几乎不知道可乳房再造。同时，这也导致国内病例少，医生的数量随之较少，技术提高难以实现。最后，医生的趋利行为。美容手术挣钱多，一般医生都愿意做美容；而乳房再造这类传统整形手术属于基本医疗，手术费有国家限制，一般在两万左右，而且手术风险大。"是个非常吃力不讨好的活。"栾杰说，这也是行业有待解决的一个难题。

不做"一锤子"买卖

整形美容市场发展快速，在成为"大众菜"和快餐文化的过程中，其行业的问题和难点也摆在眼前。"与求美者的沟通是重中之重。"栾杰如是说。

医生做手术通常会从自己的角度考虑问题，特别是审美观。而求美者的要求反映通常是"萝卜白菜各有所好"。以隆乳手术来说，求美者的要求从200～400ml不等，其大小、形态的要求也有很大差异。"这跟求美者的身体条件和审美品位有关。"栾杰说，医生跟求美者的观念存在不一致，正如剪头发，理发师的长短定义与顾客心中的长短要求是存在出入的。这就要求医生换位思考：医生做手术是为了谁？为什么手术符合医学常规，但患者却不满意？"从这个角度出发，不断挖掘求美者的满意点，将会达到双赢。"他说。

"医生在高超的技术外，是否结合求美者真正的需求，很大程度上决定了手术的成败，即是满意度。"栾杰说，整形美容并不是"照本宣科"，按照一个模子去刻、去复制，要体现个性化和人性化。因此，医生与求美者的直接沟通是不可替代的，不仅仅是术前的沟通，还应完善术后的随访。"观察术后变化，根据反馈信息，在下一个求美者中做好预防，更有利于技术的进步和安全。"他还告诉记者，一些医院由咨询师负责患者随访，不让医生与求美者直接见面，无形中为医患沟通增添了障碍。"咨询师不应该涉及手术方案等专业问题，而国内有的咨询师把医生的活也干了。"栾杰说，这或许会导致不恰当的医疗行为。如求美者本身是要解决乳房下垂的问题，但咨询师不恰当的引导，最后到医生手里方案却成了假体填充。"这等于是在医患之间架起了一道人为的屏障。"栾杰每天的门诊量很大，通常一个上午就有十几个号，但他给每个求美者咨询的时间不低于半小时。"我们提供的不是一锤子买卖，手术需要对求美者后半生负责。"栾杰说。

乐意别人"偷"自己的绝招

作为乳房整形美容行业的领跑者，栾杰除了满足接连不断的求美需求，更担负起了人才培养的重担。这一行为，一反业内专家不愿意技术分享的态度。栾杰说，很乐意别人"偷"他的绝招。"绝招被人学去，就有创新的动力了。"他说，"一招鲜吃遍天"是不可取的，新的需求和新生问题的出现，必须不断技术革新。

栾杰定期开培训班，并已经成功为国外的医生举办了6届、国内举办了2届。来参加培训的有来自民营医院的普通医生，也有来自公立医院的知名大专家。培训班以小班授课为主，他认为这样学生更容易"吃透"所教授的内容。在培训上他推广国内外整形美容先进理念，展示最新技术，包括他自己没有发表的技术创新，也优先在培训班普及。他要求学生要做更多的技术创新，只有在原有基础上不断进步，才能走得更远。

"一个人精力有限，即便是你24小时不吃不喝，也做不了几台手术，受益者不过几个求美者。"栾杰说，而行业需求大，求美者若遇到技术不过关的医生，受伤害后难以修复，即便修复了也不如一次性做好。"只有让更多的医生提高自己的技术，才能让更多的求美者受益，我希望全国的医生都是最棒的，这样行业发展才有希望。"他说，这不是充伟大，也不是空谈，是不愿意看到因为技术造成的痛苦和投诉。"明明我们技术不落于人后，有时候出现的结果却很伤人心。伤了求美者，也伤了行业。"

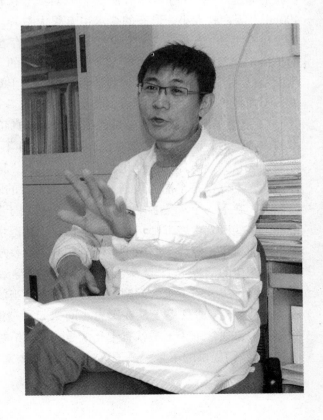

"面子工程"的总设计师——滕　利

专家简介

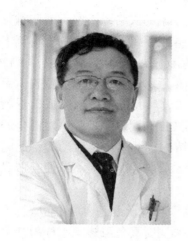

滕利，中国医学科学院整形外科医院整形五科（颅颌面外科中心二科）主任，教授，整形外科博士生导师，口腔医学硕士生导师。从业20余年，在医院医生中手术量一直都名列前茅。参与多次国际及国内大型整形外科会议并任学术带头人。

专长： 颅颌面外科：改脸型（下颌角去除、颧骨降低、额部整形）；下颌前突（俗称大下巴或地包天）矫正；颅骨颌骨眶颧骨外伤畸形整复；颅骨缺损修复；上颌后缩矫正、偏脸畸形矫治等。美容外科：重睑、眼袋、开眼角、鼻整形、除皱、隆胸等。

出诊时间： 周四上午。

　　颌面整形是交叉学科，要具备全科知识和精细技艺，"门面"的事来不得半点马虎；医学有原则，站在专业的角度给予温馨的提点，敢于对求美者说"不"；树立医德，铭记责任，要为求美者的长远健康着想。

　　中国医学科学院整形外科医院颅颌面整形外科中心主任滕利，以平均每天三四台的手术量，为无数张脸"拨乱反正"。

精雕细琢的"画脸"艺术

有统计称：2000年前颌面整形每年8个人左右，2011年超过了170人，相当于每天都有一个人去做颌面整形手术。滕利接受记者采访时说，这个数据不科学。他说，颌面没有绝对的定义，颌面整形就以动骨头的美容手术来说，包括下颌角截骨手术（方脸改瓜子脸）、高颧骨降低手术、颏部水平截骨前移手术（矫正小下巴）等，另有先天性畸形矫正、创伤修复等传统整形。"颌面整形美容范围比较广，而且与其他学科有交叉，没法精确统计"。以中国医学科学院整形外科医院为例，1997年仅下颌角整形手术就有100多例。

作为颅颌面整形美容的权威专家，找滕利做手术的人络绎不绝。就所有整形美容手术而言，平均每年800~1000例，每天3~4台手术，其中包括上百例下颌角整形。"一个人的脸型很大部分是由下颌骨的形态决定的。"滕利说，这也是下颌角美容整形手术较普遍的原因之一，但下颌角手术因为其特殊的位置，手术难度很大。这从两方面来看：1. 技术难度高。通过口腔内切口来完成，下颌角处在口腔深部，有的地方需要盲视操作，而且不能准确测量深度，这对医生的技术要求很高，需要丰富的临床经验。2. 动态的结构。下颌角是活动的，比起静态的手术操作多了许多风险，且靠近颈部密集的血管神经，稍有不慎便会造成大出血。"每年都有下颌角手术造成大出血的状况出现"。

滕利说，颌面整形是个精细活儿，"在人脸上动刀子步步都要精心。"手术操作要精细化，要求手术器械精良，执刀医生必须同时具备雕塑家一样的艺术审美观和一流的外科手术技巧。"医生的手术量越多，医院设备越好，手术做得就越到位"。

用责任心向低龄人说"NO"

记者在整形美容医院的患者等候区看到，很多求美者都是学生，有的还有家长的陪同。滕利告诉记者，学生是整形的一支大军，并且整形美容有低龄化趋势。"这跟社会环境和经济发展有关。"滕利说，社会对外貌的注重，让一些求美者认为外形好是成功的必备条件，面对考试、就业压力，都去做"外貌投资"。加上媒体的助推，比如"超男""快女"等选秀节目大肆风靡，青少年出于偶像崇拜，不管自身的生理和心理条件是否适合做手术，都冲动地去做。另一方面，经济能力好了，外貌在很多方面作为重要加分项，家长不愿意让孩子输在起跑线上。

"美的诱惑虽然很大，但并不是所有人都可以做美容整形手术。"滕利说，医学有原则，整形美容手术有一定的"门槛"：首先是年龄限制。一般要求男生不低于 18 岁，女生不低于 16 岁，即是等他们发育定型之后，方可施行整形美容手术。身体未发育成熟，过早手术会影响正常生长发育。例如，隆鼻或隆下巴手术，因为假体要放在骨膜下面，因此会或多或少影响骨头发育。将来继续发育，鼻子就容易发生塌陷、扭曲变形。"这是对于纯追求美的人来说，而对于畸形矫正等整形手术视情况可以早做。"其次要心理成熟。青少年审美观不稳定，对外貌的认识尚未成熟，如果按照医生的审美给她做了手术，等她的审美观确立后，很可能会因为不喜欢而造成手术反复。想法不成熟，一天换一个样，"朝三暮四"的冲动型求美者不适合整形美容手术。

但这些"门槛"是行业约定俗成的准则，医学上没有"禁止为未成年人做美容整形手术"的法令。"一般医院只要家长同意就可以做。"滕利说，但作为一个有责任心的整形美容医生，应站在最专业的角度，拒绝为较小年龄的未成年人整容，"这是对自己的职业负责，也是对求美者负责。"但这不能保证人人都可以做到，引导未成年人正确对待整形手术，不单是医生，更需要医院、社会和家长共同努力。

"活水"须"上游"把关

整形美容事故频发，一直存在混乱现象。滕利告诉记者，行业的混乱现象，首先是监管不到位，部分不具备资质的美容机构掺和进来搅浑了水。究其根本，是从上到下的问题，也是医疗如何定位的问题。政府监管不到位，存在漏洞，"上游"没有把好关，拉紧闸，因而导致下游的"污染"。

其次是医疗体制问题。部分事故的发生，混乱现象的形成，不是行业的技术水平问题，一般都是"钱"惹的祸。部分医生为了多挣钱，单纯追求手术量、明知不适合求美者，却为其实施手术等，这很有可能造成医疗纠纷。因此，医院要公益化，医院的医生不能跟钱打交道。没有利益的诱惑，医生专注于技术的磨练，对行业发展更有利。"但目前，这是不可能的，医院公益化资金难解决，跟医院经营发展相矛盾。"滕利苦恼地说："医生或医院只处在链条的末端，其力量是有限的。"

第三个方面，跟经济水平和资源分配有关。美容需求不断扩大，不仅仅限于一线大城市，已经扩散到郊区、边缘地区。由于医疗资源分配不合理，在人力、财力上，一些偏远的地区相对落后，不管是医生的技术，或是求美者的认识水平都不达标，这就为求美安全留下隐患。"但如果求美者都要找顶级专家，而一个人的精力有限，就算 24 小时不吃不喝，一天也看不了几个。"滕利说，就算让一线专家去边区工作，地方设备跟不上，不管是对医生的长远发展，亦或是手术的开展，都非常受限。"综合起来，还是需要体制的调整"。

而对于行业发展，滕利则充满信心，他说事物都是向上发展的，只是发展快慢的问题。"行业在发展过程中遇到的各种问题，是事物发展前进性和曲折性相统一的表现。"他说，整形美容一直都在朝前进的方向发展，以后也会越来越规范。中国现代的整形美容自 20 世纪 80 年代才真正开始，30 多年的时间，经历了从无到有的过程，并且领域不断扩大。技术上与其他国家齐头并进，求美群体巨大，潜力无限，行业发展的前景是美好的。

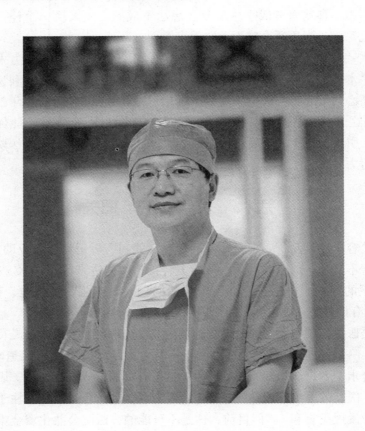

给肿瘤患者生命的尊严 —— 季加孚

专家简介

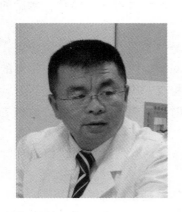

季加孚，北京大学临床肿瘤学院院长，北京肿瘤医院院长，教授、主任医师、博士生导师。国内著名的肿瘤外科学专家。北京市肿瘤防治研究所所长，北京肿瘤医院肿瘤生物样本库主任，胃肠肿瘤外科主任，北京大学临床肿瘤学院外科教研室主任、胃癌诊疗协作组首席专家。

专长：擅长胃癌、结直肠癌、后腹膜、腹部肿瘤等治疗。

出诊时间：周一下午（特需门诊）。

周一下午，是北京大学肿瘤医院院长季加孚特需门诊时间。这半天，如果没有其他的特殊重要事务，他都会按时出诊。

虽是半天的出诊，对于院长季加孚来说，却是显得格外的弥足珍贵，平时因大量的公务，不能够保证有充足的时间来解决患者病痛。但他知道，作为一名职业医生，他热爱着所从事的职业、热爱着与之相伴的患者，更因为，经过他的治疗，无数肿瘤患者燃起了生命的希望，这种成功的喜悦和自豪感，是作为任何一名医生都无法掩饰的。

营造轻松气氛，与患者拉近距离

下午3点，季加孚准时走进了门诊。为人随和，平易近人，风趣幽默，这是初识季加孚时给记者留下的第一印象。

此时诊室内进来了第一位患者，一位来自内蒙古的老大爷在女儿的陪同下走

站在名医身边 ——跟诊记 人民好医生

77

进诊室，他们是手术后过来复诊的。

"回去之后，感觉怎么样，吃的还好吧。"一句温馨的问候，打开了与患者之间的对话，季加孚问道。

"感觉不错，现在吃的也挺好，有时还有一种饥饿感。"老大爷回答道。

"我们普通老百姓，来北京看病真挺不容易。特别怕承担不起花销，但是在你们医院看病，我们没有额外多花一分钱，真的特别感动。现在父亲康复得很好，谢谢您，季院长！"老大爷的女儿抢话向季加孚答谢。

"你们放心，病人到我们这边看病，无论陌生熟悉都一样。"季加孚告诉该患者："从目前恢复情况来看，效果不错。因为淋巴结只有一个转移，术后的治疗还有半年的时间，需要坚持下来。"

原来，老大爷是一位结肠癌患者，去年因为身体不适，去当地医院检查，结果显示：大便出血。当时作为痔疮治疗了一段时间，也因此被延误了一年多的治疗期。一个月之前，老大爷来到了北大肿瘤医院检查，确诊为结肠癌。当时，由季加孚亲自实施了手术，现在手术已经近一个月时间，康复情况很好，这次主要是过来复诊，以确定下一步的化疗方案。

"现在的化疗和过去民间理解的化疗还不太一样，有辅助用药，口服和静脉注射的都有，化疗的剂量和疗程的控制都比较好，一般病人都能够接受。"为了减少患者对化疗副作用担心，打消患者顾虑，季加孚赶紧给患者解释道。

"季院长，咱们国产的药和进口的药，有什么区别吗？我们的经济条件不是特别富裕。"因为担心化疗费用的问题，老大爷问道。

"用国产药，也是挺好的。好比交通工具，国产车和进口车有什么区别？我看现在国产的车也不错。"季加孚笑着说，可能这样比喻并不是很恰当，却是一个道理。进口的药无论从质量，还是其他各个方面，似乎更加好一些，但是这些年，国产药的质量也不错，而且从价格上会存在一定的差距，因而主要看患者的接受能力。

"结肠癌化疗开的药物，现在医保基本能够报销。"季加孚的助手在一旁补充说道。当得知用的化疗药都能报销，患者也就放心了。

"还是共产党好啊，医保都能够报销。"季加孚不由得从内心发出感叹，国家医保政策好，过去老百姓有病不敢去医院看，现在大家没有后顾之忧了。

"我们刚买完房，还真没有钱。"老大爷的女儿说，现在家里有一个病人可真是把他们给急坏了。

此时，在一旁的助手李子然，交代了该患者在化疗过程中的基本须知，以及一些注意事项。在这个过程中，得知患者过去曾是北京某啤酒厂的职工。"是不是以前啤酒喝多了，才得了这个病啊？"季加孚开玩笑地说，也引得患者开怀地笑了。

这是一名复诊的患者，用时在 10 多分钟。

多学科会诊，只为最佳治疗方案

"二号同志。你好，请坐。"善于运用轻松幽默的语言，与患者这种零距离的沟通，很快建立起一种医患情感，是季加孚作为一名医者的魅力。

"你好。"此时，一位刚刚做完结肠癌手术的女性患者，在丈夫的陪同下一起走进了诊室。

"我是不久前在北京协和医院做的手术，康复情况还不错。医生的建议是：四个星期后来医院复诊，需要进一步确定放疗或者化疗。"患者说，您是这方面的权威，今天主要是想听听您的意见。

"从病理报告显示，淋巴结没有转移，说明愈合效果还是不错的。在手术过程中，发现有一个结节长在子宫上面，我估计当时主治医生就顺便把这个结节给切除了。"季加孚一边看着片子，对照病历，一边对患者说，这个情况，就需要做进一步化疗了。

"是子宫原发癌，还是肠原发癌呢？"患者急切地问道。

"一般情况下，应该是肠道的问题，这需要看当时手术的描述，看看肠道和子宫有没有黏在一起，或者瘤子就长在子宫的表面。"季加孚说。

由于特殊原因，患者当天未能把当时手术描述病历给带过来，最终未能得到进一步治疗方案。

"你们住的地方远吗？我建议你们可以在我们这边接受治疗，或者在协和那边治疗都可以。"季加孚关切地问，因为他清楚协和医院肿瘤科的诊疗水平也很高，协和的大夫很多都是他很好的朋友，所以，在治疗方案上应该不会有太大的出入，同时，也是为了方便患者就近诊治。

"还有一种方法，你们下一次过来把当时的手术描述病例带过来。如果有必要，我们会同消化内科的专家一起作会诊，大家共同拿出一个合理的方案和建议。"季加孚说，另外，每周一下午医院有一个多学科会诊，让大家讨论一下，有没有必要做化疗。但从目前情况来看，放疗肯定没有问题。

"其实，我们最希望病人、医生、家属能够在一起讨论。"季加孚补充说，最后达成一个共同的结果。

"多学科会诊就是不同专业的医生在一起讨论，最后制订一个最佳的治疗方案。参与会议的有放疗科、内科、外科等科室 30 多名医生，针对同一个病历进行讨论，放疗科医生是怎么看的；内科医生、外科医生是怎么治疗的；最后，大家折中的办法也一定是最合理的。"季加孚说，因为放疗科大夫可能只会放疗；化疗大夫则认为，他就得化疗；而内科、外科大夫认为，就得开刀；这是本身专

站在名医身边——人民好医生

跟诊记

业局限性决定的，则作为各自的专业领域带头人，他们的"合力"却是无限大的。

众所周知，多年来，多学科会诊一直是北京大学肿瘤医院医疗特色，季加孚向患者详细介绍了会诊的目的和意义，在他认为，只有不同学科的大夫，大家站在各自专业角度讨论一个问题，才不会导致医疗过度。

"没有想到一个小小的病历，最后的治疗结果，是经过这么多专家讨论的结果啊。"患者不禁感叹，在院长这里还普及了这么专业的医学知识。

"谢谢院长，等我们拿回手术资料，再回来找您会诊。"一边说着，患者一边走出了诊室。

这是一名初诊的患者，用时在 20 多分钟。

有效沟通，不让肿瘤成为负担

在季加孚的门诊当中，有着这样一些患者，他们很多来自于外地。有些是当地医生推荐到季加孚这里来看病的，但患者本人并未来到北京；有些患者是家属在北京，患者从外地赶到北京的。但奇怪的是：一般都是家属先在门诊内帮忙看诊，而让患者本人在门外等候消息。

一位来自山东济宁的中年男子来到季加孚的门诊，他是经山东省肿瘤医院推荐过来的。虽然病人也一起来了，但是却未敢进入诊室。

"为什么不让她进来呢？她本人知道是什么情况吗？"季加孚问道。

"怕她担心，精神上受不了，但大体上应该知道的。"家属答道。

"现在从片子上看，手术的效果不错。但还需要进一步胃镜检查，里面还有 10 多个小瘤子。当地主治医生随机取了一块做了活检，他们建议是做手术。"季加孚一边看片子，一边对家属说。

"当地医院的主治大夫推荐我们过来找您，说您的手术做得特别好。"患者家属说。

"现在先给他约一个胃镜检查，然后再做一个会诊。因为神经内分泌肿瘤分为良性和恶性，还有中间过渡的，我们把其分为 G1、G2、G3 三个阶段，如果是 G1 阶段，局部切除就可以。"季加孚说，现在就怕当时取作活检的是肿瘤，而其他部分都不是，所以，需要进一步确诊。

"患者能进来一下吗？"季加孚说。

"我们已经来了好几天了。"患者进入门诊，一见到季加孚就激动地说。

"怎么样，知道自己怎么回事吗？"

"知道啊！"

"现在胃里面有 10 多个小瘤子，已经取出来了一个，那个瘤子告诉你是一个肿瘤，但是恶性程度很低，没有什么事情。"季加孚告诉该患者，下一步还需要做一个胃镜检查，来确定剩下的几个瘤子是否有问题。尽量开小刀，或者是不开刀，所以说不要紧张。

"OK，不紧张。"

"明天上午先去抽血、化验，约胃镜检查。"说着，季加孚交代给一旁的助手李子然，让其给患者安排明天的相关手续。

"季大夫，我这个瘤会恶化吗？好治疗吗？"

"只要你配合，就很好治疗。"

"自己害怕吗？"

"不害怕！"

"你不害怕，它就怕你。"季加孚一句话，逗得患者高兴地笑了。

尊重患者生命，有尊严地活着

4点10分的时候，门诊里来了位北京某高校的老师，他是帮母亲过来看病的，而母亲就在门外候诊。

"你好，请坐。请问患者从什么地方来的啊？"季加孚问道。

"内蒙古。我是在北京工作，大学老师，是代母亲来看病的，病人在门口，怕情况严重没有让病人进来。"该老师说，上周刚刚做完胸部CT，胃镜检查刚约上，后天开始做。

"从目前检查的各项指标上来看，应该是属于比较晚期的胃癌。不过，现在的检查还没有做完，还不好做最后的诊断。"季加孚略带沉重地说，只有等各项检查做好了，再安排下一步的治疗方案。

"老人现在吃东西困难吗？"季加孚问道。凭记者经验，类似这样的情况，医生完全有理由几句话就可以把患者打发了，但是季加孚并没有这样做，而是一句关心的问候。

"现在吃一点软的东西，还没有问题。"该老师回答道。

"应该让老人现在喝点肉汤、牛奶、酸奶，还有内蒙古的奶茶也不错，什么营养就给吃什么，接下来的手术治疗，老人身体才能够扛得住。"季加孚还特别关照，检查身体的这段时间，病人要和家人住一起，以减轻患者心理上的压力，等检查结果出来之后，就给你们安排治疗。类似这样关心的话语，季加孚多次强调并告诉患者及家属。

"现在可以把病人接进来，给您看一下吗？"看到季加孚如此关怀备至，家属向他恳求道。

"当然可以啊！"季加孚很爽快地答应了他的请求。

这是一位来自内蒙古牧区的老太太，在儿子的搀扶下走进了诊室，在一旁落座。

"老人家，您好。您这个小子一级棒！"季加孚与老太太寒暄道："本科考取的是北京大学，硕士、博士读的清华大学，现在在人民大学当老师，很优秀啊！"一席话让老人一下子放松下来。

季加孚还握着老人的手说道："看看您这手，在家里尽是干活了吧，而且一定很辛苦。"类似这样的人文关怀，在季加孚的门诊并不少见。他关注的不仅是病灶。

"治疗不是简单地去除体内的肿瘤，而是要综合考虑各种对患者疾病的影响因素。不但要治病、延长生存期，更要让患者能够在生活中维持一个较好的生存质量，更要让他们感受到生命的尊严。"季加孚常常这样对他的患者说，此外，还有病人对疾病的接受程度，这里面的因素很复杂，包括病人身体状况、经济状况、依从性，还有家属的态度，性别、种族、嗜好等。

季加孚给记者举了这样一个例子，比如，有些病人，医院给他们安排在明天做手术，患者或者家属就提出要求了，"能否帮他安排在星期五。我问，是什么原因。他说，求了一卦，星期五是黄道吉日。"

"如果你说，要相信科学。但是患者会认为，你不尊重他的风俗习惯。很多时候，你需要尊重患者，尤其是面对这样一些癌症患者，也尽量避免相互之间的一些误解。"

给患者充足的诊疗时间，多一些关心的话语，在季加孚认为，这是对肿瘤患者的基本尊重，也是对生命权利的尊重。

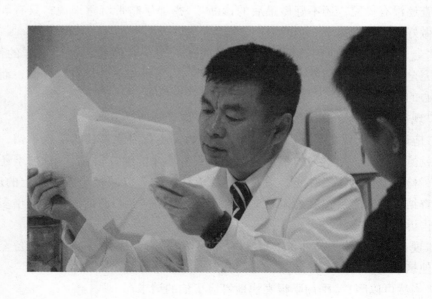

与淋巴瘤抗战的行者——朱 军

专 家 简 介

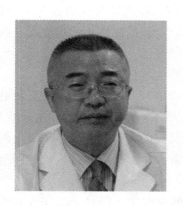

朱军，北京大学肿瘤医院党委书记、大内科主任、淋巴瘤科主任。主任医师，教授，博士研究生导师。中国抗癌协会淋巴瘤专业委员会副主任委员、中国抗癌协会 CSCO 专业委员会执委会委员。

专长：恶性淋巴瘤规范化诊断和个体化综合治疗。

出诊时间：周三上午（特需门诊）。

淋巴细胞广泛分布于人体全身的淋巴结和淋巴组织，是身体的免疫系统，它就像人体内的"武警部队"，抵御外界异物的侵袭。但淋巴细胞一旦发生恶变就会形成淋巴瘤，使人体的免疫系统遭受破坏。北京大学肿瘤医院党委书记、大内科主任、淋巴瘤科主任朱军无疑是淋巴瘤的"天敌"，如果说，淋巴瘤"背叛"了身体的免疫系统，朱军则是消灭这些"叛军"的权威将领。

1998 年，朱军在北大肿瘤医院确立了淋巴肿瘤的临床方向后，一直在该岗位上潜心研究。如今，由他带领的淋巴瘤科已经成为国内最早以及最有影响力的科室，在淋巴瘤的诊断和治疗方面更是达到了国内领先水平。

给予患者尊重

"根据目前的状况，淋巴瘤已经初步治愈，至于是否完全治愈，还需要 1~3 年观察。是否会复发，往往常见于停止治疗的第一年。"这是周三上午在朱军的门诊，记者见到他与患者温情对话的一幕。

朱军给患者分析，下一步有两种治疗方案：一是选择继续接受药物治疗；二是停药观察，每 3 个月检查一次。"停药观察也不用害怕，发现任何症状，只要及时过来治疗，就不会出现大的问题。"朱军特别向患者强调。

这是一名前来复查的患者，一直接受朱军的门诊随访，整体情况恢复得不错。由于家庭经济条件有限，经他详细分析后，该患者决定先接受停药观察治疗，安心地回家了。

初见朱军，他面容慈善，声音祥和，给人以亲切感。一言一行，都透着对患者的尊重和关怀。时而循循善诱，时而妙语连珠，风趣的语句让人心生安宁。

朱军在门诊时，所采用的治疗方式，在确保对患者有效的情况下，总会给患者选择的权利。有一位从江苏过来的 12 岁小女孩，在当地医院被诊为淋巴瘤，并做了一次化疗，父母不放心，又带她来京求医。女孩的妈妈表示想要女儿接着做化疗，朱军看了小女孩的病历以及身上肿块的情况后，又和颜悦色地问小女孩的意愿，小女孩一直低头不语，脸上却露出了抗拒的神色。

"不做了，回去上学吧，在家观察，定期做检查。"朱军突然一改温和的语气，坚定地对女孩的妈妈说。"首先，她的病因尚不明确，应再做仔细地观察；其次，她的状态不稳定，不适合即刻做治疗。做父母的不要老盯着孩子身上的毛病，会给孩子造成焦虑。"最后朱军又叮嘱了一番，并安抚小女孩，让她保持好心情去面对生活。

"朱医生很贴心，处处都为我们着想，虽然他是医生，但对于治疗方式的选择，他总会询问我们的意见，并凭着他的专业引导，选择最适合我们的方案。跟他相处，会觉得我们是对等的关系，像朋友。"在与其中一位患者的交谈中，问及对朱军的评价时，对方这样回答记者。

"无名" 患者的感恩

门诊开始不久，进来一位女患者，她刚进门就乐呵呵地向朱军打招呼："朱医生，你还记得我吗？上次我来看病时，你对我态度特别好，我心里也特别感激你。"朱军翻了翻病历，说自己对她有印象，但从登记本里却找不到她的名字。"因为上次我没挂号，你免费帮我看了病。还有一个农村来的，你也给免费看，当时我特别感动。"女患者一言道出了原因，也让在场的人对朱军平添几分敬意。

从他们交谈中，记者了解到，患者今年 67 岁，去年 5 月到当地医院检查，发现腹腔有多发淋巴结肿大。多方打听到朱军是该领域的权威，慕名前来求诊，当时朱军并没给她安排立即治疗，只是让她定时检查，"如果当初判定你得的是恶性肿瘤，我会想尽办法，说服你接受适当的治疗，但当时从你的状态来看，我还不能判定淋巴结的性质，极有可能是良性的，所以让你回家观察。"朱军向患者解释当初的会诊决定。而事实表明，朱军的判断是对的，患者这次的检查报告显示，她体内的肿块已经明显变小，没有什么大问题了。为了让患者安心，他还把检查报告里的项目逐项分析给她听，甚至具体到每个指数的变化。末了，了解到患者的女儿颈部也出现了肿块，朱军耐心地解答对方的疑问，并对其女儿的生活方式与心理调节提出了建议。"回家观察吧，观察就是最好的办法。"朱军对患者说。

"上次谢了您，这次还想再谢谢您。"临走时，患者多次向朱军表达感激之情。

在朱军的病人当中，像这样没有挂号就看诊的"无名"患者还有不少，面对感恩，朱军很淡然，他认为自己只是做了该做的事，那就是看病，"看病是不分人的，只要病人来了，我就得想办法解决他的问题。"朱军说。

"以病人为中心"，简短的六个字，能始终贯彻不易，朱军却做到了。门诊时，若遇到上了年纪的患者，朱军诊断完后，会亲自为他们开门，嘘寒问暖，给予无微不至的关怀；对没有挂上号的患者，朱军门诊结束后，都会免费给他们看诊，耐心地解答他们的提问，甚至他还会走到诊室的走廊上，确认是否还有等候的患者……半天的门诊，足以让记者铭刻永久。

观察或许是最佳选择

门诊时，朱军多次向病人提及"观察"。据了解，因为"观察"，朱军还让一位高中生免于"挨冤枉刀"。

采访当天，恰逢一位高中生患者过来复诊，他今年上高三，去年年初被诊断为"淋巴瘤"，切除了颈部肿块后转来北大肿瘤医院做化疗，就在即将进行化疗的当天早上，却被朱军叫停了。朱军根据自己多年的临床经验和患者的状态，判定他只是炎症，患上淋巴瘤的可能性很低。经过科室讨论，否定了报告的诊断，让男孩停药观察。

"有时，病理报告不是判定有无肿瘤的唯一标准，还要结合患者的自身状态与医生临床经验。"朱军告诉记者，如今一年多过去了，患者的身体并没变化，说明当时的判断没有错。

"现在没有借口不好好准备高考了。"朱军拍拍男孩的肩膀开玩笑说，男孩也跟着笑了起来。患者的父母对朱军感激道："您救了我们一家子。"因为当时一旦做起化疗，不但花费大笔冤枉钱，化疗带来的副作用还会影响男孩的学业。

据朱军介绍，像这样被"冤枉"的例子每年都会有。因为淋巴瘤病因复杂，诊断难度非常大，需要医生有着极其丰富的临床经验。一般而言，淋巴瘤采取全身化疗与局部放疗相结合的方式。准确的诊断，加上规范的治疗，多数患者有希望抑制病情发展甚至达到治愈。"但具体到某一特定类型的淋巴瘤，或特定病人身上，其疗效是有很大差异的。"朱军介绍说，因此要有个体化治疗方案。"有时对没有明确治疗指征的淋巴瘤，可以不急于治疗，采取观察和等待的措施，即刻采取治疗手段未必是最好的方式。"朱军认为，观察和等待可能让病人少受苦，获得一个最好的状态。这也是在治疗方式上，淋巴瘤有别于其他肿瘤的地方。

而具体到哪些病人需要观察，需要凭借医生的临床经验去判定，同时要看患者的心态，"有的病人疑心重，精神紧张，过度关注淋巴结以致异常焦虑，这种病人就不太适合采用观察，可能只有用点药他才会安心。"因此，"观察期"的治疗方案，需要与病人沟通。"在观察等待期间，患者要注意 2~3 个月复查一次，医生依据具体情况，确定何时开始治疗。"朱军说。

一心为患者科普

在门诊时，朱军会经常询问患者是否有出汗、发热等现象。据了解，这是淋巴瘤的部分临床表现症状。淋巴瘤的发病部位不一，临床表现多样，与其他肿瘤相比，诊断较为困难，病理诊断是其标准。但结合多年的临床经验与患者的症状，朱军在门诊可以作出初步的推断。

当天有一位从广西南宁赶来的患者，在当地医院被诊断为全身多发淋巴结肿大，打了 15 天点滴也没有效果，取了病理来北大肿瘤医院就诊。朱军询问了患者的身体状况和生活作息情况，并对肿块作了检查后，他告诉患者："我推测你应该是炎症，由于工作、生活不太规律造成的。我们之后还会对病理作明确的诊断，然后给你答复。"朱军还用中医的理论向患者解释，体内如果阴阳、脾胃不和，身体都会作出相对的反应，但并不是淋巴瘤。

为了让患者日常生活中正确认识淋巴瘤，减少"误会"或病情迁延，朱军在门诊时，通常会给患者科普相关知识。例如教患者区分良性淋巴结与恶性淋巴结，"良性淋巴结肿大一般由一些炎症所引起，其肿块直径在 1.5~2 厘米之间，质地中等，像鼻尖一样的硬度，可以活动。这样的淋巴结肿大不需要太担心，只需要等到引起淋巴结肿大的炎症消除就会消肿。恶性的淋巴结肿大是进行性和无痛性的，肿块发展迅速且初期没有痛感，多数患者伴有皮痒、发热、多汗等症状，这种情况，应该立刻去相关医院就医，以免延误时间。"朱军希望自己尽量多普及一些相关知识，能够让患者少受一些痛苦。

因为淋巴瘤的复杂性，朱军经常会通过电视、平面媒体或项目活动的宣传，推广淋巴瘤的知识及防治。

不仅如此，北大肿瘤医院还办了一个"关爱家园"的淋巴瘤项目活动。朱军告诉记者，此活动旨在给病房里的新、老病人和家属做淋巴瘤知识宣教，给病人发一些材料，1~2 个月定期给患者讲课。为了惠及更多患者，朱军还把本院与周边医院的病人组织起来，和相关专家一道，策划一些病人感兴趣的讲座题目，如"化疗过程中吃什么""什么是淋巴结"等主题活动。活动自 2010 年年底启动以来，从最初只有 7、8 家医院参加，逐渐扩展到目前全国已有 50 家医院加入，受到了患者和医院的一致欢迎。

"通过力所能及的工作，为患者分忧解难，这是医生的职责。"朱军十分谦逊，因为他一心只看到患者的需求，甘心付出，不求回报。

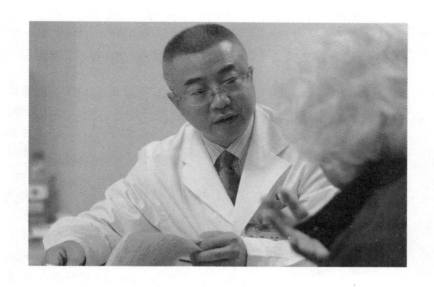

仁心仁术谱生命乐章——杨　跃

专家简介

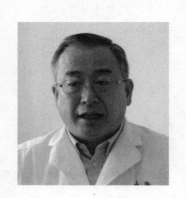

杨跃，北京大学肿瘤医院、北京肿瘤医院胸部肿瘤外科二病区主任，主任医师，硕士生导师，博士生导师。现任北京大学肿瘤医院党委副书记，从事胸部外科20余年。

专长：肺癌治疗的规范化手术、气管及支气管袖状成形手术、肺血管成形手术以及隆凸癌切除重建手术，食管癌根治及消化道重建手术，纵隔巨大肿瘤切除术及血管成形术，以及胸壁肿瘤切除及成形术。

出诊时间：周四上午（特需门诊）、周五上午。

时间已是下午2点，北京大学肿瘤医院胸部肿瘤外科二病区主任杨跃在特需门诊连续工作将近5个小时，这才刚刚结束。然而，对于他来说，坚持这么久的门诊时间，早已成为惯例。

"从医30多年来，杨大夫在工作上一直尽心尽职，对待患者真心诚意，他是我院有口皆碑、值得信赖的好大夫，大家都喜欢把病人介绍给他。"在记者面前，该院副院长苏向前这样由衷地评价杨跃。

首先考虑患者的利益

周四上午8点半，已有数位患者在门外等候，其中不乏等候加号的，脸上写满了期待。九点，杨跃的特需门诊正式开始。当杨跃的身影出现时，人群涌动起来，患者们纷纷向他表达自己的请求或问候，杨跃温和地说："请大家别急，一个一个慢慢来。"

作为国内胸外科的顶尖专家，杨跃身上并没有孤傲的影子，言语间更不会以权威自居，能够体会到的更多是一份淡定与从容。当听到患者的称赞时，他谦逊地说："我只是看得比较仔细而已。"众所周知，杨跃曾创下多项疑难手术的成功记录，精湛的医术让同行都钦佩不已，对这些荣耀，杨跃从来不提。面对忧心过度的患者，他总是用一些浅显的实例以求患者的安心。

72岁的李奶奶今天来复查，一年多前，她在做完肾癌手术后，CT检查发现双肺有阴影，被怀疑为肺癌。考虑到患者年事已高，杨跃并没有急于给老奶奶安排肺部的治疗，只要求她定期复查。

在认真对比老奶奶以前的检查报告，确定病灶并无增大后，他拍了拍老奶奶的手说："老人家，没事儿，回去好好加强营养，注意以后半年复查一次，等肾癌手术过了五年，如果病情还是没变化的话，一年复查一次就可以了。"

看到患者家属的表情仍有担忧，杨跃说："以前有个患者也是同样的情况，我让他观察了七年都没事，虽然后来他病情有微小的变化，但我及时帮他治疗了，没耽误。"老奶奶听完笑了起来，最后杨跃还向她讲解肾癌以及医保报销的相关事项。

杨跃对患者总是这样的耐心，他亲切的态度以及亲友式的关怀，为诊室注入了浓浓的温情。

门诊进行到一半时，有位患者进来，面色忧愁地请求杨跃给他加号。当时加的号已经达到预定的数目，但杨跃仍然让助手给患者开了加号单。事后杨跃对记者说："好多患者都是纯朴的农民，他们不懂网络预约挂号，只知道在窗口排队。有时患者一家几口好不容易从外地过来看病，好几天都挂不上号怎么办呢？遇到这样的情况，如果时间允许我都给加号。"

当然，杨跃也有"拒绝"的时候。门诊中有位朋友找上他，杨跃对他说："我在医院的时间都是患者的，尤其是门诊的时候，这对患者来说是最宝贵的。我今天有将近40个病人，他们找上我都不容易，而你找我很简单，去我家里就行了。所以，要么你就按正常程序挂号成为我的病人，要么等我忙完再来找我吧。"作为一名医生，杨跃首先考虑到的是自己的患者，他总是想尽办法为患者争取到更多的就诊时间，保障他们的权益。

调和气氛的"心情大师"

肿瘤是个严肃的话题，只要与它牵扯，人们总是会担惊受怕，甚至可能造成恐惧症影响疾病治疗。了解杨跃的人都知道，他看病让人很放松，除了技术让人信赖外，也跟他幽默的个性有关，会诊中他时常化身为调和气氛的"心情大师"。

门诊时，来了一位脸色惨淡的肺部肿瘤患者，可能因体检公司疏忽，该患者之前体检时"胸部未见异常"，没多久到医院就诊时却检出肺部肿瘤。而且先前看医生时，医生建议他去看神经科大夫，患者因此非常沮丧。杨跃看了该患者的情况，笑着说："你应该跟那位医生说，大夫，你应该去看看精神科了。"杨跃轻快的语调，加上他丰富的表情动作，把患者逗笑了，得以放松下来，接受杨跃的详细问诊。

当该患者提出质疑体检公司的运作，想告他们时，杨跃瞬间又化身为"律师"，为其分析"打官司"胜诉的可能性，解决患者的难题。其后，因为患者之前体检做的是X线检查，杨跃还向患者科普，现在国际公认的做低剂量螺旋CT才是体检的最佳手段。

医生接触各式各样的病人，不但要看好他们的身体疾病，还要关注他们的"心病"。杨跃通常会"多角色扮演"，为患者解决问题。有一位86岁高龄的老人，今年体检查出肺部有结节，但没做过穿刺、CT、病理等检查。杨跃询问了老人一些问题后，向家属建议把肿瘤检查搁在其次，先给老人做风险系数评估，检测其心血管系统的情况。如果情况良好，可以通过药物或理疗方式调养，等老人身体基础打好后，再做肿瘤的相关检查。

肿瘤检查的一般程序是：肿瘤检查—分期—风险系数评估，但因为年龄大，出于不过度检查、不花冤枉钱的目的，杨跃认为应该将顺序颠倒过来，"如果先做一系列的肿瘤检查，到风险系数评估时却发现老人心肺功能不好，不能作任何治疗，那么前面检查的钱就白花了，老人也遭罪。"杨跃说。如果心肺功能能够达到要求，再通过检查决定老人适合的治疗方式。

肿瘤患者面临高额的治疗开销，杨跃总会想方设法为他们节省开支，以最小的代价获取最大的利益。

"它百分百不是肺癌"

来找杨跃看诊的大多是肺部肿瘤患者，因肺部结节有多种性质，他总是以谨小慎微的态度进行看诊，为让患者更加了解病情，他会向患者详细讲解，因此他花费在一些患者身上的时间长达二十分钟。杨跃希望看仔细一点，能为患者找到最合适的治疗方式。

门诊当天，一位来自大连的中年女士，今年体检做胸透时发现肺部有结节，但当地大夫不能确诊，推荐她来找杨跃。

杨跃向患者询问了近几年的体检情况后，他向该患者解释说："你每年体检都以胸透的方式检查肺部，今年检出肺部有结节，我刚才这么问是想了解在同样的检查方式下，结节的生长年头大概是多长。"

杨跃介绍，了解结节的生长时间可以初步推断它的性质，例如一个患者去年 6 月做 CT 时肺部没有异常，到 12 月时却检查出结节，证明结节的恶性度很高。

"但如果去年 6 月做检查时肺部好好的，到 8 月却长出乒乓球这么大的的结节，你说它是什么？"杨跃向患者设了一个小小的提问。患者脸上露出惊异的神情，认为这个结节必定很严重。

"不对，它百分百不是肺癌，是一种真菌，膨胀得很快，手术切除就没事了。我举这些例子是想说明肿瘤是有规律性的，不可能一下子长很快。"杨跃回答患者。随后查看 CT，通过几张片子的检查，杨跃认为部分结节是由肺炎的反复发作造成，"像这种扁平状的淋巴结，危险性不高，可能是一种炎性的病变。"杨跃指着片子向患者分析并用笔标出相关点。

当患者问到是否需要动手术时，杨跃认为患者的淋巴结是孤立扁平的，虽然通过手术可以切除，但患者可能会因此失声。最后他决定在不耽误病情的前提下，让患者先到综合医院的内科进行消炎，两个星期后再来复诊，因为他要确保诊断的绝对正确。"通过两个星期消炎，如果病灶还是存在，只要病灶没变成纱窗似的，你都有穿刺或者手术的可能性，如果病灶现在是石团状，消炎后分散了，这说明炎症被吸收了，病灶因此扩散就不用穿刺，只要继续消炎与观察，所以你一定要有耐心。"杨跃边说边用手势比出各种形状，接着向患者具体分析了两种非炎症的治疗方案，并且每个观点的提出都会询问患者的意见。

杨跃透彻的分析让患者对自己的病情得以详细了解，也因此增强了治疗的信心，走时，患者握着杨跃的手感激万分。

"不喜手术" 严控风险

一般而言，人们通常认为外科医生在决定治疗方式时可能更倾向于手术，但杨跃对于手术有着非常严谨的态度，他认为好的医生不能局限于自己拿手的治疗方法，应该熟悉各种方法，并权衡利弊，为患者争取最大的收益。而且胸科手术有着术后并发症风险高、危险性极大的特点，这要求医生在动手术前要经过严谨的考虑。

门诊时，有位从海南过来的患者，3 年前被诊断出右下肺占位，当时她的儿子希望杨跃能通过手术为母亲根治病情。杨跃考虑到患者的基础肺功能不好，并没有给她动手术。而这次复查，该患者病情恶化得很厉害，肺内小转移变成了大转移。

"当时要是动手术，现在应该不会出现这种情况吧？"该患者的儿子语气中有一丝遗憾和埋怨。

"3年前如果做了手术，她不可能活到现在，她的病情恶化是因为这几年没戒烟，抽烟对肺肿瘤患者来说是致命的，要是不抽烟，她现在的肺功能应该恢复得差不多了。"杨跃并没有因为患者家属的不理解而生气，他耐心地向患者及家属解释，同时也觉得万分惋惜。

杨跃向记者介绍，肺内结节是肺部手术的指征。肺部手术前要有两大方向的检查以确定患者是否满足手术条件，一是确定结节性质的检查，只有确定肺部结节倾向于恶性肿瘤时，医生才能启动外科对结节进行干预；二是检查其他器官是否有与肺部结节有密切联系的或近似的结节，这个检查决定了外科手术的合适时机。"此外，还要对病人进行手术安全系数的评估，这个评估不是模拟开刀的情况，它是对病人进行功能评估。"杨跃说，这些诊疗法则，他作为主笔，已经编写进了国家唯一一部规范五大诊疗肿瘤的红头文件中，作为行业规范。

杨跃说，之所以如此谨慎，是因为作为外科手术，不管微创还是常规手术，都需要在病人胸部开刀，而一旦开了胸腔，势必就会导致其胸腔最重要的心、肺功能的变化，这样会给病人的生命带来威胁。"一切围绕给患者治好病，而非为了手术。"杨跃朴实的话语，却道出了他以仁心仁术，为患者谋福祉的医者大爱。

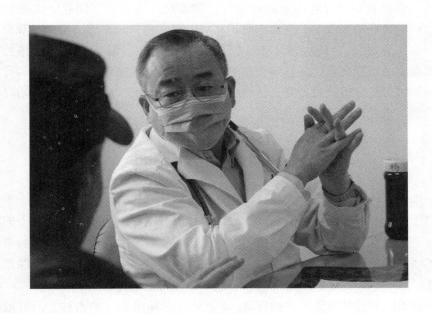

胃肠肿瘤患者的知音——苏向前

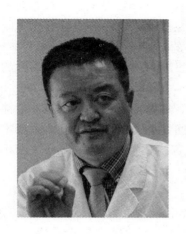
　　几年前，当腹腔镜微创技术尚未在胃肠手术中应用时，胃肠肿瘤科医生普遍面临着一个大难题。在手术台上，高龄、合并较多基础疾病以及全身状况虚弱的患者手术耐受力较差，面对的手术风险相应增大，要想保证他们在手术下的安全，必须应用更有效的技术才可有效解决问题。

　　早在2006年，北京大学肿瘤医院副院长苏向前就勇于创新，在国内肿瘤专科医院率先应用腹腔镜微创技术开展胃肠部肿瘤根治手术，并成立了全国肿瘤专科医院第一个胃肠肿瘤微创外科。由于腹腔镜微创技术创伤小、恢复快，解决了患者手术耐受力差、手术风险大的问题，同时保证了患者特别是高龄患者的生活质量，而苏向前的精湛医术也深入人心。

盛名之下的他是什么样的工作作风呢？周四上午，在他的门诊中，记者见证了一位医术高明、严谨、有耐心、风趣且善于观察的名医——苏向前。

深谙医患相处艺术

在门诊的过程中，一对中年夫妇走进了诊室。"你猜他们俩谁是患者？"苏向前给记者出了一道小小的难题，从状态上还真的无法判断，因为他们的气色与常人无异。

这时，中年男子笑着坐在苏向前的一旁，才让记者缓过神来。原来，该患者今天是来复诊的，五年前患有直肠癌，当时癌细胞已转移到肝脏，在找苏向前看病之前，已经被多家医院宣判为"死刑"，后来来到北京大学肿瘤医院，苏向前给他做了微创手术，现在已经安全存活了五年多的时间。

"癌症的五年生存期已经安全度过，是否代表患者的身体将不会出现大的问题呢？"记者问道。

"癌症还在体内，不能说身体一点病都没有，还需要继续用药，但目前情况并不会危及生命或影响工作和生活。"苏向前在回答记者的同时，也给患者吃了一颗定心丸。患者感叹，自从患上癌症后，听从苏院长的建议，这几年来的生活质量实际上变得更高了，因为懂得生活要有规律，注重身体锻炼，并且学会了用好心态去对待事情。

"医院专家会诊时，大家认真讨论了你这个病例，现在五年生存期已经过去，说明你的身体已经找到与癌症和平共存的最好方法。而且现在生活质量这么好，保持这种状态再过五十年也没有问题。"苏向前笑着对患者说。

在患者临走时，苏向前还不忘向该患者添加赞美之词："你变得更加年轻了！"患者听了高兴地走出了诊室。

记者注意到，在与患者交流的过程中，苏向前常用一些聊家常的语气，放松患者就医时的紧张情绪，让气氛变得轻松。

在接诊时，苏向前会对患者的家庭关系、经济状况等基本情况稍作了解，从而在极短的时间与患者的关系相处得更融洽。这是医患之间的相处艺术，当然，也是苏向前作为一名医者的素养和能力，在交流的过程中，他还经常会向患者提问一些启发性的问题，由此掌握到患者大量的病情信息。

行医必须严谨慎微

门诊时，记者经常能看到这样一些比较奇特的现象：有些患者似乎更加喜欢用个人的意愿介入病情，甚至有些人态度很坚决，面对这种情况，苏向前总会用专业知识让对方信服。

一位曾经做过阑尾炎手术的患者走进了诊室，据该患者描述：平日只要按着手术伤口处就会觉得很疼，总怀疑自己患了什么重疾，去其他大医院拍了两次CT，只检验出手术伤口的位置有结节，但仍不放心，忧心忡忡。

"你肚子疼是因为按着阑尾炎的手术伤口，CT报告显示有结节是正常的，因为那是手术的缝线口。"苏向前很明确地告诉该患者自己的诊断，但患者坚持认为他的肠道一定有问题，一定要做肠镜与各部位的CT检查，否则不能安心。

"肠道如果有病，用手指是按不出来的。你想要做肠镜检查，医生可以给你开这样的检查，但并不能说明你肠道有病，如果做完肠镜却发现没事，你会责怪医生吗？"苏向前认真地为该患者分析病情，"作为医生，我并不建议你做这样的检查，你可以做一项增强CT检查，来确诊有没有肿瘤。"

"如果CT检查，还是没有问题我应该怎么办呢？"患者焦急地问。"那不是好事吗？证明你没有肿瘤。我们是肿瘤医院，只负责肿瘤的治疗。那样，你就可以去找综合医院去看看。"苏向前很干脆地回答了该患者的问题。

患者当中，还有不愿意接受治疗的重度肿瘤患者。有一位七十多岁的内蒙古农村老人，患有贲门癌，在儿子陪同下从老家赶来诊疗。

在诊室内刚坐下，老人的态度很明确："我要用中医治疗，不想动手术。"苏向前在看了老人的病历资料后，向老人提出了一个问题："你在老家有耕田吧，现在这个时节你会种小麦吗？"

老人说，现在是冬天，种小麦不合时节。苏向前接着说："看病跟这个也是一样道理的，你现在这个病处于一定要动手术的阶段，你却只选择中医治疗，冬天不能种小麦你会去种吗？我知道，你一定是想为儿子省钱，你们先商量商量，再作选择吧。"

"医学是一门科学，不是靠两个人商量的，医生只能给患者提供一种最佳的治疗手段，而最终的选择权却在患者本人。"虽然老人最后没有再走进诊室，但苏向前认为，与患者之间的沟通，不仅要涉及专业知识，还要细微到就诊中的每个环节，帮助患者更加深入地了解病情。

患者需要心理辅导

在门诊当天，还有一位前来复查的女患者，看起来面色光泽，笑声爽朗，难以相信她是一位肿瘤患者。据苏向前介绍，该患者两年前被诊断出癌症，他为其做了微创手术后得以康复。但该患者自从被确诊为癌症后，心理一直处于焦虑状态，夜晚经常做噩梦。

苏向前在某次会诊时，观察到该患者有心理压力，就推荐她到康复科进行心理治疗，经过几次吃药后，患者身心才真正地恢复过来，也才变得如今天这般开朗。

在该患者结束就诊时，苏向前还提醒她，把她的丈夫带到康复科进行治疗。原来，在患病期间，由于受患者情绪的影响，她的丈夫至今在抑郁症中难以自拔。

"其实患了癌症的人心理压力通常都比较大，容易造成抑郁，只是现代人通常对心理治疗带有某些偏见而忽视治疗。"苏向前说，他曾经碰到过这样的病例，手术很成功，伤口愈合也很好，但胃不能动，医学上将其称作胃瘫。这样的病人既不进食，也不会产生饥饿感，当时找不到病源，于是尝试了许多方法，甚至输液也无法解决问题，后来才明白这是病人的心理病。因为胃肠的自主神经靠人的情绪、心理来控制，只有心理康复了，胃肠才会恢复正常功能。

"还有些病人，医生花费了很大的精力才把他们救回来却说想自杀，这对医生是多大的打击啊，所以通过对患者的心理辅导，就是与患者沟通理解的过程。"言语间，苏向前流露出痛心，同时又表达了对患者的同情和理解。

苏向前说，一个医生在面对癌症患者时，如果只对其身体功能进行救治却忽视了患者的心理，其很可能因为抑郁而使康复之日遥遥无期，所以心理治疗在癌症中的作用不容小觑。

从医三十年未惹"医患纠纷"

门诊结束时，当记者问及对当前医患矛盾的看法时，苏向前表示医生有面临各种医患关系的可能，他多次重复强调："作为一名医生，应该怎么办？"一语道出了他内心深处的无奈。

"以癌症为例，它是极其复杂的疾病，尤其是遇到病情复杂的病患时，对于它的治疗可能有一种好药，但这种药往往很贵，一个疗程需要花费几万甚至更多，这对普通家庭来说是一笔巨大的数目。"苏向前向记者假设，可是医生怎么办呢，这药不是医生或医院制造出来的，医生只是履行自己的职责去医治病患，并没有能力承担这笔费用，但医生选择是否将这药告知病人时，结果会有多种可能性。

假设情况一：如果医生将有效而昂贵的药品告知病人，病人花光所有积蓄去使用这种药，第一个疗程也许有效，第二疗程可能就没有效果了，因为医生并不能保证用药的长期效果。病人因此欠下巨额债款，病情却没有好转，这时病人就会把怨气转到医生身上，质疑医生为什么让他用这么贵的药，但这样的结果并非医生造成的。

当然，有经济条件较好的病人，在整个治疗过程也能理解医生，矛盾自然不会发生。医生每天都要面对不同的个体，他们之间有着不同的心理、沟通能力等等，作为医生不可能保证与每个病人都沟通得很好。

苏向前说，建议病人动手术也是同样的道理。当天门诊，有一个贲门癌患者，动手术五年后复发。第一次动手术的费用家属能接受，手术效果也能满意，如今复发了打算再动手术，被上一次手术的医生拒绝了。因为患者这次的病情较五年前已经不同，这次手术需要将病人的食管与胃部切除，手术效果不可能达到上次的满意度，而且该病人曾因脑梗住过院，脑梗在手术过程中是极易复发的，一旦复发，将威胁到病人的生命安全。

"试想自己的亲人患了癌症，花费巨额却面临这样的结果，怨气的产生就很容易理解。虽然手术前家属说自己做好了心理准备，但人的心理是很复杂的。"苏向前说，手术的关键，在于家属本身的态度，他们接受手术风险不能有半丝犹豫。

假设情况二：如果医生不把有效而昂贵的药告知病人，站在职业的角度上难以成立，因为医生的本职是帮病人看好病。病人远道来求医，不能因为医学太专业，费用太高，就不告知病人，这会导致病人不能理解。此外，患者的期望值很高，很多病患医生也无能为力，但患者有可能将失望与焦虑转到医生身上，医生成了实际上的"炮灰"。

让苏向前略感欣慰的是，他从医三十多年来，从未发生过一起医患矛盾。在跟随他的门诊中，也让记者深刻体会到这与他的专业水平，以及耐心密不可分。"你们今天看到的门诊，医患关系还算是很和谐吧。"送走最后一位患者后，苏向前笑着对记者说，其实医生做好了本职工作，就是皆大欢喜。

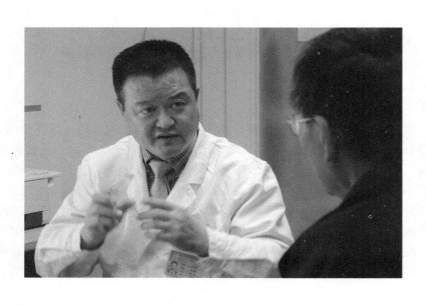

手到"瘤"除，一心为患——郝纯毅

专家简介

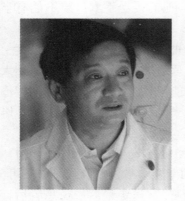

郝纯毅，北京大学肿瘤医院肝胆胰外二病区主任，医院大外科常务副主任，国际合作部主任，肿瘤学博士，教授，主任医师，博士研究生导师。任国际外科、胃肠病及肿瘤科医生协会（IASGO）副秘书长，中国临床肿瘤学会"CSCO 胰腺癌专家委员会"主任委员，"CSCO 胃肠神经内分泌瘤专家委员会"副主任委员，中国肿瘤微创治疗技术创新战略联盟副主任委员等职。

专长：对腹部肿瘤、原发性及转移性肝癌、胆道及胰腺肿瘤的诊治具有很深的造诣。擅长原发及转移性肝脏肿瘤、胆道及胰腺肿瘤、后腹膜肿瘤的外科治疗。

出诊时间：周一上午、周三下午（专家），周二、周五上午（特需）。

　　说到北京大学肿瘤医院肝胆胰外二科主任郝纯毅，患者的一致评价是："看病看得好！"作为肝脏和胰腺肿瘤这个领域的知名专家，郝纯毅为无数患者解除了痛苦。患者为有这样的好大夫而高兴，但郝纯毅却觉得自己做得还不够。

　　因为经常到国外交流学习，郝纯毅对国内的一些医疗现状看得更透彻。"每次在国外医院待一段时间，回来就会反思一些问题，首要任务就是一定要限号，给每个病人足够的时间，详细解答他们提出的各种问题。"郝纯毅说，由于医疗资源分配有不科学之处，有的病人等了好几天，结果看病时由于没有问题或问题不大，很短时间就看完了；而许多病人的问题不是一两句话就可以解决的，需要用心去倾听，多方一起商量找出解决的方案。"但回国后看到的现实却不理想，病人太多，如果限号，很多病人会因此人看不上病，那么在'足够的沟通'和'看不上病'之间怎样权衡，这个度很难把握。这也是目前造成医患关系紧张的重要原因之一。"郝纯毅说到这里，轻轻地叹了口气。

采访前日，郝纯毅从下午开始手术，一直到晚上七八点，采访当天上午七点开始手术，下午两点门诊时，郝纯毅才走出手术室。记者本来还担心他的状态，却在诊室里看到他全程精神勃发地与患者耐心交流，这何尝不是他对患者"不设限"的奉献呢？

实至名归的"好大夫"

门诊下午 2 点 30 分，一位 30 多岁的女士走进诊室，虽然身体看上去还比较虚弱，但脸上挂着笑容，气色不错。事后据郝纯毅介绍，患者得的是一种胰腺低度恶性肿瘤，就诊时已经发生了多处的肝脏转移。很多医生对这种病认识不足，说她只有三个月的生存期了。去年 5 月来求诊时，整个肝脏都被肿瘤细胞布满，治疗难度很大。郝纯毅凭着精湛的技术和临床经验，给她做了手术，现在患者恢复得很好，郝纯毅把这个案例带到上海一个学术会议讲演时，同行都为之折服，惊叹简直不敢相信。郝纯毅说，这种情况临床上会经常碰到，实际上这是一种观念性的问题，并非都需要很高的技术水平。

来郝纯毅的门诊求治的患者，大多是在别处久治不愈，带着一大堆"痛苦"慕名而来的。因此，有时候他也会遇到患者提出疑问：为什么郝大夫跟其他医生的治疗方案不一样呢？对此，郝纯毅不但没有不耐烦或生气，反而很欣慰，他认为患者就应该多问，"货"比三家。

他介绍说，肝胆胰腺肿瘤专业与其他的医学专业有所不同，受技术、观念、经验等因素影响较大。对于很多问题的处理，在这个专业中差别可能会很大。"同样一个病或者病人，不同的医生在治疗方案、程序、效果方面差别较大，包括同一个手术，不同医生可能会有不同的结果。"郝纯毅说，因为治疗跟医生的技术、观念、经验等很多方面关系密切，所以，建议病人多问几个医生，多一些参考意见，在治疗之前不能轻易下结论，一旦第一步治坏了，后期治疗会很艰难。另外，郝纯毅认为肿瘤专业的病人也不同于普通病人，因为对疾病的重视程度够高，很多病人都找不同医生看过，自己几乎都成了专家。因此，郝纯毅建议医生要把不同治疗方案都告诉患者，给患者一个选择权。

一下午的门诊，在患者此起彼伏的"郝大夫"呼声中，有条不紊地进行着。郝纯毅是患者的支柱，深得其信赖。这不仅在于他精湛的医术，更在于他温和、有耐心，跟患者打成一片，看病就像老朋友谈天一般，"老孙，哪里不舒服啊？"

"老李，身体感觉怎么样了？"……没有任何距离感，看病也变得没有那么沉重和程序化。所以郝纯毅绝对是患者心里实至名归的"好大夫"。

两个"不"原则

任何疾病都讲究早发现，早治疗，肿瘤更不例外。肿瘤在早期的治愈率很高，但要察觉它，却并不是那么容易，有的肿瘤病人年年都做体检，但发现时却已是晚期，这无疑让人痛心。来自内蒙古的患者张大爷就是这样一位不幸者。

今年 60 岁的张大爷，每半年一次体检，自认身体康健。前不久感觉胃"顶"得慌，查出肝脏多发肿瘤，本来肝肿瘤并不那么严重，但他有严重的肝硬化，伴随着胸腹水，已不适于手术治疗。张大爷说检查一直都没有发现肝硬化，可能是近期长出来的，郝纯毅告诉他，肝硬化不是一天两天就能长成的，以他的情况判断，起码有 10 年以上了，可能因为体检的医生没有注意，一直没被发现。"这么多年了，就没发现一点症状吗？"郝纯毅觉得很心痛，本来不是很严重的病，拖到现在，或许就只能进行肝移植手术了。

门诊有很多这样的病人，因为检查"不过关"，或对疾病重视不够，在早期没有发现，错过了最佳治疗时机，郝纯毅为此感到很痛心，郝纯毅举例说，如肝脏肿瘤 CT 检查要求做四期的、薄层的扫描，在时相上把握要准，有的时候需要延迟 3~4 分钟甚至更长时间。

"检查做得不到位，可能耽误病情，我们最担心就是这个。"郝纯毅说，特别是肿瘤患者，有时候不怕把病情说重，说重了还可以通过后期检查排除，而一旦病兆没被发现，低估了病情，延误了就会很严重。"检查是治疗的开始，第一步不能有丝毫松懈。"因此，郝纯毅认为肿瘤的治疗坚持两个"不"原则：首先，不延误病情，其次，不过度治疗，有很多肿瘤病人就是过度治疗的问题。

一切为了治病

对于肿瘤患者而言，身上长了瘤子就像"不定时炸弹"一样，千方百计都想摆脱这个威胁，恨不能全都一刀切掉。而外科手术做得相当精细的郝纯毅，手术的选择却非常谨慎。

从内蒙古赤峰赶来的张先生，今年 50 多岁，2011 年因为肝癌在别的医院做了伽马刀手术，现在发现肝脏又长了很多肿瘤。郝纯毅拿过患者厚厚的一摞 CT，一张一张认真地看过后，给患者分析到：第一，您这个属于恶性程度很低的癌，但也在慢慢长；第二，建议先去做个专业的加强 CT，试着去找原发肿瘤，因为不知道肝肿瘤怎么来的，没有太积极的治疗方法。患者此前了解过郝纯毅在胰腺癌、肝胆癌手术方面很权威，主动要求给他做手术，郝纯毅却拒绝了他的手术要求。

"技术上来讲，手术肯定可以做，但肿瘤细胞分布范围太大，手术的风险也大。最关键是，因为引起肿瘤的原发性病源还不确定，现在手术意义不大，做与不做的效果差别不大，何必冒大风险和痛苦去做手术。"郝纯毅耐心地给患者解释到，现在肝上的一些肿瘤，只要没什么症状，可以暂时不管，手术治疗过度了反而对身体不好，后期如果出现什么症状再对症处理。"您是为了治病，而不是为了手术。"在患者离开之时，郝纯毅还再三叮嘱，千万不能乱来。

每天面对无数的癌症患者，郝纯毅在给他们治疗身体疾病时，还要解决心理上的疾病。他反复告诫有些不适宜手术治疗的患者心态要端正，和肿瘤"和平共处"，不要去和肿瘤硬斗，一定要拼个你死我活，有点症状就要求手术切掉，往往病人自身先受不了。"任何人的身体都有各种问题，不能完全去清扫干净，要学会与狼共舞。"他只把握一个原则，一切都是为了病人治好病。

善意的谎言

记者在郝纯毅的门诊观察到，很多来"看病"的不是患者本人，都是家属拿着各种检查来的。是否是为了避免让患者知道病情？郝纯毅对此解释说，因为现在影像学等检查手段的发展，肿瘤检查越来越依靠 CT、B 超等现代化精准诊疗手段，传统的一些物理检查手法，如望、触、叩、听的作用正慢慢减弱，因此，也不要求患者必须得亲自来，这也减少了患者的劳顿。"但很多患者家属是基于不愿意让患者知道实情的目的，怕造成心理负担。"

下午 6 点，已经加到 37 个号的郝纯毅本以为门诊结束了，正准备赶去查房的时候，又进来一对夫妻。丈夫操着浓浓的河北口音，说替父亲看病，本来是34 号，故意等到最后一个来看。郝纯毅也没说什么，问了患者的情况，看了患者的片子半天都没有说话，神色凝重。"肝癌晚期，没法手术了。"家属当场就有些情绪失控，当问到还有多久生存期时，郝纯毅说生存期要看患者各方面的情况。因为患者对自己的病情并不知情，来之前经各方打听到郝纯毅，觉得治疗有望。家属不忍心让他承受如此大的打击，希望郝纯毅帮忙一起"骗"他。考虑到患者身体也不太好的情况，郝纯毅同意配合家属，让患者减轻精神负担。家属扶着 60 岁左右的大爷走进诊室时，郝纯毅热络地打着招呼："嘿！老孙，身体感觉还不错啊！我看了您的片子，就是以前肝炎的问题，给您开了最好的药，回去先吃咱们再看啊。没事啊，放心吧！"听了他的话，大爷似乎一下就释然了，轻松地笑了。

像这样的情形并不少见，郝纯毅有时也会根据实际情况，权衡利弊，帮患者家属说一些善意的谎言。虽然医学上，对于是否应该如实告知患者病情一直存在争议，但郝纯毅认为，是否开诚布公地告诉病人，应该结合其本身的性格、文化背景、教育水平、宗教等方面综合考虑，选择一个对治病有利的方案是为上策。

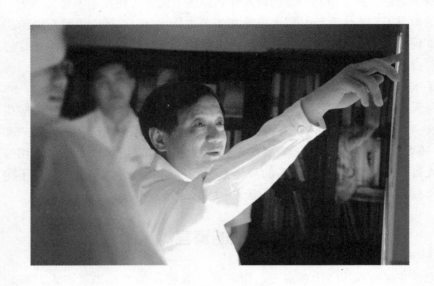

正气存，"瘤"克星——郭　军

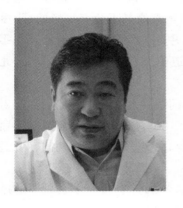

专 家 简 介

郭军，北京大学肿瘤医院肾癌黑色素瘤内科主任，主任医师、博士生导师。北京肿瘤医院、北京大学临床肿瘤学院副院长，北京市肿瘤防治研究所副所长。

专长：恶性黑色素瘤、肾癌、膀胱癌、前列腺癌、肾上腺肿瘤综合治疗。

出诊时间：周四上午。

说到癌症，大多数人会想到内脏器官癌症，如被称之为"癌中之王"的胰腺癌和肝癌。而现实生活中，往往皮肤上一块小小的"黑痣"也可能是致命的癌症，估计这样说，有人认为是危言耸听。

2010 年电影《非诚勿扰2》的热播，让这个由"黑痣"引起的癌——皮肤黑色素瘤跃入了公众的视野。片中李香山患有黑色素瘤，因为癌症晚期深感绝望，最后选择跳海自杀。而后又传出香港著名影视明星谢霆锋被确诊患有黑色素瘤。大肆的媒体宣传和名人效应，让人们一时间见"黑痣"而色变。

黑色素瘤何以如此可怕？著名黑色素瘤专家、北京大学肿瘤医院肾癌黑色素瘤内科主任郭军接受记者采访时说，黑色素瘤治疗难度非常大，其主要原因有：首先，病情发展十分迅速，一天一个样；其次，肿瘤转移快，从恶变到转移至全身，时间非常短，可以用暴发性来形容。因此，黑色素瘤也被称为癌症的"王中之王"。

"我们通过多年的研究，从最初对黑色素瘤的束手无策，到现在在治疗技术上已取得了质的突破，大大延长了患者的生命，将来甚至可能使患者的生命延长到十年乃至几十年。"郭军说。

别 "轻看" 了病情

由于很多人对黑色素瘤的认识不到位,以致杯弓蛇影,看到普通的痣、色斑,就认为会变成黑色素瘤。记者跟诊郭军的门诊时,就发现了不少这样的案例。

"老人家,百分之百没事,回家吧。"一位 60 岁上下的老大爷怀疑自己得了黑色素瘤,非常害怕。郭军一直很耐心地给他科普:"这不是病,是浅褐色色斑演变而成的老年斑,再严重点也就是老年疣,黑色素瘤是不会有痒感的。"尽管得到了详尽的解答,老人仍坚决认为自己有问题并且很严重,这情形让郭军不生气反而乐不可支,"关于这老年疣啊,全世界报道中没有一例恶变的,您这儿要是能变了,那可就全世界闻名了"。

短短的三个小时内,有好几位病人因同样的问题找上了郭军,他们都是上了年纪的老人,因手部长有深褐色斑块,微微隆起,时有瘙痒症状,怀疑是黑色素瘤。除此之外,容易使人错认的还有皮脂腺囊肿和交界痣。在门诊期间,看病之余,郭军总会不厌其烦地向患者普及相关的知识。这些虚惊一场的"误会",却让郭军感到很欣慰,"说明病人很重视这个疾病,把病'看重'了,可以通过检查及时排除,但是若把病'看轻'了,后果就不堪设想了"。

门诊时,当郭军反复地查看一份由两兄妹带来的病案时,诊室陷入了诡异的沉默,紧接着是一声长叹:"哎,怎么会这样!"原来这份病案属于他们 55 岁的父亲,早年曾患有黑色素瘤,手术切除之后,认为好了,也不知道还有转移的可能,所以术后没有接受任何的复查和后续治疗。直到今年身体出现不适,经检查才发现黑色素瘤已多发肺转移、脾转移和肾转移。郭军很沉痛地告诉患者家属,就单肺的多发转移来说,患者仅有 6 个月的生命,再加上脾和肾转移,也许就只能存活 4 个月了。"要是当初持续治疗,转移的风险就会大大地降低"。

"知识改变命运!"这似乎已经成为郭军的口头禅,他认为这句话同样适用于患者,"因为没意识到这个病有多严重,总是一拖再拖,以致耽误病情。"郭军最怕的就是"为时已晚"。

每当遇到复杂情况或患者病情加重时,郭军就会不自觉的右手抚额,紧锁眉头。"我就是觉得可惜,刚刚发现的时候为什么不治啊!"每当此时,他都为患者和家属痛心疾首。

正视治疗避误区

癌症可怕,因为它可能致命,所以不少人患上癌症恐惧症,往往使病情雪上添霜,因此,得了癌症,家属瞒着患者也是常事。

门诊当天，一位患者家属自诉女儿是恶性肿瘤，拿来的病历单上却写着良性肿瘤，郭军疑惑道："你这不是良性的吗？"经询问得知，原来是父母担心女儿承受不住，私底下悄悄伪造了病案结果。这样的行为郭军不是很赞同："患者知道自己的病情，能够更加重视，遵照医嘱，积极配合治疗，有病不让知道，可能影响治疗。"郭军给家属讲明利害关系，希望患者正视自己的病情，"咱不去惹事儿，有事儿，咱也不怕事儿，治病也是一样的道理。"他力劝患者正视疾病，配合治疗。郭军虽温和却意志坚定，只要为了患者，原则上他丝毫都不让步。

"有病就得治"，这句话看似简单，真正做起来却不是那么容易。就像上述患者及家属，不敢直面病魔，可能会陷入一些治疗误区。在临床上，郭军也时常碰到没有正确解读疾病，走进治疗误区而让他"头疼"的患者。

有患者认为，得了肿瘤，不治疗比治疗好，因为治疗有风险，可能还有副作用。这样的观点让郭军无法理解，"错误的治疗不可取，但如果正确的治疗反而有害的话，医学的存在意义就值得怀疑了。"郭军说，一般而言，治疗都是有副作用的，如果没有任何副作用，那它可能也没有积极作用。"以肿瘤为例，肿瘤局部增长会产生占位、坏死、出血，转移的病灶可能引起骨折截瘫、脑转移甚至引起昏迷。肿瘤不断地进展带来的痛苦，是一个持续倍增的过程，而化疗、放疗等抗肿瘤治疗带来的副作用是'一次性'的，在一个阶段里，过去就过去了，不会持续呈几何指数增长。"他认为，治疗也得讲"价值医学"，孰轻孰重，患者心里要有一杆秤，"肿瘤存在的痛苦和威胁，远远大于治疗可能带来的副作用，那么治疗就是有意义的"。

有人消极悲观，也有人是"乐天派"，认为只要治疗了，就百分之百好了。郭军对这样的病人时常会"泼冷水"，"就目前而言，癌症是不能完全治愈的，只能有效地控制。随着科技发展和医疗水平的不断提高，在未来有可能将这种有效控制期延长至几十年，那么如果你四十岁患有癌症，控制了40年，其结果相当于已经治愈了，唯一的区别在于，你每天比别人多吃两颗'药丸子'。"郭军希望患者能够正确对待疾病，不偏不倚，不能放弃治疗，也不能"大无畏"，治疗过度。

负责任的"老乡"

"高超的医术，还有超出常人的'菩萨心'。"这是病人对郭军的评价。

"我是医生，这都是我该做的，你来了，我就得为你负责。"这是郭军自己的坚守。

一下午的门诊，记者被很多细节所感动：每个患者进来之前，郭军会认真"瞄"一眼挂号单。这样，只要患者一推门走进诊室，他就能准确地叫出他们的

站在名医身边——跟诊记 人民好医生

105

名字并亲切打招呼。温和的声音，关切的目光，平易近人的态度，让患者少了一份忐忑，多了一丝暖意。记者发现，郭军手边随时放着一支圆珠笔和白纸，遇到患者不明白的，就在纸上边说边画出来，患者离开时还会细心的提醒他们带走图样。细节虽小，却是郭军一心为患者的赤诚之举。

看郭军的门诊，也有沉重时候，如看到患者进入危重期，或是没有钱想放弃治疗时，郭军往往蹙着眉头，显得很无奈。但更多时候，找他看病是轻松的，因为他是"老乡"。一位来自山东的老太太不会讲普通话，一进门诊室就用方言"吧啦吧啦"跟郭军说了一堆。"您别慌，慢慢讲。"郭军满面笑容，用山东话与患者沟通，"您是山东人啊！"老太太诧异道，"我是医院的人。"郭军幽默地说，因为经常接诊外地患者，他会很多地方的方言。由于上了年纪，记忆力衰退，老人将自己要问的问题，密密麻麻都写在一张纸上。郭军一一给她解答，配合着郭军独特的"山东"腔调，引来患者阵阵笑声，也没有了刚进诊室的紧张局促感。由于老太太不懂医学，涉及很多专业的问题，总是说不对，郭军就跟她用手势来回比划，反复地沟通。

"郭主任真随和。"老太太乐呵呵地告诉记者，自始至终，她都认为遇到了一个"好老乡"。

然而这个随和的人，也有"不受待见"的时候。一个 26 岁的年轻小伙子患上黑色素瘤，已经发展到延髓转移，"黑色素瘤转移最好治的是皮肤转移，其次是黏膜，而最可怕的就是转移到脊髓或延髓。"郭军说，考虑到患者已经瘫痪在床，也许只有 2~4 个月生存期。家属不能接受这个沉痛"事实"，也不愿意接受郭军的建议，要去寻求更多的尝试。"现在首要是注意营养，减少患者的痛苦，花再多的钱也延长不了生命，何必呢？"郭军严肃道，若是病急乱投医，到时人没了，却弄得倾家荡产，家里怎么过？"家属的心情也可以理解，如果有一点希望，作为医生，我怎么也不会放弃治疗的。"郭军为患者病情哀伤，但他更为这个家庭着急。

郭军的号不好挂，患者太多，但一般复诊病人过来，他都给加号，所以半天门诊看三四十个号很正常。"我希望来医院找我的病人越少越好，最好永远也不要来找我。"郭军伸伸已经酸痛的腰，笑着说。

"他是个特别'正'的人"

很多人提到北大肿瘤的郭军，都伸出大拇指肃然起敬。郭军在黑色素瘤、肾癌、膀胱癌等领域的临床和科研上，成绩斐然，解救了无数癌症患者。曾多次作为代表参加国际学术会议，并发表精彩演讲。由他领导的肾癌黑色素瘤内科，作为国内专门从事恶性黑色素瘤及肾癌临床治疗的主要研究中心，每年实际收治住院患者两千余例。

据郭军介绍，科室根据患者的个体情况，采取综合治疗的模式，将患者的手术、放疗、化疗、靶向与生物治疗等有机结合起来治疗肿瘤，从而控制肿瘤病情，减轻病痛，提高生活质量，延长患者生存。"我们有自己的特色，不照搬欧美的指南。"在郭军的带领下，开展针对中国人黑色素瘤的研究，包括其基因亚型、病理亚型、发病情况、特殊治疗情况等；同时根据地域、基因、体制的不同，研究出适合的、个性化的治疗方法。

对于取得的成绩，郭军很自豪，更为自己的团队感到骄傲，而团队里的人更以他为标杆。

"主任对我们要求很严格，我们都以他为榜样。"郭军的助手王轩告诉记者，郭主任作为我国黑色素瘤方面最顶级的专家，他要数第二，就没有人敢数第一了，虽为科主任，却没有什么派头，对下属好，对病人就更没的说。

"他就是个'医生'，成天就想着'病'，想着病人。"王轩告诉记者，郭军很为病人着想，每当他看见病人有转移或者预后情况不是很理想，他就会很着急，经常会给病人写条子，甚至打电话给他们介绍好的大夫，一个与他素未谋面的病人他都会特别上心。王轩向记者透露，每次门诊加号之后，仍然有很多没有挂上号的病人，郭军都会给他们看病。"今天下午就加了10个号后，还免费看了8个病人。特需门诊时更多，常常免费看的病人比挂号的还要多"。

"他是个特别'正'的人。"同事对郭军的评价恰好点出他的为人：医者气正之，患者福也。

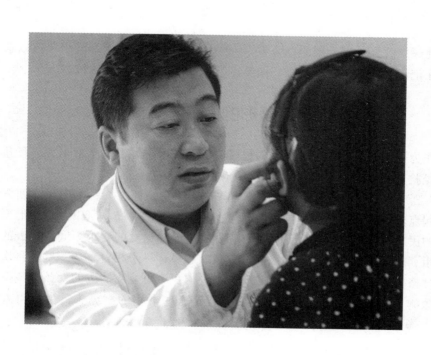

"锦上添花"的思辨者——李健宁

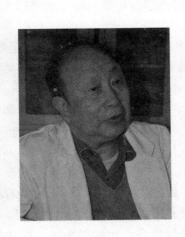

专家简介

李健宁，北京大学第三医院成形（整形美容）外科主任医师、教授、原成形外科主任。对隆鼻术中鼻背筋膜及其后间隙的应用解剖及其临床意义等进行了深入的研究，主持完成国家自然科学基金、教育部、原卫生部科学技术研究基金等多项课题。

专长：颅面畸形修复再造，耳鼻美容手术。

出诊时间：周三上午。

北医三院外科楼十层的办公室，一张小小的四方桌就是李健宁孜孜以求的乐园。在记者面前，他精神矍铄、谈笑风生，广博的学识让人钦佩。

提出：整形的"三一"准则

作为中国整形外科影响深远的权威专家，李健宁教授在鼻整形方面积累了丰富的经验。他提出了鼻整形的"三一准则"。

"三"即三个美容角度，整形美容首先要注意东西方人种的差别。西方人鼻子的起点较高，在眉头；中国人的起点在眉头中下 1/3 处。所以，鼻整形要根据人种的民族特点而定。其次，鼻整形有性别差异，男女的要求不同。男人的鼻子比较粗、挺，略有些驼鼻；女人一般都喜欢翘鼻，鼻子相对小巧一些。再次，不同的性格要突出各自的特点。就拿女人来说，一个可爱、活泼的女孩应该搭配一个较短的、翘翘的鼻子；而高挺的鼻梁，略有些下垂的小鼻头，会显得人很严肃、干练，彰显出成熟女强人的权力感。

李健宁告诉记者，整形美容最重要的是注重和谐，综合自身的因素个性化整形。一个天真活泼的中国小姑娘，非要隆出一个高高的、直直的欧美鼻子，整完之后五官不协调了。或者高挺的鼻子让她看上去非常严肃，搭配她嘻嘻哈哈的活泼性格，就显得有点怪异了。

"一"是指一个健康的心态。整形美容要个性化，除了医生的审美观引导，其实更关键还在于求美者自身的心态。李健宁告诉记者，如果没有对自己的身体素质和心理预期作一个正确的定位，盲目整形是有风险的。他记得：有一个内蒙古的女中学生小丽（化名），觉得自己的鼻子不好看，非常自卑。一番周折后来到北医三院，找到他。李健宁反复看了她的鼻子，发现她的鼻子和常人无异，没有整形的必要。就劝她不要做，小丽态度很强硬，坚持要做。在李健宁耐心地追问下，小丽道出缘由：原来小丽以前被喜欢的男同学说鼻子太难看，之后就越看自己的鼻子越不顺眼。李健宁告诉她这样的心态不适合整形，坚持不给她做手术，通过耐心地劝导，提高对美的认知，使她解除心结回到学校上学去了。

"求美者抱着一个健康的、成熟的心态来整形，手术成功率会更高。"李健宁对记者说，对手术的风险评估、整形的期望值和目的等，一定要有一个清醒的认识。例如，拿着崇拜的明星照片来做整形，有的时候是达不到的，就算做到了那样，安到脸上也不一定好看。"医生没有金刚钻，还得结合求美者的条件。"

整形美容本是"锦上添花"的事业，正如李健宁所说："如果把求美者比喻成一朵花，那么整形美容是希望这朵花儿更浓、更艳"。

转变：患者要看淡手术瘢痕

功能、形态和瘢痕是整形手术中，人们最关注的三大问题。李健宁指出，功能在每项外科手术中都注重，也是最基本的。但我们国家的求美者选择美容整形手术，一般更看重外形效果，"好看"更重要。外国人，包括韩国人，他们的整形的文化理念是功能第一，形态第二，瘢痕第三。所以，他们的鼻整形多是鼻小柱切口加上肋骨部切口，作开放式鼻整形，会取得更安全可靠的效果。但我们中国求美者，对手术中可能产生的瘢痕问题很在意。李健宁说："不做开放性切开是现在手术的追求，也是手术遇到的一个大难题。如果能像外国人对待功能、形态和瘢痕的理念，可能会收到更好的效果。"

李健宁告诉记者，现在的鼻整形也有注射和假体填充两种方式。"如果只是鼻梁略矮、鼻头稍短，但鼻形好，做注射就可达到效果。"注射属于非手术美容，完全无创，不用担心瘢痕的问题。但注射材料一般不能是永久性的，要求"好进好出"，一旦出现问题可以轻易取出来。现在也多使用可吸收材料，安全，但持续时间较短，需要常态定期使用，或重要社交前临时使用。

如果希望长期固定，则需要手术。"假体填充最常用的是硅胶，采用鼻孔内切口，切口隐蔽一般看不见瘢痕，能较大满足求美者美的要求。"李健宁介绍说，而对于过短、过矮、鼻头大而朝天的鼻子就需要从鼻外部鼻小柱切开。李健宁还说，如果使用假体过大、过紧，有可能穿透鼻子的皮肤或黏膜，造成感染外露。这时就需要做"鼻中隔软骨"或取自体的"肋软骨"填充会比较安全，而且鼻形也会更好。

期待：改进制度和观念

"整形美容外科听起来好像是新的，实际上很早之前就有。"李健宁说，几千年前，古埃及就有鼻整形的记录，中国古籍也记载了在魏晋时期第一例兔唇修复手术。但中国由于受到儒家"身体发肤，受之父母"传统思想的影响，整形外科后期发展缓慢。与国外的整形美容外科相比，国内在技术上并不输于人，但原创的技术存在有一定的差距。

"中国的整形美容名声没有打响，这也跟中国人的思想观念有关系。"李健宁对记者说，中国人讲究中庸之道，不愿意张扬。而且喜欢自然的东西，所以尽管爱美求美，但都喜欢天生丽质，不愿意别人知道自己做过整形。"所以，有谁做了整形手术，都是要求我们保密，绝对不承认自己整形。但是韩国人就不一样了，明星公然公示整形的照片，这个影响是很大的，别人一下就知道整形的效果了。"另外，从服务理念上来说，国内也比较落后。韩国的医生很注重细节，"怎样舒服一些""怎样消肿更快""敷料怎么包"等，注重很多细节，尽量让患者感到舒适。国内的医院，特别是公立医院很难做到这些，去医院就意味着"排队等候""楼上楼下到处跑"，也很难注意保护隐私。这也是口碑打不出去的原因之一。所以服务理念上应该加强，科研上应该钻进去。"整形美容要有一个更好的发展，需要一个更开放的市场，让国家、公立医院和民营医院携起手来。只有调动各方面因素，把市场搞活了才有出路。"

建议："监查"与"推动"齐抓

现在一说到整形美容，浮现在眼前就是"张三注射假玻尿酸致下巴发肿发炎""李四隆胸遭感染"等市场混乱的印象。"要规范美容市场，制定完善的市场准入规则很重要，国家严格的监管很必要。"李健宁说，但只靠一味的严打严查是行不通的，国家还需要政策引导，在查的同时有必要对行业进行一定的推动。"你不能只是踩，踩了还得扶一把。"他幽默地说。

李健宁介绍，韩国在这方面做得比较好，他们政府的推动力度很大。他还列举了韩国驻华大使馆的事例：有一次，韩国大使馆发了请帖，宴请国内一些著名整形专家，就整形行业的动态进行沟通交流。最后还问中国医院是否需要专家，他们韩国有知名专家可推荐过来。"通常大使馆不会管这些'民间'事，他们居然带头宣传自己国内的整形专家和技术，这让我非常吃惊。都说韩国整形做得好，和国家政策引导、行政与企业联手、管控与辅助结合是分不开的。"李健宁说，国家在前面推动，给行业开路子。我们这方面应该向他们学习，在规范的同时，大力推动行业发展。监查和推动两手抓，两手都不能放松。

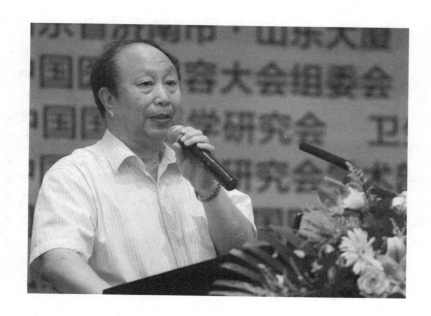

大脑功能的"重塑师"——王茂斌

专家简介

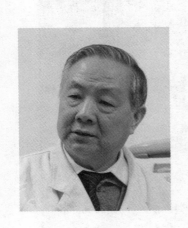

王茂斌，首都医科大学宣武医院康复科原主任，主任医师，教授。1993年调入原卫生部北京医院，主要从事心脑血管病的临床康复医疗、科研与教学；建立了北京大型综合医院中规模最大的临床康复医学科，担任原康复中心主任，康复医学硕士生导师及原卫生部老年医学研究所兼职研究员。自2002年始，负责组建首都医科大学宣武医院神经康复中心，这是国内第一个为神经内、外科重症患者提供早期临床康复的机构。

专长：康复医学（神经康复）。

出诊时间：周五上午（特需门诊）。

他成功造就了多个轰动全国的植物人复苏案例，引起广泛的社会反响。

他最早在国内开展脑卒中、脑外伤和急性心肌梗死的临床康复医疗、教学和科研工作。

他创建了国内第一个为神经内科、神经外科重症患者提供早期临床康复治疗的机构——首都医科大学宣武医院神经康复中心。

他就是首都医科大学宣武医院康复医学科原主任王茂斌教授。

经由长年科研工作的磨砺与岁月的积淀，王茂斌身上有着一股老一辈学者的独特气质。在交谈的过程中，已是73岁高龄的他，思路清晰、逻辑缜密，向我们精辟地传递了神经康复科学的内涵。

意外缘定康复医学

"机遇只垂青于有准备的人"，王茂斌的从医生涯印证了这句话。从心脏内科医生到神经康复医学的先驱，他义无反顾，在国内开辟了一条神经康复医学的康庄大道。

20世纪80年代，世界卫生组织重新调整健康的概念，提出医学不仅是治病，还应康复人体受损功能，神经康复学随之在国外悄然兴起，但国内医学界对此还浑然不觉。

1986年，还是心内科医生的王茂斌来北京参加老年医学培训班，当时授课的是一位来自澳大利亚名叫 Peter Last 的康复学医学家，他主讲了新兴的神经康复医学科，王茂斌听得很认真，对于能帮助到那些身体功能受损的"残疾"患者，重新恢复肢体功能，他感觉心里燃起了熊熊烈火。而 Peter 问是否有从事神经康复医学的同行时，全场无一人应答，医生们面面相觑，陷入一片尴尬的沉默，王茂斌顿时感觉挨了当头一棒：北京集合了全国最好的医生资源，却对一个已在国外兴起的学科闻所未闻。正在这时，一个意外发生了，坐在王茂斌边上的医生为打破课堂的尴尬局面，推着王茂斌的手举了起来。当时的王茂斌虽然从事心脏病的康复工作，但与全面的康复科学相之甚远，他只能无奈地站起来，向 Peter 作了简单介绍。

当年的一个小插曲，却使得中国神经康复医学的进展和王茂斌的医学道路紧密结合起来。半年后，王茂斌接到 Peter 的越洋来信，邀请他去澳大利亚最大的康复机构学习，并帮助申请了资助。对该领域的向往，使王茂斌义无反顾地踏上了进军神经康复学的征途。日后，回忆起此事，王茂斌爽朗地说："天上掉馅饼喽。"

抱着满腔抱负，学成归来的王茂斌面临的却并非是一条光明道路。当时国内尚未建立康复科，甚至还有很多专家理不清康复科的内涵，将康复等同于疗养、理疗、养生，对神经康复更是知之甚少。然而，王茂斌顶着上级、同事以及朋友的反对，带领团队在河北省人民医院创立起了国内最早的临床康复机构。他高举"康复医学就是临床科学，与其他临床学科意义相当"的旗帜，要为康复科正名。国内就康复医学论战了二十多年，其间王茂斌不曾放弃过坚持与钻研，他的团队在这条充满未知和艰辛的道路上，踽踽独行，不断翻越障碍，勇攀高峰，在原卫生部领导的大力支持下，在同行的共同努力下，终于耕耘出国内康复学科的"一亩三分地"。

随着康复临床的不断精进，王茂斌团队康复了众多脑卒中与脑损伤患者，取得的成绩使当初反对的人改变了态度，这让王茂斌也深受鼓舞。随着康复医学的发展，政府部门也明确了在中国发展康复医学的重要性，其迎来了发展的全新拐点。在国家经济和社会发展"十五"计划纲要中，明确了康复医学即是临床一级学科的地位。2008 年汶川大地震，原卫生部委托中国康复医学会组成"国家康复医疗队"，由王茂斌担任名义队长，深入灾区开展康复工作。由此可见，康复医学在临床中不断显示出它的优势，政府部门还提出了"防、治、康三结合"和"加长康复医学短板"的战略。

积极创新，志在功能康复

过去，医学上普遍认为大脑神经细胞与神经元无法重生，脑卒中或脑梗死患者出现功能缺失，只能回家休养或者去疗养院，没有科室能对患者的瘫痪以及其他严重功能性障碍加以治疗。"好不容易救活了患者，下半辈子却要瘫在床上，这是很痛苦的事。"说到这里，王茂斌皱起了眉头。正因为如此，神经康复医学针对疾病所致的运动、感觉、言语交流、认知、吞咽、尿便等功能障碍进行的评定和治疗，显得意义非凡，也给了王茂斌坚持的动力。

"神经疾病患者是康复科的既定患者，康复医学可以将大脑活着的细胞功能最大化，从而减少患者的残疾，让他们归属社会。简单来说，神经康复医学旨在让孩子去上学、青年人去上班、老年人能生活自理。"王茂斌说。

据王茂斌介绍，三级医院康复医学科的重点在于急性期的临床康复，因为康复医学介入越早，功能恢复的效果越好。比如脑出血的病人，抢救过来后就要即刻考虑功能问题。"卫生部要求康复科医生在患者病情稳定后 48~72 小时内，必须介入到神经内外科、骨科、心脏科等科室。"王茂斌告诉记者，有数据表明，中风患者的功能恢复主要发生在病后 6 个月内，尤其是头 3 个月内，而康复医学的早期介入，可以让 80%的中风患者恢复行走能力。经过康复科治疗，较轻的患者一般在 8~14 天后便可以回家；还有望进一步功能恢复的，继续到康复医院或二级医院对其实施稳定期和恢复期的康复治疗；若是功能无恢复的希望，应该去老年之家、护士之家、养老院等长期照顾单位。

另外，康复科的治疗手段相对多样化，以患者脑损伤为例：为恢复其功能，医生可以采取药物、训练、矫形支具等手段，利用脑的可塑性，重新组织脑的功能。"这跟地震发生后的交通阻断是一样的道理，可以通过其他路径抵达灾区，想尽办法构建连通新的道路。"

医学在不断进步，疾病也在不断演变，王茂斌在神经康复科学领域积极创新。在王茂斌看来，在既有的医学基础上，康复科的治疗手段可以打破框框条条，一切皆围绕患者的功能康复。

坚持信念，对患者不轻言放弃

王茂斌的病人，很多都是来自全国各地的疑难病患，面对这些"老大难"，王茂斌从来不轻言放弃。"**只要病人有一线康复希望，就要尽百分之百的努力，无论成功失败，都是对患者负责。**"因为这种个性，王茂斌曾让多位被同行"判死刑"的患者康复正常。

2002 年，英国伦敦北部发生火车脱轨事故，香港凤凰卫视中文台女主播刘海若在车祸中遭受严重复合损伤，经英国多方抢救仍处于严重昏迷状态，被认定已经脑死亡。1 个月后，刘海若由王茂斌科室的凌峰教授从伦敦接回北京治疗。当时她因重症脑损伤，处于昏迷状态，视觉、听觉、痛觉刺激都没有反应，生命体征也不稳定，痉挛明显，上肢屈肌和下肢的伸肌中度痉挛。

在神经外科稳定住病情的同时，王茂斌对刘海若进行了系统、严谨的康复性检查和评估后，否定了脑死亡这一诊断结果，并立即参与多学科专家会诊，讨论她的康复治疗方案。王茂斌当时认为预防性康复可以达到"事半功倍"的效果，因此在刘海若昏迷时期，利用体位摆放、有限范围内的关节活动以及其他被动型处理等"二级预防措施"来控制四肢痉挛加重，同时预防患者可能出现的吞咽、尿便等功能障碍。

当康复治疗进行到近 3 个月时，刘海若苏醒了过来，前期的康复训练起了很关键的作用。痉挛已完全消失，这为肢体功能训练奠定了基础，吞咽功能障碍的预防也为防止误吸、改善体质创造了良好的条件。随后，王茂斌及时转被动性处理计划为以主动性康复训练为中心，因为卧床近 3 个月，刘海若产生了明显的"废用状态"，但王茂斌认为其大脑功能没有根本性破坏，只要经过一段时间的科学训练便可恢复。通过运动功能主动性训练、药物、针灸、电刺激、主动性盆底肌肉训练，以及认知功能训练（特别是计算机辅助的认知功能训练），还包括社交活动等一系列系统、主动性训练了近两年时间，刘海若奇迹般地恢复到接近正常状态，后来开始了正常上班和生活。刘海若对此感激万分道："您一直不抛弃、不放弃，我才得以恢复。"

医生的医术固然重要，而医生对病人精心治疗的态度与爱心更让人敬佩。王茂斌造就的一个又一个成功病例，不只是康复医学的胜利，更是坚持的胜利。

心系康复，躬耕不辍康复事业

2002 年，王茂斌已到了退休年龄，从医的脚步却没有就此停止。当时宣武医院的神经康复科尚处于摸索阶段，科室理念与治疗方式都没有明确。王茂斌被宣武医院返聘为康复医学科的主任，本着严谨的科研态度与丰富的从医经验，呕心沥血地构建起今天规范的神经康复科，并将科室水平提升到了国内先进地位。

经由先驱们的不断努力，康复医学的概念已经规范，但仍面临着诸多问题。"首先，专业人才缺乏，由于我国缺少康复医师的正式认证，以致从事康复医学的人员鱼龙混杂。而一个合格的康复医师，应在具有大学本科学历基础上，经过'3+2'的毕业后续教育，获得统一认证才能上岗。其次，康复医学还没实现分级医疗，绝大部分责任由综合医院承担着，但综合医院的容量有限。最后，康复科的高额医疗费用也是学科发展的瓶颈，对很多患者来说，这是一笔不小的负担，费用能不能报销很关键。在医保上的报销，康复科需要国家医改的支持，费用过高可能导致患者得不到有效的治疗。"心系康复医学的王茂斌忧心道。

各种康复学科问题的出现，也促使王茂斌致力推动康复科发展。为了建立符合中国国情的康复医疗体系，他联合同行专家参考发达国家的模式，以"康复医学会建议"的名义，向北京市卫生局递交了一个"急慢分治、分级医疗"的医疗模式起草文件。该模式是以社区为基础，指定急性期和亚急性期患者接受康复服务的住院时间与治疗机构。此外，王茂斌还以主编的身份参与了《中华医学百科全书》的编纂。

令王茂斌欣慰的是，在国家、政府的大力扶持下，中国康复医疗事业迅速发展，并成为中国医药体制改革的重要内容，国家制定的"防、治、康三结合"和"补齐康复医疗的短板"两个政策也在逐步落实。

"我认为只要有利于学科发展，又能带动基层工作，解决'看病难、看病贵'的问题，就应当予以支持。无论如何，要抓住国内康复医学发展的黄金期，借助政府医改的大好形势，将中国康复医学的发展推上一个新台阶，创造出中国康复医学发展的独特模式，快速赶上国际先进水平。"说到未来的发展，王茂斌眼里充满了自信。

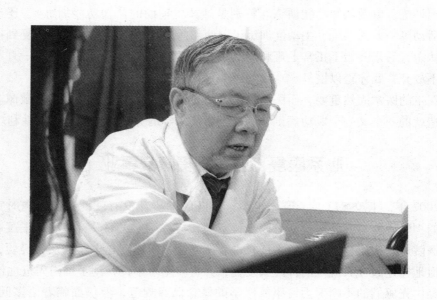

神经外科的前瞻智囊——张鸿祺

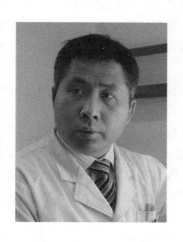

专 家 简 介

张鸿祺，首都医科大学宣武医院神经外科副主任、主任医师，首都医科大学神经外科学院二系副主任。治疗的很多病例，其效果为国际领先水平。

专长：脑血管病、脊髓血管病的手术和介入治疗。

出诊时间：周三上午（特需门诊）、周五上午（专家门诊）。

谦谦君子，温润如玉。这是记者对首都医科大学宣武医院（以下简称宣武医院）神经外科副主任张鸿祺的第一印象。

"张主任是个非常低调的人，不但医术精湛，为人处事更令人钦佩。我们私底下都称他为'一面红旗'，因为哪里需要他，他就去哪里。如汶川地震时，张主任作为抗震救灾医疗队的队长，带领团队第一时间奔赴灾区，救治了许多颅脑外伤患者。这面'红旗'是我们的指明灯。"这是同事眼中的张鸿祺。

当记者来到宣武医院门诊楼三层时，张鸿祺诊室外的楼道上早已挤满了黑压压的人群，室内也被围得水泄不通。经了解，这些都是来要求加号的患者及家属。"每次门诊都这样，我们已经习以为常了。"张鸿祺的助手告诉记者，患者信任张鸿祺，彼此之间也建立了深厚的感情和默契。

"我只信任张主任"

门诊九点多，来自西城区的李先生来到诊室。张鸿祺在仔细查看李先生带来的每一张影像资料后，深深地叹了口气说："您是属于脊髓上的神经元退化，且情况十分罕见，与遗传有很大关联，建议您去找遗传相关学科的专家看看，他们比我更专业。"张鸿祺从患者的利益出发，如实答道。听到这样的答案，李先生很慌张，"您不给看啊？我只信任您啊！"

"您先别急，我给您介绍个好医生。"张鸿祺一边安抚，一边拿出纸笔开始给患者写"介绍信"，将患者的基本情况和他这次的初步诊断及建议都写了进去。知道是张鸿祺很信任的医生，李先生才稍稍放下心来，拿着载满希望和爱心的信笺连声道谢。

这样的情形，记者在张鸿祺的门诊遇到了好几次，张鸿祺都极尽所能予以帮助。还有不少患者因"好不容易找上张主任"，带着一堆问题过来，笔记本上密密麻麻地写满了字，有的病人年纪大，吐字不清，听力也不太好，张鸿祺依然耐心倾听并逐一解答，叮嘱注意事项。

门诊期间，记者还注意到，有好几个同事拿着没有把握的疑难病例过来向张鸿祺"讨教"，于是他们在门诊室就做起了"专家会诊"，一起讨论最佳治疗方案。张鸿祺耐心地听同事介绍病例情况，随后细致分析并给出诊断建议。

据其助手介绍，这样的情况在门诊时常出现。"神经外科与一般学科不同，是多学科交叉的大科，疾病诊断十分复杂，要求医生谨慎对待。大家遇到问题及时讨论，把很多细节也考虑到位，希望能给患者一个更准确的诊断。"张鸿祺向记者解释到。

张鸿祺的门诊从上午一直到下午两点，接下来还有手术、查房，据其助手透露，他基本上每天都没有休息时间，出门诊时更甚，门诊常规号 20 个，经常加号到 40 多个，而且由于神经外科疾病的复杂性，张鸿祺在每个患者身上花的时间都很长，有的患者看诊长达 20 多分钟。

成功的手术是艺术品

提到张鸿祺，同行不禁称赞："他的手术做得很漂亮。"作为神经血管疾病方面的专家，张鸿祺在治疗脊髓血管畸形上有着丰富的临床经验。众所周知，脊髓血管畸形作为疑难病症，在治疗上难度很大，张海迪就是罹患此病，造成高位截肢。与张海迪相比，郑州的张先生则很幸运。

2012 年冬天，张先生觉得腰疼，以为是腰椎间盘突出，后经过检查才知道是脊髓血管畸形，当地医生束手无策，建议他来北京找张鸿祺治疗。据张先生透露，在接受手术之前，腰段以下感觉很"木"，双下肢几乎没有知觉，行动十分不便，只能搀扶着走路，最困扰他的是大小便失禁。2013 年 6 月，张鸿祺为他做了手术，情况才得以好转。

"你恢复得相当好，大小便得到了控制，知觉回来了，脊髓无变性现象。"经过磁共振（MRI）检查，张先生这次复查的状况很好，张鸿祺也露出欣慰的神情。他还介绍，一般脊髓血管畸形患者术后可能会出现脊髓损坏现象，因为疾病已造成部分脊髓细胞死亡。"您的脊髓没受影响，状况很好。"张先生听后，激动之情溢于言表。

张鸿祺还让张先生在诊室里走几步给他看，虽然动作的协调性还有些生硬，但整个过程十分轻松地完成了。"以前脚落在地上感觉很'虚'，现在才终于觉得'脚踏实地'了。"张先生笑着说，自己现在能走上一公里路，复查前一天还和妻子去逛了天安门，也没觉得累。

"半年就康复到这个程度，还有很大康复空间。"张鸿祺的话不断给张先生带来惊喜，张先生高兴地紧紧握住妻子的手，期待自己恢复正常。"完全恢复到正常人的状态不大可能，但能恢复正常生活状态。这需要坚持做康复治疗，一般手术后有持续两年的康复期，把握好这个时期，就能最大限度的恢复。"张鸿祺还叮嘱他太太，不要过度紧张，患者和家属都需要保持平和的心态，才是顺利康复的保证。

看到患者康复得好，张鸿祺也情绪高涨，"我一直在寻找更好的、治疗脊髓血管病的方法，这也是我的奋斗目标，通过多年的努力得到的一定成效，为患者减轻了痛苦，觉得再辛苦也值得。"张鸿祺说，他十分享受每一次手术成功的快乐，也非常喜欢反复揣摩、钻研。"在我的内心深处，每一次成功的手术就像一件艺术作品，虽然这件作品不能拍卖，不能转让，不能让后代继承，但每一次我都会从中获得无上的成就感和荣誉感。"

术后康复很关键

门诊时，张鸿祺多次跟患者强调"康复训练"。很多人不明白为什么要做康复，张鸿祺解释道："不是只要手术成功就没事了，手术并不是患者摆脱疾病，达到完全治愈的'直通车'，还需要后续的康复治疗，恢复身体功能，这非常关键。"患者因为术后行动不便、疼痛，可能会能不活动就尽量不活动，对于医生叮嘱的康复训练更是抛之脑后，对此，张鸿祺感到很忧心。

来自邯郸的陈女士，替父亲来张鸿祺这儿复查，18个月前，陈父在宣武医院接受了脊髓血管畸形的手术，术后一直在家休养，但是患者及家属对恢复的现状不是很满意。她告诉张鸿祺说："父亲术后行动仍是十分困难，下肢感觉'麻木'，坐在凳子上就像坐上了棉花堆一样。"如果可以的话，家属希望能进行简单的药物治疗。

张鸿祺仔细对比了该患者的影像资料，从影像资料发现，患者恢复的情况还不错，没有必要药物治疗，也不应该出现行动不便的情形。张鸿祺有些疑惑，随即问家属："患者有没有定期接受康复治疗？"

陈女士摇了摇头说："手术后父亲行动不便，家人不敢让他做任何事情，几乎没有运动过。"

"康复治疗和运动不是同一概念，康复是在正规康复医师引导下完成的，术后我反复叮嘱要接受康复训练，这样才能使受损的机体功能慢慢恢复。"张鸿祺严肃道，康复训练不能马虎，家属也应该尽力配合和支持，持续接受治疗，才能达到最大限度的恢复。同时，也不能一味拒绝运动，只要在患者的承受范围内就可以。张鸿祺替患者感到遗憾，如果术后一直接受康复治疗，现在恢复的情况应该是很理想的。

据张鸿祺介绍，脊髓血管畸形会造成很多脊髓神经细胞死亡，会出现行动不便。"已经死亡的神经细胞不能再'起死回生'，要让机体维持正常的功能，只能让活着的细胞'干更多的活儿'。康复的主要过程就是修复未死亡的细胞，激发有功能的细胞发挥更大的作用，达到补偿的效果。"张鸿祺再次强调，康复治疗非常重要，许多患者自以为手术之后就会达到正常的功能状态，不能坚持长期的功能训练，或者过于急躁或自暴自弃，会对恢复造成负面影响，以致造成"本来可以走的，结果常年靠轮椅生活"的憾事。

"最适合的才是最好的"

近年来，随着医学的发展，血管畸形的手术治疗取得了很好的疗效，使无数患者免于"瘫痪"，因此，很多来神经外科的患者，都希望能够通过手术，彻底解决问题。刚刚从美国回来的陈奶奶就希望做个"最好"的手术。

现年80岁的陈奶奶，之前一直住在美国，自述十年前就发现脊髓有问题，但当时不想接受手术治疗，近两年病情在持续加重，手不借外力已经抬不起来，更别说提重物；腿脚也行动不便，基本上只能走几步路，生活自理能力受到了很大的影响。陈奶奶经过多种途径才得知，宣武医院有全国最好的神经外科，神经外科的张鸿祺主任手术做得"一级棒"，所以希望张鸿祺给她做创伤最小的手术治疗。

将老人从美国带回的报告详细查看之后，张鸿祺发现缺少了必要的检查。原来陈奶奶5年前接受过心脏手术，左胸口安装有起搏器，其与磁共振等相关检查不相容。这让张鸿祺很为难：没有科学检查，无法准确判断病情进展；老人的年龄也是一大问题，风险很高。他说，微创只是个相对概念，对如此高龄的患者来说，无论创口多小的手术，都有很大风险。

"并不是每个血管疾病患者都适合手术治疗，年龄是其中一个重要的因素。"张鸿祺介绍说，病变所在的位置也是关键。"手术并不是唯一的解决办法，也不一定是最好的方法，要根据患者的实际情况，适合的方法才是最好的。"张鸿祺向陈奶奶解释说。经过一番考量，张鸿祺建议老人去神经内科接受治疗。

　　"神经外科近几年发展迅速，随着学科发展，治疗方案也很多元化，患者可以选择最适合自己的方式，以最小的代价获取最好的治疗。"张鸿祺还强调，神经外科的发展前景很光明，未来将是一片"绿灯"，将为神经疾病患者带去更多福音。

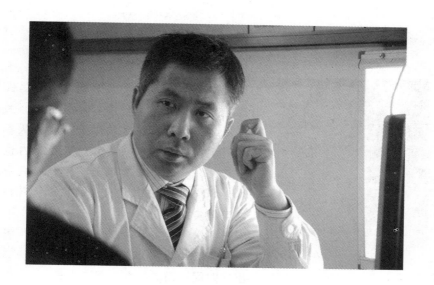

鼻内镜微创"工程师"——李云川

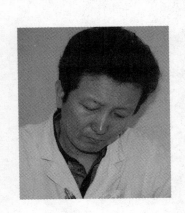

左侧竖排文字：
站在名医身边 ——跟诊记
人民好医生

专家简介

李云川，首都医科大学附属北京同仁医院耳鼻咽喉头颈外科中心鼻科主任，主任医师，副教授，医学博士。主要从事鼻科学的临床和科研工作。完成鼻内镜下鼻炎，鼻窦炎及鼻眼相关，鼻颅底手术近8000例，积累了大量的临床资料和丰富的实践经验。

专长：鼻科疾病、鼻内镜下鼻炎、鼻窦炎及鼻眼相关、鼻颅底手术。

出诊时间：周二下午、周三全天。

周一上午十点左右，记者来到首都医科大学附属北京同仁医院耳鼻喉科，跟随李云川出门诊，在诊室，恰逢患者江先生来复诊。

35岁的江先生，常感头痛、恶心，还经常夜间流鼻涕，流出液为透明水样，无黏性，"鼻水特别多，晚上睡觉侧躺着，鼻子就像自来水管一样一直流。"江先生告诉记者，他之前到其他的医院做过检查，诊断为脑膜炎。但每次脑膜炎治疗不久，即再次复发，三次住院，花费近十万元。病根却未找到，整日提心吊胆。

偶然的机会，江先生经人介绍找到了李云川主任。经他初步诊断为鼻漏，询问病史时得知：江先生头部曾被东西砸过，虽无外伤，却受到冲击。最后确诊为脑脊液鼻漏，即由鼻漏引起脑膜炎。李云川随即安排了鼻内镜微创手术，堵住鼻漏。据了解，经过此次复查，江先生已基本痊愈，没有再出现鼻水不断的情况。

"钥匙孔"里的精湛技艺

"鼻内镜脑脊液鼻漏修补摒弃过去从其他部位取黏膜的方式，而运用'鼻中隔带蒂黏膜瓣'修补脑脊液鼻漏，辅助硅胶片覆盖，促进黏膜更加快速的生长。能快速修补颅底缺损，而且不会破坏颅内组织。"李云川给记者做起了科普，江先生的鼻漏堵上后，脑膜炎也没有再复发过。

李云川说，鼻内镜微创技术也称"钥匙孔"手术，应用鼻内镜及其特殊手术器械，经鼻腔进路施行鼻腔、鼻窦、鼻眶、颅底等区域手术，是鼻科的革命性变革。

"其良好的光学照明和电视监视，可获得清晰的全方位术野，相当于医生的'第三只眼'。"李云川说，微创手术创伤小，时间短，操作精确，术后恢复快。对某些颅底和眶区疾病，可以免除开颅或颜面部切口。

内镜对鼻腔深部结构反映清晰，以此进行手术可尽可能地保留鼻腔及鼻旁窦的正常黏膜和结构，形成良好的通气和引流，促使鼻腔、鼻窦黏膜的形态和生理功能恢复。"这是治疗鼻科疾病最理想的技术。"李云川高兴地说，在他看来，只有为患者的最大利益考虑，才是最好的"医术"。

门诊一直持续到下午一点半，期间李云川没有离开诊室半步，不断在病人和机器之间"切换"，而下午两点他还有学术会议，对于吃不上午饭，李云川笑着说："已经习惯了。"这个"习惯"，包含着他对患者无尽的奉献，只要患者有需要，他就站到最后一班岗。

治疗整形两全其美

随着人们生活水平的提高，对美的追求也更为重视。到医院不只是看病，很多人也在求美。因此，鼻整形越来越受到追捧。

几年前，李云川到国外进修，有同行问：中国现在有没有专业的鼻整形医生。李云川回答说："几乎没有能称得上'专业'的鼻整形医生。"

"专业的鼻科医生做鼻整形最为科学。"李云川指出，现在所有的手术都细分化、专科化，鼻科医生对鼻部结构和功能都非常了解。鼻科医生做鼻整形能够两头兼顾，不会破坏鼻的功能，如通气、嗅觉等。"一般医生做鼻整形只是注重外形，不专业的还可能造成鼻腔黏膜破坏，让求美者得不偿失。而鼻科医生整形是从内而外开始，不但不会影响鼻子的功能，还能一并检查并清除其他鼻科疾病"。

为了使鼻整形更加专业化，从 2009 年开始，李云川每年都举办一次全国鼻内镜鼻整形学习班，培养专业团队。以此，实现使鼻科疾病治疗与矫形得以两全其美。

规范治疗劳心劳力

"鼻科有手术分级，对于一部分高难度的手术如鼻颅底手术，对医院的硬件设施、手术规范、医生资质等都要求很高。"李云川说，有的医院根本没有条件开展这类高难度手术，如果贸然开展，很容易造成很多并发症。

对于手术的规范性，李云川建议，政府部门应严格医院准入制度，明确规定哪类医院可以开展哪个层次的鼻科手术。并且，医生的资质也非常重要，难度比较高的手术，只有主任医师级别的医生，才能实行。操作医师必须通过研修、熟悉手术器具、手术后台工作等，一步步历练，最后才能上手术台。

目前同仁医院和一些协会合作，开展鼻科的学习班，李云川每年也开设两期鼻内镜研修班，全国的鼻科医生都可以参加学习。研修班邀请顶级鼻科专家亲自演示手术细节，讲授最新的鼻科技术。通过此种方式，李云川希望提高医生的资质，培养更多的专业人才。随着人才梯队的建设，让国内的鼻科事业更加规范化、精细化。

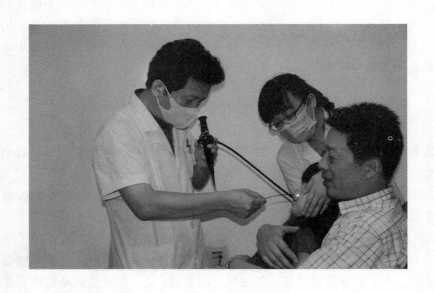

11. 首都医科大学附属北京安定医院

老年精神患者的知心人——马 辛

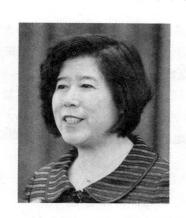

专家简介

马辛，首都医科大学附属北京安定医院院长、主任医师、教授、博士研究生导师。兼北京市精神卫生保健所所长、首都医科大学精神病学系主任。

专长：常见精神疾病，特别是老年精神疾病的诊断及治疗。

出诊时间：周四上午。

坐落在北京市西城区安康胡同里的首都医科大学附属北京安定医院，创建于1914年，这是一所集医、教、研、防和对外交流于一体的三级甲等精神专科医院，更是全国精神专科医院的佼佼者。而院长马辛见证了医院从艰苦到优越的发展轨迹，医院也见证了马辛奉献于此的青春岁月。

从1983年进入北京安定医院，马辛一直从事老年精神病专业工作，她以一颗医者的热忱之心和慢慢积累起的丰富的专业知识，接诊了无数来自全国各地的老年患者，让他们重拾生活的勇气和希望。

"患者的康复，让我看到了工作的价值，付出再多辛劳，心里都很满足。"这是马辛经常说的一句话，并以甘于奉献的无私精神影响着医院的每一位员工。

为患者始终如一作知音

作为院长，马辛虽然忙碌于行政管理、科研和教学等工作，但仍坚持每周出门诊。如果被重要会议耽误，她会提前通知患者，利用晚上休息时间，回到医院为患者看病。

在门诊，马辛始终面带微笑，亲切地和患者打招呼，能准确叫出他们的姓名，这种亲和力拉近了她与老年人的心理距离；而认真、耐心聆听，则能有效地了解病情。

"老李，最近怎么样啊?"马辛笑着问道。

"挺好的，现在睡眠好多了。马院长，您真行! 我以为自己没得救了，能被您治好，真的非常感谢您!"患者脸上乐开了花。

这是一位60多岁，曾经患有重度抑郁症的老阿姨，先前在马辛晚上加班时给看的病，现在情况已好转，一见到马辛就特别激动。这次过来复诊是因为总觉得自己疲乏、犯困、没劲儿。

"浑身没劲儿，就需要加强身体锻炼，您要强迫自己多出去走走，晒晒太阳能增加体内的氧合作用，促进药物的吸收、代谢。这样我们还可以把药量减一些，您看多好啊。"马辛笑着嘱咐老阿姨，并根据她的病况，适当地调整了药物。

马辛负责任的态度和亲昵语气，让老阿姨回忆起上次就医时的场景，不禁紧紧握住她的手激动地说:"您不顾那么晚，天又冷还吃不上饭，带着两个小大夫一起给我们看病，真的很感动。"阿姨言辞恳切地说着感谢的话，并表示要联合病友们给马辛送一面锦旗。

这一幕，在马辛的门诊屡见不鲜。而她总是宽慰患者:"这是你们的功劳，因为你们配合吃药，病情才好得这么快。您好了，比送什么都重要。"

从医30多载，无数老年精神病患者的康复都离不开马辛的一路搀扶，医患之间已结成亲情，信任的桥梁根深蒂固。

一位来自黑龙江的李女士，一见到马辛就激动地说:"11年前是您给我治好的，现在又过来找您了。我只信任您!"原来，李女士曾患有重度抑郁症，经马辛治疗得以康复。2013年7月，因患有颈椎痛，吃了抑郁症患者禁忌的药物，抑郁症又复发了。在当地医院治疗了一段时间，病情不见起色，李女士也始终觉得不安心。所以，这次又专门过来挂马辛的号。

不仅这位患者对马辛情有独钟，在国内某知名的医生信息平台上，马辛的主页有无数病友及家属的留言，称赞马辛的医术医风。然而多么华丽的辞藻，也不及这位忠实"粉丝"一句简单的"只信任您"。精神病患者往往面临着社会的拒绝，家人的灰心和冷漠，而这里给了他们安全的港湾。听到患者说"马院长出诊次数再多一点就好了"，似是抱怨的语句，却是对马辛最赤诚的认可和期待。

家属要有爱在心说出来

随着生活节奏加快和老龄社会的逼近，很多老人晚年都面临着空巢、退休、老年病、丧偶等问题，这往往会使他们感到孤独、没有价值，容易产生抑郁、焦虑等情绪。因此，工作中马辛很注重人文关怀，去抚慰、倾听，给以温暖和关爱。但她认为，若缺失亲人的贴心照顾，单靠医生的治疗可能效果不会很明显。

有一位 80 多岁的老大爷拄着拐杖慢慢地踱进诊室，"大爷，您好，您是一个人来看病吗？"看到这场景，马辛关切地问道。老大爷随后述说，他患抑郁症很长时间了，在其他医院治疗多次均不见好转，经人推荐来此就诊。因老伴已患病住院，子女不在身边，没有其他家人照顾，只能自己坐公交前来问诊。

老大爷的话让诊室里的人倍感心酸，老人行动不便，这是花了多长时间才从车站走到医院的。此时，马辛的表情也难得严肃起来，在了解到他视力不好，没人指导吃药，先前吃药总是糊里糊涂地把所有药合着一起吃时，她更是低头深叹了口气。

"有些老人患上精神疾病很可怜，深受疾病的折磨，又得不到家人的理解和同情，子女将他们视作包袱，把老人送到医院就不再过问了。"马辛告诉记者，精神疾病有其特殊性，家属在治疗环节上是不可或缺的。在接受治疗时，需要家人的关怀和慰藉。

"如果亲人都不接纳，可能会造成患者长期远离社会，给治疗造成很大阻碍。因此，做好病人家属的工作，也是我们必须做的。"马辛说，医生不但要肩负起治疗的重任，更要扮演"家属"，做好沟通、引导以及家属的思想工作。

老年精神病患者忘性大，如果家属监督缺失，持续有效的治疗就得不到保障，正如这位大爷的情况，因为家人管不到，自己胡乱吃药，导致病情一直反复。为此，马辛出门诊时都会一遍遍教患者服药，她还会开出药物清单，对每种药作了详细说明，嘱咐患者注意观察每天的服药效果，以便进一步调整。

诚然，生病离不开医生的正确治疗，但对那些行为能力已有偏差的老年精神病患者，多一点时间的陪伴，说上几句鼓励体贴的话，给他们以安全感，家人的支持和监督这时就显得尤为重要。

精神药物增减量要谨慎

老年精神病患者都表现为情绪问题，很多人不把它当成一种病，认为只是心理问题。因此，临床上马辛常碰到一些让她"头疼"的患者，刚遇到不适应就急于换药，或者症状稍微好一点就擅自减药，甚至停药。

"您以前给我开的药特别好，治好了我的抑郁症。但不知道什么原因，最近又复发了，当地医生给开的药，吃了特别犯懒，浑身没劲儿，时好时不好，我就吃得断断续续的。"来自河北的王奶奶，今年已经 66 岁，满脸愁容地告诉马辛。由于过往的经历，她对马辛非常信任。

"赶紧给我换副新药吧，这药我不吃了"。王奶奶握着当地医院开的药品央求道。

"这药和我之前开的相同，不见效的原因可能与药物搭配有关，加之该病易反复，用药需要维持一段时间，老年人比年轻人要稍微费点时间。这个药您先继续吃着，毕竟这么长时间已经习惯了，突然都换掉，身体也会产生不适，反而可能加重病情。过一段时间，我再慢慢给您换其他药搭配，好吗？"马辛拍着患者的手，细声地告诉她。

"那产生依赖怎么办？""形成依赖也没事，我们医院有这本事，能把依赖性消除掉。"马辛自信轻松地回答。

有患者担心有药瘾，对吃药总有些抗拒，但也有患者却极为依赖药物。快70岁的王大爷就把药当定心丸，他患抑郁症多年，在马辛的持续治疗下明显好转，看上去精神矍铄，走进诊室时虎虎生风，病友都赞他精气神好。此次复诊，马辛建议把药量减下来，慢慢地就可以停药了，王大爷却不同意。

"药减了好不起来怎么办？我肯定会出问题的，不能减。"提及减药，王大爷有些慌张。

"您现在好了，不能对药有心理依赖，无论多难受都要坚持减下来。我们减药量也非常谨慎，不会大起大落的，先减 1/4 不会对您有特别大影响，有也是心理作用。"马辛耐心地给大爷分析，希望破除他对药物的心理依赖。

马辛对每位患者都是如此推心置腹，谨慎控制药量的增减，她说这些都有严格的标准，并非按患者主观感觉好坏定夺。因此，温和的马辛，遇到类似情况时，却会"不近人情"地告诉患者："除了控制睡眠的药，其他药的增减都得听我的。"

"三好铁娘子"打造的特种部队

跟随马辛出诊，记者看到医患之间只有手拉手的帮扶和温情。马辛给自己的定位是首先做一名好医生，因为她知道，从走进安定医院开始，就肩负着这份责任和爱。"马院长想的第一个问题永远是病人需要怎样的个体化治疗、如何让病人得到最大化利益的医疗服务。她花了很大的工夫去权衡医生与病人的利益，如果两方利益有冲突时，首先考虑的是患者，社会的利益。她是一位好医生、好领导、好榜样。"心理危机干预与压力管理中心主任西英俊如是评价。

在安定医院，医生们出门诊时不敢喝水，因为没时间去上厕所；中午只有半小时吃饭时间，一般也吃不上；很多医生都待到很晚才下班；医院设有夜间门诊，是全市唯一一家有急诊的精神病专科医院。"大家都自觉这么做，因为院长是这么做的，我们必须这么做。"谈起马辛，西英俊被她那份争先付出的精神所折服。

但这位柔情的女性却又有铁血的一面。她以超凡的魄力，建立了一支强势的团队，为"治好病、发展精神卫生事业"添了一把旺火。在带领全院职工励精图治，创新发展的旅程中，她担得起"好院长"的名号。

2008年初，马辛凭借高瞻远瞩和专业的敏锐，带领安定医院专家团队经过严格的技术筛选与人员素质培训，组建了一支"召之即来、来之能战、战之能胜"的"心理特种部队"。两个月后，这支队伍的"战斗力"就在胶济铁路列车相撞事故中表现卓越，随后几年又相继出色地完成了汶川大地震、新疆喀什暴力事件、"8·17"密云坠机事件、北京同仁医院医生被刺事件、"7·21"特大暴雨等多次突发事件的心理危机干预任务，深受肯定和好评。作为"部队"的灵魂，"巾帼战士"马辛凭着她的铁手腕和超凡魄力，让许多人深深钦佩。

这样的马辛无疑是同事眼中的"好榜样"，不管是打造精兵团队的开拓精神，管理医院的智慧，还是对患者始终如一的人文关怀，马辛都是同事眼中最可亲可敬的前辈，是诲人不倦、知行合一的人生导师。

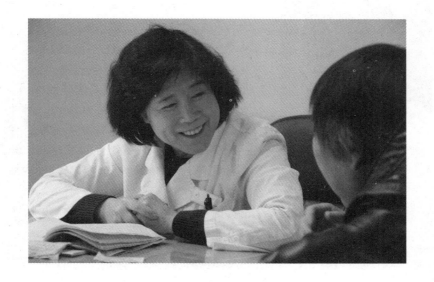

甘为患儿"坐穿诊室"——郑 毅

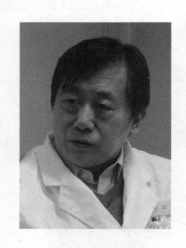

专家简介

郑毅，首都医科大学附属北京安定医院副院长、北京心理救援队队长、儿童精神科学科带头人，主任医师、教授、博士研究生导师。

从事精神病与精神卫生工作，特别是儿童精神病临床、科研和教学工作近30年，曾担任过WHO精神卫生临时顾问。

专长：儿童精神疾病的诊疗防治、独生子女健全人格的培养、脑潜能开发、学习困难、儿童青少年行为相关障碍、儿童精神障碍遗传及行为基因学有特殊研究。

出诊时间：周二（疑难会诊）、周四上午（特需门诊）。

　　说到儿童精神病患者，大众虽知之甚少，却"不难想象"他们是胡乱打人、咬人的"疯孩子"，抑或痴呆孩童。多数人对他们是畏惧而疏离的，或许还怀着事不关己的好奇心。但对儿童精神科医生而言，这些孩子的健康却占据了他们的全部工作时间。

　　当记者也穿上白大褂，跟随首都医科大学附属北京安定医院副院长、儿童精神科学科带头人郑毅出门诊时，心情是复杂的：新奇、不安、心疼，兼而有之。刚进诊室，一个8岁左右的男孩走了进来，一进门就在屋里蹿来蹿去，一会儿去捣鼓电灯开关，一会儿试图去拿郑毅桌上的病案资料，到处搞破坏；时而自言自语地说着什么，时而自己笑了起来。好不容易按着他坐了下来，他忽然双手一拍大腿站起来，大吼了一声。场面有点诡异，记者当时有种"果然如此"的感觉。

然而当郑毅一开口，情况却急转直下。

不舒服就找郑爷爷

男孩是一名抽动症患者，伴随强迫刻板行为，在妈妈和姥姥的陪伴下，今天来复诊。

"最近表现好不好啊？"郑毅稍微弯下腰，躬身凑上前，微笑着，拉着男孩的手问。

"不好。"男孩吐字有点不清，语速较慢，说话较为费力，但还是乖乖答道。

"怎么不好了？"郑毅捏捏他的手问。

"……"男孩喉咙里发出呼呼声，却没法表达。

"过年有遇到高兴的事吗？"

"没有。"男孩依然没有"消停"，但在尽力把注意力集中在郑毅的问题上。

男孩表达不完整，思维又很跳跃，忽然问郑毅："你多大了？"看得出来他很喜欢郑毅，郑毅自始至终温和地笑着和他互动。

儿童精神科诊疗特殊，孩子表达能力有限，而家长无法准确说出孩子的感受，郑毅只能通过"察言观色"，从细微的行为和表情变化来了解孩子的心理世界。"医生要站在孩子们的角度，走进他们的内心世界，掌握最直接的信息。"郑毅告诉记者，"有时患儿过来，只是为了和我说句话。"

"他不舒服的时候，眼睛会向上看，说他'看到郑爷爷'了，会拉着要来找您，还自己上网查您的资料。"男孩的姥姥说，男孩平时爱搞破坏，只有打着"郑爷爷"的牌子，他才会乖巧一会儿，他知道"郑爷爷"有魔力，看完就能舒服点。

疾病的特殊性及郑毅对孩子的重视，使他看诊时间较长，而很多孩子还等着"要和郑爷爷说话"。为此，郑毅首先在医院科室中实行层级医疗，提高诊疗效率。

"层级诊治模式，有一套整体的团队化诊疗思路、规范的诊疗程序。"郑毅说，主治医师、副主任医师、主任医师层级看病转诊，简单病种，普通医生能看好的就在普通医生那里看，病人可实现分流，解决了看病难的问题，年轻医生也得到锻炼机会，壮大了人才梯队；最后看不了的疑难病人转到郑毅这里时，而患儿该做的各项检查和诊断已经很清晰，郑毅不必在一些基本问题上打转，能把时间用在刀刃上。

郑毅很快给男孩看完病，男孩舍不得走，被姥姥拉着跟"郑爷爷"说了再见。但出去没多久，男孩又独自返回诊室，来到郑毅面前对着他笑，并拍手说着什么，好不容易才被姥姥"拖"出去。在男孩眼里，他单纯地喜欢郑爷爷温和的话语，他也许不知道"郑爷爷"为给他和他的病友们看好病，翻阅了多少专业书，多少次研究病案熬红了双眼，不知道"郑爷爷"的笑容背后，还藏着淌在心间的心疼泪水。但他知道，不舒服要找"郑爷爷"。

和家长一起治"病"改"毛病"

儿童精神疾病的致病因素复杂，其中，包括家庭、教育、社会风气等在内的社会因素影响很大，单纯靠医生或药物治疗远远不够，家长的配合是至关重要的。而现实中，家长常常陷入误区。

门诊当天就遇到了一对"问题父母"。李女士和丈夫带着 14 岁的儿子小明来复诊，小明患有"精神分裂症"，很少出门，在外面总觉得有人盯着他看、在背后议论他，很健忘，烦躁时有想打人、杀人的冲动。

"他行为不正常，老做坏事，根本不听话。"李女士很激动，进门就开始倒豆子似的说着，"他就是个混牛""他就像个弱智，这孩子完了"……这类句子重复了很多次，似乎对孩子完全不抱希望。好不容易数落完孩子，李女士又怀疑药用得不对，说她在网上查到一个"不错的医生"，给孩子吃了其所建议的药。郑毅一直耐心地听着，任她发泄，等她稍微平静下来，建议让孩子住院治疗，"他肯定住不了院，和那些病人一起住，他控制不住的。"李女士说道，"先别下结论，孩子的病不是药物就能百分百解决的，还需要环境配合，在住院监控下接受治疗是目前最适合的。"郑毅结合孩子的病情，劝说着。

"造成孩子疾病反复不好的原因，有 50%~70% 与父母有关。"郑毅说，有家长常走极端：一是抓着孩子的问题不放，觉得一切都是病，盯着死治，或者把病当成孩子的毛病，极度苛责；二是觉得孩子有病，不忍心责备，过分溺爱或者过度保护，始终给孩子营造特殊环境，可能病没治好，反而养出了一身坏毛病。"该接受治疗的不仅仅是孩子。"郑毅感叹道。

因此，郑毅毫不松懈对家长的科普，一方面让家长平和心态："普通的孩子都离不开家长的引导，需要守规矩，精神障碍的孩子更需要"；另一方面让家长注意识别孩子的"病"和"毛病"："如果有选择性地发脾气，大部分都是惯出来的'毛病'，而真正发'病'是很难有自控能力的"。"家长在配合医生共同为孩子治病改毛病时，也要注意治自己的心病。"郑毅说。

除了门诊科普，科室还建立了专门的医学组，负责和家长沟通联系，对很多病人进行长期跟踪治疗；郑毅还编写了很多成套的科普书，从小学到中学、大学各阶段都包含在内，以提高全民对精神疾病的认识。

站在名医身边 —— 跟诊记 人民好医生

精神疾病从儿童抓起

中国受到情绪障碍和行为问题困扰的儿童少年有几千万，而到医院接受治疗的患儿不到20%，有80%的没有得到合理的诊疗。郑毅说，精神疾病在儿童时期没受到重视，其危害可能是终身的，会造成很大的社会负担，但这个理念大众却没认识到。

"心理健康、精神病预防应该从儿童抓起。"郑毅特别强调。

为推动理念的转变，提高我国儿童精神病诊疗规范，郑毅费尽心思。作为世界儿童青少年精神医学及相关学科协会执委，他第一个与国际沟通，把国际最新的理念引入国内；最早将世界卫生组织的儿童青少年精神健康指南翻译过来，在国内出版；在国内儿童精神学科附属于医学会精神科分会的学组（国外许多国家都有单独的儿童精神疾病学会和杂志）、不能支持独立开会的情况下，郑毅通过努力争取，他作为大会主席，于2010年把世界最高级的儿童精神专科会议——世界儿童青少年精神医学大会引入国内召开，这在发展中国家属首例，时任原卫生部部长陈竺，全国人大常委会原副委员长、中国关心下一代工作委员会主任顾秀莲，全国政协常委张文康以及国内外近2000名儿童精神病学专家齐聚一堂，对国内儿童精神病学科发展起了很大的促进作用。

然而中国至今没有摸清儿童精神疾病的家底，究竟有多少患儿，到底有哪些病种，致病因素又是什么等，都还是一笔糊涂账。郑毅再次勇挑大梁，在国家"十二五"科技支撑项目的支持下，正式开展了中国首次全国儿童精神病流行病调查。"有人说儿童精神病严重，也有人说没事，到底怎样，我们通过调查，拿科学数据说话。"郑毅说，摸清家底，能够促进健康理念的更改，让大众知道"心理健康从儿童抓起"的意义，便于做好防御工作。据郑毅介绍，此次要调动全国儿童青少年精神科医生的力量，在全国范围内抽样做调查。调查儿童精神障碍的患病率，为国策、政策的制定提供强有力的科学依据。

得到国家政策和科研立项的重视，虽然郑毅"看到曙光了"，但表示力度和投入远远不够。他希望政府加大投入，改变儿童精神患儿的诊疗状况，首先，改变儿童精神科医生的结构和现状：中国有两万多名精神科医生，儿童精神科医生只有300~500人，比例不到1/20，而美国精神科医生整体数量与我国相当，儿童精神医生占1/4，有7000~8000人。显然国内病人多，需求和投入极不相当。其次，为让精神病患儿得到正规的、持续的治疗，免费为他们做点事，如免费给儿童精神病重性病人发药。最后，呼吁社会接纳儿童精神科的病人，国家可以相应建立个别的特殊学校，以专科医院的科学办法，帮助训练这些孩子。医院建立附属特殊学校，患儿一边看病一边上学，"其模式可借鉴"。

患儿"跟着他长大出息"

周四郑毅出特需门诊，本以为患儿较少，却没想到一上午还是看了将近 30 个号。早上不到八点，到中午十二点开会前，郑毅没有挪动一步，一直坐在椅子上看诊，不断跟患儿和家长交流，从患儿进门那一刻，就一直留心着他们的一举一动，一个扁嘴巴、眨眼睛的小动作都不漏掉，从进诊室开始，郑毅的大脑始终处在高速运转状态。

郑毅学医时，本有机会去比较挣钱的外科，但他却选择了最累、最清贫的儿童精神科。

喜欢新奇和创新的郑毅，觉得精神科很神秘，而儿童精神科薄弱，同时儿童承载着"希望"，这个科室更需要投入。在这个领域 30 多年，郑毅始终保持着年轻时的活力和心态，他认为"越看越值得，越觉得有成绩"。

"治好了病人，觉得很有价值。"郑毅谈起一个至今印象深刻的病例，15 岁"重性精神病"的男孩"治不好"，家长只能把他锁在家里。后来打听到郑毅，家长排了一夜的队挂上号，孩子因"疯狂"没敢带来。恰巧郑毅有机会去苏州，去看了孩子，"孩子被大铁门锁在房间里，吃饭就从下面开的小窗口递进去，看了特别心酸。"郑毅说，孩子其实并不是重性精神病人，只是抽动症伴强迫行为，因在学校受到虐待和歧视，有暴力行为。而治疗走偏了，强制住院，大量精神药物，致使孩子逆反，偶尔打人，郑毅也曾受到他肢体上的攻击。经过系统地治疗和耐心的心理和家庭治疗，现在这男孩"交了女朋友，考了雅思，准备出国工作"。但如果当时任其发展下去，孩子只能是长期锁在家里了。

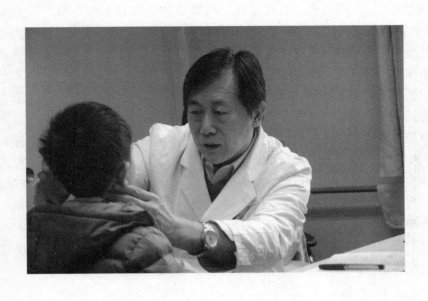

郑毅与患儿的故事太多，许多孩子是"跟着他长大的"，他看着"孩子们"升学、出国、结婚、生子，他说最大的感动是每年的 9 月份开学，很多患儿和家长都会特意来向他汇报成绩，或者孩子考上什么学校了，他的病人当中，上清华、北大，出国读研究生的不在少数。谈到这些孩子，郑毅眼睛里都透着笑容，看到"自己的孩子们"出息了，他才能放下心来。

　　正午的阳光照在郑毅的诊室，洒在窗台的绿植上，透着温暖和生机，折射出坚韧和希望的光芒，郑毅和今天就诊的最后一位患儿说了再见，站起来扭了扭腰，结束了一上午的门诊。

精神患者的心灵舵手——王传跃

专家简介

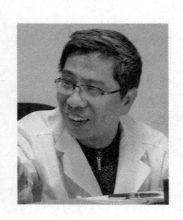

王传跃，首都医科大学附属北京安定医院精神科主任。博士、主任医师、教授、博士生导师，从事精神科临床、教学和科研工作已30年。主要开展精神疾病的药物治疗和生物学诊断研究。

专长：各类精神病性障碍、抑郁症、难治性神经症以及睡眠障碍的药物治疗。

出诊时间：周二下午（专家门诊）、周五上午（特需门诊）。

傍晚，天色渐入昏暗，首都医科大学附属北京安定医院精神科主任王传跃的桌面仍摞着一叠厚厚的病历本，这意味着从中午十二点半已出诊的他，又将迎来一个高强度加班的夜晚。当门口候诊的人群逐渐散去，诊室亮起白炽灯时，他仍不急不躁、笑容和蔼地与满脑子"奇思妙想"的患者沟通，化解他们心中的阴霾。

精神病患者向来是社会排斥的对象，我们常常因为恐惧与偏见而不愿与之接近。王传跃却在30年的从医生涯里，把康复精神病患者当作自己的全部，去聆听他们的心声，并给予关怀与温暖，这在常人眼中是匪夷所思的。他却认为，医者最大的奖赏就是患者得到较好的康复，这于他也是一种幸福。

"至少还有我"

走进王传跃的诊室，门口坐满了候诊的患者，他们大多沉默着，室内的王传跃正温和地与患者交流。

眼前这位23岁的帅气男孩，穿戴讲究，面容清爽，本应讨不少女孩子欢心的他，这会儿却低着头，眉头紧锁地向王传跃倾诉："我就老犯困，吃不香，记性也不好了，所以在办公室也只能待着，想辞职算了。"说完深深地叹了口气，他妈妈也感到无比忧心。

"他是患了慢性抑郁症，持续的时间比较长，也没有得到有效的治疗，被耽误了。我帮他换个药效强一点的药，看实际情况慢慢来调整。"王传跃轻声告诉家长，又拍拍男孩的肩膀："不要辞职，能上班就坚持上班，熬一熬，融入社会对你的病情恢复有帮助，慢慢来，不用着急。"

最后，王传跃又耐心地为男孩解释："这种药很温和，吃了不会有大的副作用，放心吧，回去先把睡眠调好，睡眠是最好的药，有特殊情况可以来我这儿加号。"

抑郁症也属于精神病的范畴，而外界往往把精神病患者误解成无药可治的，其实他们的病情可以通过药物来治疗与控制，只是因为病症较为特殊，需要长期的治疗。而王传跃总以耐心与支持"陪伴"他们走过这个人生的坎，并鼓励他们融入社会，还愿意充当情绪"发泄站"。

一位身穿紫衣、面色润泽的女孩走进诊室，王传跃一看到她，就面露笑容慈祥地说："我听说了，恭喜你。"

原来这位女孩患了将近十年的抑郁症，工作、生活都深受影响，后来经过王传跃治疗，病情大有好转，去年还得以停药，并怀了身孕，这该是多少患者梦寐以求的结果，连记者也不禁心生喜悦，为她祝福。王传跃在交谈中多次由衷地说"真好，我挺为你骄傲"。

然而，说到近日的家庭生活，脸带微笑的女孩却突然情绪一变，哭了起来，因为觉得家里人不疼爱她，"我最近经常向老公发脾气，把他当作发泄对象，虽然这样我就没事了，但我觉得他挺可怜的，所以我不知道应该怎么办。"女孩边说边抽泣。"至少还有我可以让你发泄。"王传跃像慈父般，温和地安慰女孩，女孩听了大为感动，诊室里流淌着一股温暖之情。

精神科诊疗需要医生与患者作长时间的交流，王传跃当天接诊了40多位患者，始终以笑容、耐心相对，八个小时里，不曾离开座位一步，正是这种职业精神，让患者都很"依赖"他，甚至有的患者说"没有王大夫，我就没救了"。

"情况会越来越好的"

精神病患者发病时，情感、意志、动作行为等均会出现持久、明显的异常，当他们意识正常时，往往会因此自责、灰心或沮丧，而王传跃善于及时开导他们，并给予康复的希望。

患者小王今年25岁，患抑郁症多年，正值青春年华的小伙子，却感觉生活暗淡、了无生趣，今天过来复诊。

"最近怎么样？"王传跃关心地问道。

"抗病能力加强了，情绪不再受气候影响，不爱发脾气了，感觉学习也比以前轻松了。"小王缓慢地回答。

"现在打算出去工作吗？""不，我想继续学习，考上研究生。""还是因为学校的环境比较单纯？""嗯！""你依然有点逃离社会。"

小王继续诉说自己的近况，他其实也想自力更生，但进入社会要面对那么多复杂的人与事，让他很排斥。深受内心的矛盾煎熬，小王觉得自己是家人的包袱，拖累了他们。

"这不能怪你，会越来越好的，你现在进步了很多。"王传跃像长辈一样开解小王，平息他心里的"拉锯战"，疏通情绪障碍予以康复指导。

在王传跃身上，记者深刻体会到："说话是一门艺术"，对于那些被疾病无情地剥夺了快乐成长权利的患者，他的话就是一剂良药，不但极具感染力，而且睿智幽默，能引起患者共鸣。患了精神分裂的小翼（化名）便是其中一位。

小翼走进诊室的时候，表情有些许呆滞，走路像老年人般迟缓，难以相信她仅是一名高中生。王传跃笑着向小翼招手道："今天开心吗？""开心，见到你就开心。"她呆滞的脸上展开了笑颜。

小翼原本有幻听的症状，经过王传跃的治疗，幻听的症状已经消失。但在学业关键期的她，仍没有精力完成作业，这给她带来了很大的压力，并深感痛苦和不安。

"也许老天爷用这种方式让你休息一下，有时间调整自己。不着急的，会好起来的。"王传跃的话幽默却不失妥当，包含他的智慧和医者仁心，带给了患者柳暗花明之感。

有时推动人前进的就是一句鼓励，王传跃从不吝惜他的言语，站在患者身后，支撑他们重回正常人生活。而当有患者焦虑病情"闯不过去"时，王传跃会充满自信地告诉他们"闯不过去还是会有解决方案的"。

"你这是害了他"

王传跃一贯以亲切、温和示人，但当有家长担心药物副作用，坚持要减少孩子的服药量，或是担心孩子被人笑话而打算长期将其留在家中时，他就会"变脸"。

一位家长代孩子前来问诊，王传跃微笑着问起近况，她略为低落地说："状态还行，只是几天不吃药就会不太好。""为什么不吃药？"王传跃对这点很敏感。

"他出差，带药怕被查。""没有的事，这点药带出国吃都没问题，他这是有意躲避吃药。"

经过沟通，原来患者不吃药也因为有妈妈的纵容，王传跃随之向家长分析，精神类疾病需要长期的药物治疗，即使状态恢复了，也只能逐渐减少服药量，观察一段时间再决定是否停药。

"这药量会不会太多了？要不我给他减少一点吧。"家长完全没听进去王传跃苦口婆心的说教，话题还是在减药量上。

王传跃收起笑容，严肃地说："你这是害了他，到时复发就得不偿失了，现在挺好就更不能掉以轻心，先稳定地吃，把状态巩固后，半年以上再考虑停药的事。"担心孩子稍微好转的病情会因家长擅自减药而反复，王传跃急得不行，家长这才知道"自作主张"的严重性。

家长对治病一知半解，往往陷入误区，有时自以为最好的决定却反而害了孩子。有位小女孩在诊室里初步被确诊为精神分裂症，因为她之前遭受过同伴的嘲笑，父母想让她在家休养治疗，不参加任何社会活动，以免再次遭受精神刺激。由于小女孩性格敏感，加之自身不愿正视病情，王传跃综合具体情况，告诉她父母："该干什么就去干，回避只会造成更大的伤害。"

由于疾病的特殊性，家长配合治疗是不可或缺的，王传跃也时常留心纠正家长的行为。王传跃还说，家长的爱也要有度，"过分责骂或过于宠爱对孩子都不利，这种现象叫'高情感表达'，生活中，情感表达应该适度。"

"精神病没有客观指标"

"在目前医学上，精神病没有客观指标，也就是说尚未有一种客观检查，如通过验血、CT、拍胸片等能够排除或确定是否患有精神类疾病。临床的诊断只能依靠医生的经验。"王传跃说。而他在多年的从医生涯中，已积累起丰富的临床经验，确保患者能得到正确的诊断，治疗不走弯路。

今年16岁的小娅（化名）被父母从山西带来就诊，小女孩皮肤白皙，架在鼻梁的眼镜透着浓浓的学生气，除了步伐缓慢，看不出异样。

"是家人要求的，还是你想来看的？"王传跃温柔地问她。"都有。"

据小娅妈妈讲述，孩子是独生女，从小被他们过度保护，现在在一所全封闭学校读高中，小娅在里面很自闭，很少与人交流。

"她们就笑我做什么都慢，把我孤立起来，我学他们快起来了，他们还是打击我，说我本来就应该慢。"小娅突然开口道，原来是她的室友以取笑她为乐，还嘲笑她成绩差，造成了她的孤僻。

"上星期她老师打电话给我，说她上课的时候自言自语或者独自发笑，叫我把她领回家。"小娅妈妈说，这几天她也目睹了女儿的这些行为，因此很忧心。

"你知道自己上课笑吗？""知道啊，我想到她们想尽一切办法来挖我的缺点就觉得好笑。""那为什么要自言自语？""因为我听到有一个声音，它能把我心里的想法说出来，在学校与她们（室友）说话时也是这样，我还以为她们知道我想什么呢，吓了一跳。""那你这几天还有这种行为吗？"

"没有。我也不需要吃药。"小娅坚决地摇头，除了有幻听，她似乎与常人无异，认知与她家人目睹的异常行为完全不一致。

王传跃凭借丰富的临床经验，有了初步判定后，试图说服小娅接受治疗。但小娅坚定自己没有问题，只是神经衰弱，拒绝吃药治疗。后来王传跃示意她爸爸把她带出门外，诊室一下就陷入紧张的氛围中。

"她的病很严重吗？"小娅妈妈语气中带着侥幸，期待得到否定的回答。

"虽然时间很短，但症状已经出来了，如果症状持续一个月可以马上确诊，现在初步判断是精神分裂，因为已出现幻觉。"王传跃斟酌着语句，这个事实令他也倍感纠心，但他必须让家属认清现实，帮助小娅早日康复。

"现在要抓紧治，而且绝对不能走弯路，得这种病的人有一半有可能废掉了。"王传跃严肃地说。"现在是治疗的最好时期，有80%~90%的康复概率。"

小娅的遭遇让人惋惜，但她能在发病最早期遇到王传跃，也未尝不是一种幸运。

王传跃向记者介绍，精神病只能通过医生了解患者病史、观察其精神状态并与其交谈来诊断，"比如言语性幻听持续存在，精神分裂的可能性大，情绪不好、疲乏无力，抑郁的可能性大。主要是依据这些主观的因素。"所以医生主观的认证，决定了对疾病的诊断与他用药的思路，也决定了患者将来病情的走向。

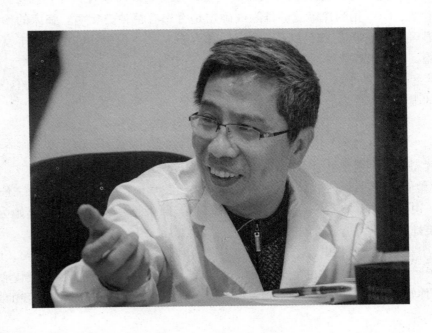

小儿"气道门户"的健康卫士——谷庆隆

专 家 简 介

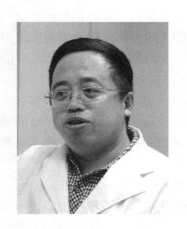

谷庆隆，首都儿科研究所附属儿童医院耳鼻喉科主任，主任医师，北京协和医学院硕士研究生导师。

专长：擅长儿童耳鼻喉科疾病的诊治，其中对儿童变应性鼻炎、鼻窦炎以及儿童阻塞性睡眠呼吸暂停低通气综合征的诊断和治疗等有较深入的研究，其中开展的微创切除扁桃体腺样体手术能达到副损伤小、切除极微量的程度。

出诊时间：周二下午、周日上午（特需门诊），周三全天（专家门诊）。

下午五点一刻，首都儿科研究所附属儿童医院耳鼻喉科主任谷庆隆才结束了一整天的门诊。这一天，他共看了95个号。然而，对于这样的工作强度，他早已习以为常。

"这是常事儿，我们医生都这样。中午一般看到12点多，简短吃个饭，去回来马上又开始下午的门诊。上午精神很充足，安排的号会比较多，下午虽然有些疲惫，但无论如何都会集中精力看诊，因为对孩子不能有一丁点儿马虎。"谷庆隆接受记者采访时，爽朗地笑着说。

对每一位患儿都要认真谨慎，是谷庆隆从医多年一直坚持的原则，他也因此备受家长信赖，并获得他们的一致赞誉。

有耐心的"知心叔叔"

作为一名儿科医生，谷庆隆面对的都是不懂世事的幼儿，孩子们时常状况百出，但谷庆隆总会耐心应对，解决起来游刃有余。

一名5岁的小男孩在妈妈陈女士的"挟持"下进入诊室，之后哭闹不止，家长急得团团转。威逼利诱都无效后，性急的陈女士只能将儿子死死地摁坐在椅子上。看到这种情景，谷庆隆连忙叮嘱家长不能着急上火，接着又去安抚小孩子的情绪。

"宝贝，怎么哭得这么伤心，告诉叔叔为什么哭啊？"

小男孩抹了抹眼泪，看到谷庆隆亲切的笑脸，犹豫了一番，才小声地道出了缘由，"我不要打针。"

"不要怕，不会打针的，听说你耳朵不舒服，叔叔只是想给你看一下，不会弄疼你的。"在他耐心的安抚下，小男孩终于安静下来。但之后看到谷庆隆举起给耳道上药的器械时，又放声大哭，因为这长约20厘米、直径一毫米左右的器械，乍一眼看上去像一根长长的针。

男孩的眼泪让陈女士很是心疼，于是打了退堂鼓想回家自己上药，但谷庆隆坚决拒绝了。让护士和陈女士一起摁住孩子，待谷庆隆将药小心翼翼地送入孩子外耳道，小幅度地旋转后，他的哭声戛然而止，换之而来的居然是一副享受的表情，陈女士对此有些诧异。

"他的耳朵本来不舒服，上药后清爽自然不会哭，不让你自己在家上药，是因为孩子患了真菌性外耳道炎，病变一直深达鼓膜表面，充分地清洗和换药是孩子快速治愈的关键，不是很专业的医生都上不到位，你自己在家给孩子上药只会延误孩子的病情。"谷庆隆向陈女士解释，孩子耳道狭窄，加之哭闹，上药的器械也比较尖锐，稍有差错非常容易损害孩子的耳朵，此操作是个技术活儿，需要医生的专业和专心。

这样的情景在诊室里经常上演，无论是多么调皮的孩子，谷庆隆总有办法一一"降服"。他的耐心也是出了名的，当天看完95个号后，虽然已经累得喉咙有点嘶哑，但他仍在诊室里停留了一段时间，因为总有一些家长陆续地折返回来询问用药的注意事项和禁忌等问题。

气道"小门户"大学问

门诊当天，以鼻炎患儿最为普遍。鼻炎多发与天气、环境的变化有关，其中雾霾也脱不了干系。小儿鼻炎"横行"，但大部分家长却将此误认为是感冒。

小美的妈妈就是缺乏对鼻炎的基本认识，致使女儿"吃了不少苦"。据了解，小美已经咳嗽、流鼻涕近一个月，她妈妈以为是感冒，给她吃了不少药，但症状一直不见缓解。为此，小美已经有半个多月没去幼儿园。起初，面对谷庆隆的询问，家长一再肯定是普通的感冒。

"咳嗽、流鼻涕持续了这么久，还没有发热症状，应该不是感冒。"谷庆隆说。因为鼻炎与感冒的症状十分相似，家长很容易将两者混淆，所以在看病的同时，他也会纠正家长的误解，让其正确认知鼻炎。"所谓鼻炎是指正常的鼻黏膜不适应外界刺激，出现充血现象，如果这种刺激很快消失，便不会引起什么问题。但是，假如这种刺激长期存在，并超过了人体的自我恢复能力，就会引起鼻炎，表现为鼻塞、打喷嚏、流鼻涕等症状。广义理解，感冒是由病毒感染引起的急性鼻炎，这里姑且先将感冒和一般鼻炎分开"。

经由一番科普后，家长才初步认识到鼻炎和感冒的区别。谷庆隆说，儿童鼻炎不易根治的原因是儿童抵抗力弱，适应天气、环境等的变化能力也较弱。相比成人，小孩更易得鼻炎。随着年龄的增长，孩子适应环境后，鼻炎有可能就随之消失，如果一直不能和环境"和谐共处"，鼻炎就有可能伴随一辈子。但是仍要重视其治疗，因为鼻炎严重时会发展为鼻窦炎，随着病情的恶化还有可能引起支气管炎、肺炎等其他疾病。

在谷庆隆耐心的分析下，家长才意识到自己所缺乏的"常识"，领过药单后连声道谢。

谷庆隆向记者介绍，鼻子作为呼吸道的"门户"，就像家里的过滤纱窗，如果过滤不好，干燥、污染的空气会直接刺激气管、肺部。所以要保护好这层"纱窗"，不然人体就会像房间没有安装窗户一样，一阵风刮来，"哗"的一下，里面全脏了。通过治疗可以帮患者维护好这层"人体纱窗"。因此孩子如果长期流鼻涕、反复呼吸道感染以及长期慢性咳嗽等，应该前来耳鼻喉科就诊。

沟通架接信任桥梁

从医多年，谷庆隆认为医患之间建立信任很关键，亦是个循序渐进的过程：从医术到沟通再到信任，沟通一环必不可少。对一名已有丰富临床经验的医生而言，不能只空有技术，还要通过沟通取得家属的信任，才能确保患儿获得最佳治疗。

下午三点半，一位年轻的女士来到了诊室。据了解，她的小孩曾患有腺样体肥大，去年在谷庆隆这里进行了手术治疗，现在恢复状况很好。此行目的是想替自己的小侄女问诊。该女士称，现在才20个月大的小侄女，在地方医院查出患有腺样体肥大，其父母不知应该选择保守治疗还是做手术。因自己小孩有过同样的经历，所以该女士偏向手术。

了解基本情况后，谷庆隆认真地为该女士分析利弊，因为看不到患儿，而不能盲目下结论，但结合对方的病历资料与多年的临床经验，他给出了中肯意见：孩子太小，目前不建议手术，除风险比较大外，如果找到病因，很多孩子还是有缓解症状的可能。

"今天上午有个孩子，很小的时候也患有腺样体肥大，来我这儿看，当时肥大非常明显，但是经过对症治疗，没动手术现在腺样体已经小了，并且没有任何症状。"谷庆隆说，"我不反对手术治疗，但我们医生不能为了治病而治病，而要考虑孩子家长整体的感受，如果非手术不可，我们会尽可能劝家属接受手术的。但对于手术适应证边界的孩子，在充分尊重家长和孩子意愿的前提下，选择最合适的治疗方式"。

由于家属先前已对谷庆隆建立起了一定的信任，再加上他一番细致有说服力的分析，遂打消了要做手术的想法，"行，我相信您的专业意见，就按您说的办吧"。

此外，门诊中当有些家属对开的药物提出质疑时，谷庆隆总会为他们深入浅出地讲解此药的作用与疗效，并取得对方的信服。

"要研究出新的有效药不容易，有的家长看到孩子无论去哪个医院都开这几种药，结果到了我这里，也开这几种药，就会质疑医生的做法。"谷庆隆向记者介绍，医生是不会研制药品的，但一个有经验的医生通晓如何将几种药搭配在一起，才能起到最大疗效。"但家长不理解，必须与他们好好沟通，才能让其信任，因为信任是建立在沟通的基础上的。"谷庆隆如是说。

携手尽到科普责任

医学界有一句话：不做科普的医生，不是好医生。这句话用在谷庆隆身上十分贴切。

在门诊中，遇到某类疾病时，谷庆隆总会问家长同样的问题：听说过这个病吗？但往往得到否定的回答。而很多孩子被确诊患有该病，这使谷庆隆觉得很焦虑。他认为民众普遍缺乏基础的医学知识，医生负有一定的责任，因此会抽空向家长作科普。

此外，谷庆隆认为，除了医生多做宣传外，媒体的报道同样重要。"像把鼻炎当感冒的这么多，媒体可以多做点这种科普性的报道。如果通过相关宣传，使民众对普通疾病多一些了解，可避免小病误诊，以及小病往大医院跑的现象，多掌握一些急救的措施，对孩子的健康成长非常重要。"谷庆隆举例说，我国每年有大量的小孩因气管异物致死事件发生，这实际上应该算是一个常识问题，国外的发生率就很低，这除了跟我们人口多有关之外，最重要的是相关基础知识的普及不够充分，以及对家长的教育不到位。

据谷庆隆介绍，卡在孩子气管里的异物中，花生与瓜子高居首位，排在第二的是豆类。因为这些食物在日常生活中很常见，另一方面，小儿尤其是 3 岁以下的儿童咀嚼功能发育还不完善，很难将其嚼碎，加之吞咽功能尚不健全，极易发生气管异物。但是中国的家长不了解，更缺乏基本的急救知识，所以出现问题时往往不能正确处理。

"在国外有一个案例，一个 5 岁的小孩由于主气道异物，已经出现了窒息，一个 8 岁的小孩当即采取了急救措施，成功地挽救了她的生命。同样的事情如果发生在中国，会如此幸运吗？"谷庆隆感叹道，非但大众不懂，很多其他专业的医生也不知道。

谷庆隆建议，只有医生和媒体共同携起手来，更好地为科普教育铺路，才能从根本上解决中国人医学知识普遍缺乏的现状。

【小链接】

小儿气管堵塞急救 TIPS

如果孩子被果冻等较大异物卡住后，会立刻出现憋气、呼吸窒息等症状。一旦发现孩子气管被卡，3 岁以下的孩子，可以把他倒着拎起来，用力拍孩子的背部，让他把东西咳出来；大一些的孩子，可以从背后抱住孩子，用力挤压冲击其腹部即胃部，用气流把异物冲出来。

需要提醒的是，误吸异物后一定不要给孩子喝水，这样非但不会把异物冲下去，还可能引起再次呛咳，而且如果孩子需要进行手术取异物，喝下去的水可能会使孩子在麻醉时发生呕吐，造成窒息的危险。

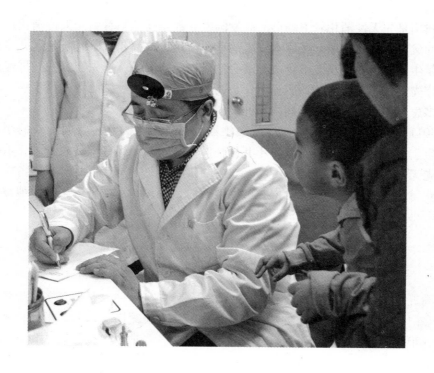

小儿腹腔镜术的不懈追求者——李 龙

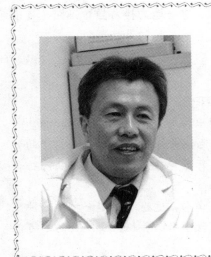

专家简介

李龙，首都儿科研究所附属儿童医院普通新生儿外科主任、主任医师、教授、博士生导师。

专长：小儿外科疑难复杂疾病，在治疗先天性肛门闭锁、巨结肠、胆总管囊肿、胆道闭锁、肝移植及其并发症方面有许多独到之处。

出诊时间：周五上午（特需门诊）。

我国是先天性消化管道畸形的高发国家。数年前，当看到先天性消化道畸形患儿的父母，让痛苦取代了原本庆生的喜悦情景，首都儿科研究所附属儿童医院普通新生儿外科主任李龙下定决心潜心钻研，殚精竭虑。率先在国内开展经腹腔镜治疗先天性胆总管囊肿、胆道闭锁、高位肛门闭锁、巨结肠等外科疾病，挽救了众多患儿的性命，翻开了国内小儿外科诊疗的新篇章。

2011 年，李龙荣获国际内镜杰出领袖奖，成为我国唯一获此殊荣的小儿外科医生。实至名归，他推动我国小儿外科腔镜技术从无到有，从有到强，取得了国内先天性消化管道畸形治疗的革命性进展；他用"李氏术式"治疗肠重复畸形，获得了国内外小儿外科界同仁的高度赞誉，很多技术被广泛采纳；他被推举为国际小儿腔镜外科学会亚洲区主席，由此站上了小儿外科的顶尖舞台。

深藏父母心，甘为"服务员"

周五上午，记者跟随李龙出特需门诊。门诊尚未开始，已有众多父母怀抱孩子围在门口，脸上满是忧愁的神色。记者与其中一位家属交谈时了解到，她来自山西，半个月前女儿莫名呕吐、脱水、脸色发黄，当地医生查看后认为是肚子里长了"怪东西",但无法确诊。这位家属得知李龙善于治疗小儿外科疑难杂症,于是带一岁多的女儿前来求诊。

"假如李大夫也看不了,我该怎么办?"家属忧虑地倾诉着,眼中的泪水几乎夺眶而出。

未多时,李龙面带微笑出现在诊室走廊,向正在等候的家属打招呼并轻声细语地安抚着躁动的人群。

该家属抱着孩子走进诊室,忍耐多时的泪水瞬间爆发,哭着说:"李大夫,您救救我的孩子吧。"李龙安慰她道:"别哭,我们先看看孩子的情况。"他详细了解了孩子的症状和相关病历报告后,向家属分析病情,"孩子如果是胆总管囊肿,病情属轻度,假如是肿瘤,那就相对复杂并要抓紧治疗,这要先做检查才能确诊,但不必担心,我们有办法。"家长一直很忧虑,李龙站在专业角度,一边深入浅出地对症分析,一边安慰家属。李龙的专业和耐心,让家属很感动,也慢慢平稳了情绪。

李龙在国际小儿外科界享有盛名,但他依然还能保持不骄不躁,做好患儿和家属的"服务员",既要诊治患儿的病情,也要治家属的心病。

李龙的"服务"是从内心发出的,包含着对患儿父母般的关爱。记者发现他从不因患儿的哭闹、不配合而不耐烦,对患儿和家长总是温和如初,他认为这是理所当然的,"大人得病,情绪都会受影响,更不用说小孩了。年龄小的孩子不会用语言表达身体的不适,哭闹就是他们的语言,一个儿科医生必须学会听懂这种语言。"

"他经常帮没挂号的孩子看病,并且教导我们要把患儿当作自家的孩子看待。"李龙的助手告诉记者,他很喜欢孩子,相处时从不觉得厌烦。

李龙救治过无数的患儿,其中不乏出生在贫困家庭的,在正确治疗的前提下,他也千方百计为家属节省开支,绝不多开一味药。当天,有几对父母带着肛门闭锁术后"复发"的孩子前来求诊,李龙细心查看后说:"孩子不是复发,不用担心,你们买一包手指大小的小萝卜咸菜,戳戳孩子的肛门,刺激一下他就拉了,不用再开药。而且很多孩子平时没拉完就跑去玩,你们要督促他养成良好的习惯,有事给我打电话。"末了他还对患儿的饮食叮嘱一番,家属们感激不已。

李龙作为学科带头人,除了出门诊、忙手术,还要搞科研、推广小儿腹腔镜技术、培养研究生与年轻医师等。因此,李龙是患者心中的好大夫,同事眼中的"拼命三郎"。他每天像个"铁人"一样,为解除患儿痛苦,奔走一线。

"李氏术式",为孩子一辈子

有位来复查的四岁患儿,一岁时因肠重复畸形被李龙用腹腔镜技术切除了病变部位，其后多年安然无恙，但最近有时会觉肚子疼，父母担心与旧病有关。

李龙询问并察看了孩子的详细情况后，告诉家属，"问题不大，像他这种情况放屁或排便后就没事了，两年后做一个下消化道检查，如果没事就一辈子踏实了。"家属听了不禁面露喜色，感激地对李龙说："您的李氏术式太神奇了，我看别的病人都称赞您。"

巨结肠、胆道闭锁、肛门闭锁与肠重复畸形是小儿外科的常见病，其中肠重复畸形唯一的治疗方法是手术切除病变肠管。传统的治疗，习惯将正常肠管随同病变肠管一并切除，但这样会使患儿损失了部分赖以吸收营养的正常肠管。因此，为了患儿的健康着想，李龙带领科室人员探索出适合小儿的新术式：单纯切除重复的病变肠管，保留正常肠管，即保留正常的主肠管，从而提高了患儿的生活质量。这也就是该家属口中的"李氏术式"，也被称为"李氏分类法"，享誉国际。

李龙一直在小儿外科领域不断创新，他说小儿治疗不能照搬成人治疗模式，其难度更大，毕竟小孩与成人在医学上有所差别。"首要表现在病因不一样。成人外科病很大部分是由基因突变、环境污染等因素造成，其治疗方法是将病变器官全部切除或采取姑息手术。而在小儿外科，很多小孩是先天性畸形，即器官天生没长好。比如肛门闭锁，正常的孩子应该长肛门的，但该病患儿肛门没长出来，治疗方式是帮他们重补、重建。"李龙还强调，小孩与成人不一样，他们的生活才刚刚开始，活半年没有意义，要让他们活到老。所以小儿外科医生要有更长远的眼光，考虑他们的一辈子，要给小孩最好的治疗。

"正因为如此，小儿外科医生难当，成人外科医生只要五年经验就能独立做手术，但小儿外科医生十年经验都未必可以，必须要经验积累到一定程度才能作进一步的规划。"李龙感慨道。

腹腔镜术："放大"病灶护健康

李龙是个爱钻研的人，也总是不断"充电"装备自己。2000年李龙到国外学习小儿腹腔镜微创技术，学成归国后将该技术运用到小儿外科各个专业，该手术切口比钥匙孔还小，出血少，术后疼痛轻，并发症少，恢复快，瘢痕不明显，深受患者肯定，国内一半的小儿腹腔镜手术都出自他手。近年来，李龙又对腹腔镜手术做了改进，只在肚脐处开一个孔，达到了"无痕手术"的效果。

患有胆总管囊肿的一岁小女孩前来复查，一个月前她由李龙做了腹腔镜手术，当天查看手术伤口时，记者看到小女孩的肚子光滑，只是藏于肚脐中的瘢痕颜色略深，李龙说它随着小女孩的成长也会慢慢消失。

"我们做手术一定要把瘢痕处理得完美，不然孩子长大后，可能因为瘢痕产生自卑心理。"李龙说，随着科学与医学不断发展，对小儿外科而言，发展的目标是用最好的技术留最小的伤口。"以前人们有个梦想：生病时摸摸肚子就可以痊愈。现在可以依靠腹腔镜技术等微创治疗实现这个梦想，腹腔镜很小，放进肚子里不但可以将肚子全景看清，还能精确定位，快速切除病变部位。"

李龙还告诉记者，腹腔镜技术不仅让创伤变小、操作更简单，更重要的是安全。"以前我刚毕业时，食道闭锁的新生儿刚出生一天就要做手术，术前孩子生命指征都挺好，但一做完手术就不行了，因为那时只能依靠传统的手术方法，切口很大，手术几乎都要输血，否则就会休克。"忆及过去，李龙语气间有几分沉重，他说，新生儿的器官小、很脆弱，他们体内只有几十到一百毫升血，流失几十毫升，生命便会遭受威胁，不像成人流二百毫升甚至一千毫升血也可以恢复过来。

"成人手术就像修大钟，齿轮与钟摆都很大，但小孩手术就像修手表，五脏俱全，但特别精细。你用手拿不住它，稍不注意就切多了，这对孩子来说是致命的，怎么办呢？修钟人不用戴眼镜，但修表就需要戴放大镜，在小儿外科，腹腔镜就是放大镜，将其放到钟那么大，做手术就安全、效果好。"李龙形象地说。

发展不平衡，争做"奥运冠军"

李龙当天接收的患儿，百分之八十来自外地，出现这种现象的原因之一是家属信任李龙，另一方面则是国内小儿外科发展的不平衡。

"好的医生都在北京、上海、广州等大城市，西部地区的医学资源很缺乏，相对落后，发展参差不齐才会出现这种'一边倒'的看病现象。"李龙忧心地说，为了让更多的患儿受益，他一直致力于腹腔镜技术的推广，使其得以在全国26个省份的多家医疗机构开展。

令李龙欣慰的是，虽然国内小儿外科的发展不均衡，但水平已经可以跟国际相比。他向记者介绍，新中国成立前中国没有小儿外科，那时先天性消化管道畸形的小孩面临的基本是死亡，到1955年该科才得以建立起来。虽然起步晚但发展很快，现在基本与国际同步，而且还有自身的优势特色。"国内病人比较集中，数量大，小儿外科医生临床经验积累丰富，因此，在国际上我们医生做的手术是出了名的又快又好。比如胆总管囊肿手术，我们只要一个小时便可完成，比国外快上几倍，这也是中国小儿外科在世界上发展的一个亮点。"李龙自豪地说，我国的小儿外科有两个第一，掌握腹腔镜技术的小儿外科医生人数和手术成功例数都是第一位。

尽管优势明显，但在李龙看来，中国小儿外科仍有不足之处：整体科研尚缺火候。医生由于工作压力大，事务繁忙，重治疗不重研究的现象普遍存在。"仅仅技术好是不够的，还应多做科研，多发表文章，在国际舞台上发出自己的声音，让外国了解我们的技术水平，并得到国际的认可、尊重与敬佩。如果把国内小儿外科比作一场'全运会'，那么我们更应参与国际性'奥运会'并拿金牌。"李龙说。

　　为了实现这一抱负，李龙每天都在利用空闲时间进修英语、阅读大量国外文献，并带动科室的医生一起行动。2013年，他当选了中华医学会第八届小儿外科学分会副主任委员，将来对国内小儿外科的发展将发挥他更大的影响力。

　　"我只希望以我的微薄之力，为中国小儿外科的发展锦上添花，让每一个孩子都健康茁壮地成长。"李龙坚定地说。

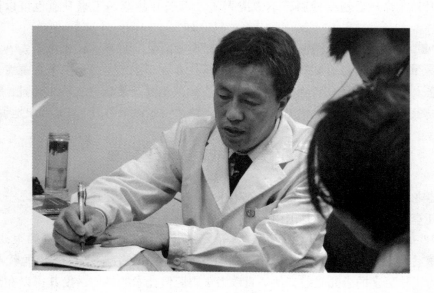

小儿神经内科的"好妈妈"——李尔珍

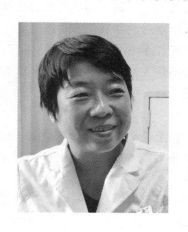

专 家 简 介

李尔珍，首都儿科研究所附属儿童医院神经内科主任，主任医师，副教授，硕士生导师。

专长：小儿癫痫、脑瘫、抽动障碍、多动症及认知功能。

出诊时间：周一上午（普通门诊），周二上午（特需门诊）。

在国内某知名网站的医生信息平台上，很多患儿家长都发出类似这样的留言，他们在谈及首都儿科研究所附属儿童医院神经内科主任李尔珍接诊经历时，除了对其精湛的医术赞许之外，还衷心地表达了感激之情。

其中，一位湖南的患儿，曾因长时间不明原因的头痛，其父母带他去过很多地方求医，几经波折病情均不见起色，后来慕名找到李尔珍，被确诊为"自主神经紊乱"。目前，该患儿经过几个月的药物治疗现已完全康复。

诚如患儿家长对李尔珍的评价："李大夫对孩子认真负责、医术精湛，是一位真正能为患儿排忧解难的好医生"。

体贴入微的"热心肠"

"这孩子病得太严重了，一天都抽搐好几次，必须赶紧安排住院。"李尔珍对孩子家长说。

这是周二上午八点多，记者刚刚走进她的门诊，就见到李尔珍焦急地与孩子家长沟通的一幕。

原来，这是一位病情严重的癫痫患儿，因家庭贫困一直无法得到很好的救治。当听到李尔珍马上要为孩子安排住院，家属神情一下子变得凝重了。"李大夫，我们钱没带够。"家属略带迟缓地说。

"孩子看病要紧，钱不够我先给你作个担保！"向来雷厉风行的李尔珍，果断地回应道。

"有担当，很细心"。这是家长们对李尔珍的一致评价。在当天的门诊，一位来自通州区的老太太带着小孙儿前来问诊，李尔珍了解了孩子的病情后，认为需要进一步做核磁共振检查才能确诊，可是当天首儿所做该项检查的仪器发生了故障，一时不知所措的老太太又折返诊室，寻求李尔珍的帮助。

"别着急，您可以去其他医院做检查，到时把结果再拿给我看就行了。"李尔珍向老太太推荐了北京市内一所相对等候检查不是太长的一家医疗机构，但考虑到老太太上了年纪，可能对路况并不是很熟悉，贴心的李尔珍还将详细的乘车路线也一并告之老人。

李尔珍就是这样，处处为患儿和家长着想，甚至还会考虑到最细微处。记者注意到，在看诊时，只要患儿需要做检查，她总是悉心地在检查单上认真写下需要检查的楼层位置。

"虽说医院不大，但检查科室设置却很分散，不熟悉环境的家长，找起来确实有点麻烦，况且还带着孩子。"李尔珍告诉记者，写上这些标识，既方便了家长，也减少了对孩子的折腾。"细微之处见真情"，李尔珍用这些细节践行着对孩子的爱护。

治"心"与治"身"并重

门诊当天，记者发现有不少抽动症患儿。抽动症，又称抽动秽语综合征。主要表现为多发性不自主的抽动、语言或行为障碍，及早治疗将大大提高治疗效果。由于抽动症早期症状不是特别明显，很容易被家长忽视，或被认为孩子在"搞怪"，患儿因此承受着沉重的心理压力，有时还会招来周围的"异样眼光"。鉴于此，李尔珍在门诊中总会与家长多作沟通，让其重视孩子的心理疏导。

患儿小卢，正是因为家长的忽视，延误了病情的最佳治疗时期。据患儿家属卢先生介绍：孩子今年12岁，早在4岁时就出现了"挤眉弄眼"的现象，嗓子偶尔还会发出阵阵怪叫声。由于当时不了解病情，错以为是孩子的"坏毛病"，经常劈头盖脸地批评他。直到2012年9月才发现患有"抽动症"，在其他医院治疗一阵后，病情却每况愈下。辗转找到李尔珍后，被确诊为"抽动秽语综合征合并注意缺陷多动障碍"。

经过一番询问和观察之后，李尔珍向卢先生详细分析了进一步的治疗方案。

面对孩子日益加重的病情，卢先生很着急，也很后悔，因而一直神色凝重。

李尔珍看出了他的忧虑，安慰道："孩子现在的心理状态还不错，康复概率也很大。你如果太忧心，会给孩子施加压力的，应该要跟他和学校老师多沟通，让孩子的心理保持良好的状态，这对康复有好处。"

据李尔珍介绍，大约有70%的抽动症患儿通过治疗可以达到康复，难以治愈的多是因为合并了心理障碍、强迫症等精神方面的问题。

"意识到孩子生病前，家长和老师往往认为是孩子身上的坏毛病，因而给予批评甚至歧视，时间长了会造成孩子心理创伤，这种伤害比抽动症引发的伤害还要大。"李尔珍说，轻微的抽动症一般不需要治疗，只要生活规律，避免一些诱因，症状自然而然就会减轻。如果一直被忽视，有诱因存在的前提下，心理受到打击，病情就会越来越重。特别是有些孩子会刻意去控制以掩盖病症，让自己表现得让家长、老师满意，这样反而会使他们精神紧张而加剧病情发展。

"对于十分焦虑的家长，我会想办法开导他们转移注意力，不要一直盯着'病'不放，给自己和孩子一个放松的环境，才能解除孩子心里的紧张情绪。"在李尔珍看来，治疗患儿及其父母的"心病"，和治疗抽动症同样重要。

"巧中取胜"确保正确诊断

神经内科的患儿，大多发病急、病状重，又由于其表达水平有限，因此，大大增加了诊断的难度，对儿科医生的沟通技巧与观察能力也提出了更高的要求。

"患者的主述症状是医生进行诊断的关键，但是孩子太小，往往表述不是很清楚，此时就需要家长的协助。问题是很多时候家长也说不清楚病因。"李尔珍说，她经常遇到这样的情况，家长一问三不知，有时来的家属甚至是年迈的爷爷、奶奶，能得到的信息更是微少。因此，一方面，需要细致的询问；另一方面，希望通过脑电图等客观检查，采集到详细的疾病信息。

在多年的从医生涯中，李尔珍积累了丰富的临床经验，也善于对患儿"察言观色"。

李尔珍告诉记者，她一般在孩子刚进入诊室时，就开始进行观察。"因为这个时候双方还没有任何交流，孩子还没产生戒备心，会流露出最真实的就诊状态。"李尔珍说，如果孩子患有痴呆症或发育迟缓，可以从面部表情和反应上看出端倪；从走路的姿势，可以判断他是大脑发育的问题，还是小脑平衡的问题。

李尔珍还会使用一套独特的诊断技巧：让孩子立正站好，双手伸直，先把眼睛闭上，再睁开。随后让孩子看着自己的手，像玩游戏那样将双手食指相触，再缓缓分开，一边做还一边念叨着"豆豆飞"。

据李尔珍介绍，这套趣味性十足的诊断方法主要是针对罹患中枢神经系统疾病的患儿，以此可以判断孩子的小脑平衡能力是否正常，会不会有震颤的现象。比如抽动症患儿，如果有震颤的现象，就说明孩子的病情比较复杂，除了抽动症，很可能还合并了其他病，这就要求医生必须进行更加深入的分析。

作为一名儿科医生，李尔珍要耗费的精力超乎常人想象，除了不断提高自身的专业知识，还要对诊断技巧深思熟虑。

绝不放弃每一个患儿

在国内小儿神经内科领域，李尔珍的医术广为众人称道，上门求诊的大多是长途跋涉慕名而来的外地求医者。

据李尔珍介绍，在她科室的病房，住满了来自全国各地的患儿，有 2~3 个月大的，每天抽搐发作几十次甚至上百次的婴儿；有 6~7 岁还不能说话的，也有不懂大小便的孩子；还有突然昏迷、瘫痪的孩子……面对这些饱经磨难的幼小生命，李尔珍的救治理念是：绝不放弃每一个患儿！

曾有一位长期头痛、反复发作晕厥的少年，多年辗转各地医院没能确诊。抱着最后一丝希望，其父母将孩子托付给李尔珍，经过详细检查被确诊为高同型半胱氨酸血症后，李尔珍为该患儿制订了详细的治疗方案，甚至细化到制订每日食谱的热卡、种类。经过一系列合理治疗，该患儿出院已 4 年也没有再发作。

门诊中，一位三岁的癫痫患儿在父亲的陪同下，千里迢迢从偏远农村赶到北京，求诊李尔珍。几天的风雨兼程，让大人小孩的衣着都布满了灰尘、污渍，身上还散发着汗味儿。但是李尔珍却笑容依旧，拉着小患儿的手亲切地问："宝贝儿，哪里不舒服啊？"期间，她一直有条不紊地与患儿及家长沟通，最后给出了详尽的治疗方案及注意事项。家长临走时，踟蹰一番后对李尔珍说："李大夫，我家孩子的尾椎骨长得特别长，跟同龄孩子很不一样，不知咋回事，您能不能帮忙给看看？"

听了这话，李尔珍毫不犹豫地弯腰掀开了孩子沾有污渍的裤子，将手伸进去反复摸了摸尾椎骨部位，发现小女孩的尾椎骨确实异于常人。她一边打消家长的顾虑说："问题不大，并不影响目前的正常生活。"一边建议"考虑到她成人后生育的问题，长大后一定要及时复查，若有必要再进行手术矫正"。李尔珍说，在她眼中，只要进入她诊室的患儿都等同"自己的孩子"。

在跟诊的三个多小时里，李尔珍将全部心神都集中在患儿及家长身上，近乎忘我的境界。记者注意到，李尔珍的目光一直聚集在患儿和病历上，以至桌上泡的茶水已经沉淀变色了，口干舌燥的她都没顾得上喝一口；而她所戴的橡胶手套，在此期间已被汗水浸湿，甚至可以滴出水来，她亦是丝毫未觉。

李尔珍看似娇小瘦弱，但举手投足之间，无不呈现出一个出类拔萃儿科专家的刚毅与果敢。这位家属信赖、患儿依赖的"小儿神内当家人"，将自己全部的心血毫不保留地奉献给了她的患儿们，成了患儿家长们口口相传的"专家妈妈"。

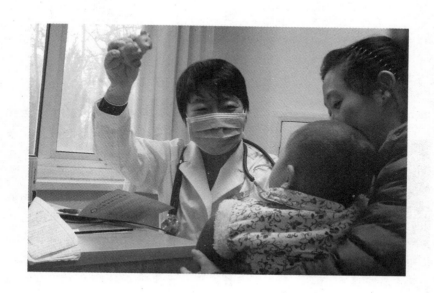

为血液科插上腾飞的"翅膀"——师晓东

专家简介

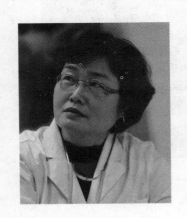

师晓东，首都儿科研究所附属儿童医院血液内科主任，主任医师，副教授，硕士生导师，医学博士。1996年毕业于北京大学医学部，曾入选北京市"科技新星"培养计划，建立了本所造血干细胞移植科室，并开展了自体和异基因包括半相合骨髓移植治疗儿童淋巴瘤和白血病，移植患儿成活率达85%。

专长：儿童再生障碍性疾病、儿童噬血细胞综合征、儿童难治性血小板减少性紫癜、儿童白血病及其他肿瘤的诊治以及造血干细胞移植治疗儿童相关性疾病。

出诊时间：周四上午（特需门诊），周三下午（专家门诊）。

在首都儿科研究所附属儿童医院的白衣使者里，有一位时尚达人，总是精心妆扮，以最好的一面示人。当记者夸她是所见过的医生中最洋气的一位时，她俏皮地眨了眨眼睛说："当然，我虽然是医生，但也是女人。"而这位娇小美丽的女性，爆发出的能量却是无穷的，担负的重担更让人难以企及。她就是首儿所附属儿童医院血液内科主任师晓东。作为儿科医生，每救治一名患儿就担负起一个家庭的幸福。"对于其他肿瘤专家而言，最重要的是延长患者的生命、保证生活质量。但对于儿童血液病肿瘤医生而言，每天面对的都是朝阳般的孩童，延续短时间的生命没有意义，我们要做的是让他正常地活在这个世界上，长大成人、结婚生子。"师晓东以她的坚守，背负起了儿童血液病诊治的使命。

"看人" 还是 "看病"

看病是医生的天职，繁忙的临床工作，造成很多医生诊疗成流水线操作，单看患者的"病"，而忽略了人的主体性。"病人是病了的人，首先要把对方当作一个'人'，一个实实在在的精神主体，而不是一个冰冷客观存在的'病'。"所以师晓东更关注生命整体，强调人文关怀，且潜移默化融入很多细节之中。

周三下午门诊室，来自西城区的年轻夫妇带着 5 个月大的双胞胎女儿前来就诊，家属反映孩子们咳嗽并伴有粗喘症状，详细询问后，师晓东要用听诊器听一听呼吸状况。家属把孩子的衣服一下都解开，露出白嫩的胸口，师晓东急忙把孩子最里层的小衫拉过来扣上，隔着衣服将听诊器放上去。"孩子太小，要隔件衣服听诊，因为听诊器是金属材质，冬天会很冰，直接接触孩子的皮肤刺激性较大；而且孩子抵抗力较弱，不直接接触，这样可以防止交叉感染，降低传染的可能性。"师晓东告诉家属。

家属拿完药之后，师晓东亲自示范给孩子喂药、拍嗝，让家属在一边学习，"这么小的孩子，药量和服药时间一定要把握好。年轻人第一次为人父母，都不够精细，所以拿药之后得再回到我这儿，不亲自教会他们，我不放心。"看到师晓东那么用心，年轻夫妇松了一口气，笑称："以后就认准师主任您了。"

师晓东不但关注患儿，也非常注重给家属"治疗"。"家属来就诊时都很无助，医生要关注他们内心的感受和需求。在他们担惊受怕之时，多给一些鼓励，多添一份信心。"师晓东还强调，为了给孩子最佳的治疗，营造一个最适宜的医疗环境，同时要关注团队成员。一般而言，工作太繁忙，医务人员带病上班值得鼓励，但师晓东不这样认为，"不给他们休息，身体拖垮了，谁来护理孩子们啊？而且带病上班传染给孩子们怎么办？"

"关注生命"是师晓东的坚守，她始终从人文角度出发，给人看病，而非只看病。让医患多了一些真挚，少了一些淡漠。

人人都可以是"医生"

与血液相关的疾病中，朗格汉斯组织细胞增多症（以下简称朗格汉斯）的诊断较困难，因为早期症状不明确，不但家长，甚至一些医生都不够了解，最容易被误诊，然而这个病在血液科却很常见。

当日，孙先生是来为孩子复诊的，孩子 4 个月大时，肚子上出现了红疹，起初以为是普通皮肤问题。结果到医院看皮肤科时，医生觉得十分蹊跷，建议去血液科看看。最后被确诊为朗格汉斯。

知晓了疾病的严重性，孙先生赶紧联系美国德克萨斯州的医疗机构，机构负责人向他推荐了当时正在那里学习的师晓东。在师晓东的精心治疗下，孩子现已停药2个月，恢复得很好。孙先生觉得十分"幸运"，不仅发现得早，而且找对了人。但还有很多患该病的孩子和家属却没有这份幸运。

据孙先生介绍，朗格汉斯病患的家属们建立了一个QQ群，在这个群里面有50%以上的家属反映孩子曾被误诊。"但现在有所改善了，家属通过这个群互相交流，分享最新的信息，包括师主任向我们科普的知识和技术，也在里面传递，希望我们能把专家的声音传得更远。"孙先生对师晓东非常感激，她不单治好了自己的孩子，还竭尽所能向其他朗格汉斯病患伸出援手。

"医生和家属是盟友关系，是同一战壕的战友，为同一目标努力，应该相互支持。"在师晓东这里，没有刻意强调医患和谐的主题，但她把家属纳入医生的团队里，大家为了孩子捆在一起。师晓东平时很注重给家长科普，她认为家属也应该"专"起来，因为他们是孩子最先接触到的"医生"。

"要达到最好的治疗，治疗团队应更广泛，医生和护士组成的只是一支小队伍。"师晓东说，团队是个世界性的概念。医生与患者是一个团队，医生与领导是一个团队，医生与记者是一个团队……在团队里，"医生"的含义也更广泛，只要对医学发展具有推动作用、让医学更好地服务于社会的人，都属于一个团队，都可以是"医生"。

治疗重视创造性和科学性

与师晓东打交道，她外表是位娇弱的女子，而骨子里，她却是一个"不守规矩"的人。她时常打破传统的惯性，另辟蹊径，她常说知识的有限性与疾病无限性的矛盾，需要寻求新思路和新出路。

关于小儿蛔虫引起的相关疾病，就是师晓东打破惯性思维得出的认识。

门诊当天，有位绝望的患儿爸爸来到诊室，述说9岁的儿子淋巴结无名肿大，白细胞和嗜酸细胞比值偏高。当地医生怀疑是肿瘤，做了活检却发现不是，真正的原因一直找不到，孩子只能无限期煎熬。抱着最后的希望他来到了北京。

"你家孩子是不是面色蜡黄并伴有白斑现象？"师晓东问，曹先生惊讶地点了点头。了解了一些问题后，很快确诊为孩子是因为蛔虫所致，"这样的情况，我遇到过很多，孩子明明不缺营养，却有营养不良的现象，其实都是肚子里的蛔虫在捣乱。除了贫血，还有过敏或血小板减少等一些疑难杂症也是小小蛔虫惹的祸。"师晓东说，很多医生都没想到现在还有蛔虫的存在，很难发现真正的病因。"这是思路的问题，看到淋巴结肿大，就以为是肿瘤，形成了定势思维。医生的思路很重要，思路决定出路。"

因为没有专门的药，师晓东就独创了药方，"清掉了虫子就好了。"听到孩子有救了，曹先生再也忍不住百感交集、泪如泉涌。

"思想的高度决定行为准则"，这是师晓东常挂嘴边的话，她总在不断地提高思想觉悟，以发展和全局的眼光看问题，从不同的角度思考疾病，在治疗上更具创造性和科学性。

缩小差距，搭好平台服务患儿

"工欲善其事，必先利其器"。医生治病亦然，有了新思路，还得有好的工具。师晓东善于借助最先进的科技成果，完成她"尽最大所能帮助每个血液肿瘤患儿"的梦想。

为了提高诊疗水平，在美国 CURE 儿童癌症基金会的资助下，2006 年师晓东到美国德克萨斯州立儿童医院进修学习。在那里，师晓东第一次感受到我国小儿血液肿瘤诊疗与发达国家的巨大差距，发展中国家儿童血液肿瘤长期存活的患者只有 20%，而发达国家已达到了 80% 以上。巨大的差距让师晓东倍感揪心，但也成为她不断前进的动力。

通过学习，师晓东取得了优异成绩，得到国内外同仁的认可，她是唯一一名被邀请在世界卫生组织儿童白血病研究项目作专题报道的国内专家；是第一个走入美国小儿血液肿瘤（ASPHO）年会会场的中国人，也是唯一一个拿到 CURE 基金小儿血液培训证书的中国人。

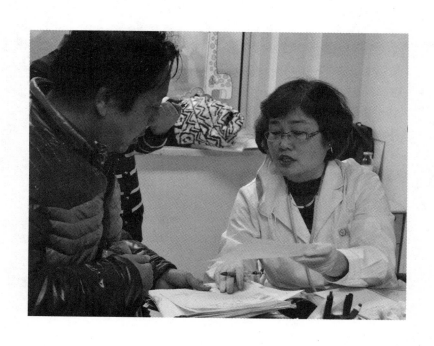

师晓东一直将提高中国儿童血液肿瘤的诊治水平当作自己的使命，在首儿所所长罗毅和党委书记刘忠勋先进管理理念的要求下，师晓东首次把 ASPHO 引进中国。通过网络，师晓东的团队与美国德克萨斯州立儿童医院、辛辛那提儿童医院、约翰霍普金斯大学、梅奥诊所、国际细胞组织细胞协会、Fanconi 基金会等多家医学中心及研究协作中心建立友好合作，为首儿所血液科团队搭起了一座国际会诊桥梁。记者还在她的办公室见到了最先进的配备，据了解，造血干细胞移植室也采用了国际最先进的器械，科室引入了最具革命性的基因捕获诊断技术。

"先进的技术设备给我们的梦想插上了翅膀。如果没有科技保驾护航，梦想的翅膀会折翼。"师晓东幽默地说，医生如果没有高科技的支撑，就像战士手中没有先进的武器一样。

有了这样的基础，截止到 2013 年，血液科每年可完成造血干细胞移植达 20 例次，包括目前国内其他移植中心很少涉足的婴儿白血病、先天性白血病的移植。2013 年血液科成功移植婴幼儿白血病 7 例，包括 1 例先天性白血病患儿，均获成功。

泌尿患儿坦途之"道"的铺路人——叶　辉

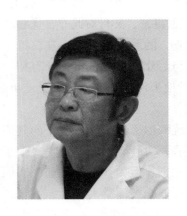

专家简介

叶辉，首都儿科研究所附属儿童医院小儿泌尿外科主任，主任医师，教授。
专长：小儿泌尿外科和普通外科疾病的诊断与治疗，对泌尿系统的先天性畸形、外伤及肿瘤等疾病的诊治有丰富的临床经验。
出诊时间：周二上午（特需门诊）。

人体每天排出的尿液约为 1.5 升，如果说泌尿系统是人体的"下水道"，掌管着机体代谢终端外输的过程，那么泌尿系统若发生畸形或病变，便是"管道梗阻"了，其可能导致肾积水，严重时甚至发展为尿毒症，危及生命。而首都儿科研究所附属儿童医院小儿泌尿外科主任叶辉正是保证"下水道"畅通无阻的"人体修理师"，为小儿的健康成长保驾护航。

河北患儿安安，先天性左肾发育不良，自出生起一直在漏尿，父母带他去当地医院做检查，医生深感棘手，多次治疗毫无起色，家人为此很绝望。2012 年11 月，安安父母听闻叶辉是此行的专家，遂携儿来京求医。当时叶辉为安安做了全面详细的检查，安排住院后亲自给他做了发育不良肾脏切除手术。现在一年过去了，安安健康活泼，家人悬着的心也放了下来。

在叶辉的从医生涯中，这样圆满的病例数不胜数，这也奠定了他在国内小儿泌尿外科的地位。

追求长远目标和效果

俗语云：三岁看大，七岁看老。这并非妄言，无数研究和事例证明，儿时遭遇的创伤对日后的性格有莫大影响，成年后，也会留下痕迹。因此，叶辉在治疗小儿泌尿系统疾病时，坚持以孩子身心健康为原则，提出医生不能目光短浅，要追求远期的效果。

周二叶辉出特需门诊，九点多，一对神色凝重的河北夫妇带着儿子小米上门求诊。小米今年6岁，半岁时查出先天性尿道下裂，在当地医院接受了手术，身体却一直未痊愈，几年来上厕所仍会漏尿。他妈妈心酸地对叶辉说："因为这病，孩子在学校都不敢和同学一起上厕所，怕他们看见后嘲笑自己，所以每次只能在厕所外边慢慢等。现在孩子还天天做梦说'做手术又漏了'。"小米已到懂事的年龄，一方面饱受疾病折磨；另一方面心理上感到自卑，沉默寡言，父母对此非常忧心。

叶辉详细了解了小米的病史，并做了仔细检查，随后拿出纸笔，在白纸上画出简单扼要的图表，向小米父母解析发病的原因与治疗方案。虽然治疗有望，叶辉还是痛惜地说："孩子病程这么久，应该早点带他来治疗，身体能少受点折磨，也不会造成心理创伤。"

据叶辉介绍，他接收的大多是先天性泌尿系统畸形患者，为了孩子的健康发育，在既定医学条件下，他通常会把手术时间定在患儿上幼儿园之前。"像小米这样6岁的孩子也可以做，不会有手术上的效果差别，但为什么要提前呢？因为考虑到他们的心理健康，不能站着尿尿的男孩有可能会被同龄人笑话，甚至被欺负。童言无忌，对看见的事情随便议论、传播，患儿很可能因此受到大家的歧视，给他的成长带来阴影。"叶辉说，如尿道下裂的孩子，一般选择在他一岁半的时候做手术。

手术时间上尽早介入，解除孩子的病患。面对小米这样已经错过早期有效治疗的小患者，叶辉就在门诊与家长多作沟通，提醒他们注重孩子的心理发育，这也是因为目前国内小儿外科还没有心理医生干预的先例，只能让泌尿科医生多承担一份责任。

叶辉的科室每年收治大量病人，承担着来自全国各地的疑难病症诊治工作。为了让这些孩子早日康复，诸多工作将他"霸占"，他都没有"私人时间"的概念。作为一个小儿外科医生，叶辉天天面对别人的孩子，却没时间去陪伴自己的儿子，当记者问及时，叶辉只是淡淡一笑："孩子现在已经长大了，也习惯了我的忙碌。"在记者看来，其实是他自己习惯并认同了医生这种职业的忙碌与无私。

选择最拿手的手术方式

治疗小儿肾积水是叶辉的专长，小儿肾积水由先天性肾盂输尿管连接部梗阻引起，轻度导致肾功能减退，重度患儿可能发展成高血压、尿毒症。叶辉的科室每年收治大量的此类患儿，他对此病也积累了丰富的临床经验。

门诊中，有位8个月大的下半肾积水患儿，重肾，双输尿管下半段已合为一体，先前在其他医院就治时，主治医生做了很多项目检查，诊断说患儿病情十分严重，需要动手术。考虑到孩子太小，家属对手术抱着怀疑的态度，后经别人介绍来找叶辉。叶辉仔细查看患儿的病历报告与CT后说："孩子现在的肾积水宽0.8厘米，临界值是1厘米，不用急于做手术，之后半年复查一次，如果有加重再考虑手术。"

虽然不用手术让家属松了口气，但家属还是不放心，叶辉解释说："重肾是大手术，手术持续时间较长，而孩子的情况比较复杂，一般患儿是上半肾积水，他是下半肾，且形成了单一的输尿管，不能随便给他动手术，再加上孩子年龄太小，积水值在正常范围内，应该继续观察。"短短的几句话，折射出叶辉的专业水平和手术原则。

手术是治疗肾积水等重度泌尿系统疾病最好的方法，但手术要选择合适的时机，最有利于患儿的病情。除此之外，手术也要"个性化"，因病人、病情不同，手术方法也不同，操作医生不同，在术式选择上也不一样。

叶辉告诉记者，小儿泌尿外科手术方法繁多，以常见病尿道下裂为例，其手术方法多达300余种，具体选择哪种术式，最考验医生的水平，因此手术效果是小儿泌尿外科医生水平的"试金石"。但每种术式都存在优缺点，目前国内外没有形成统一、公认的标准手术方法，因此，没有任何一个小儿泌尿外科医生敢说只用一种术式、一次手术可以治好所有患儿。"因为尿道下裂手术对技巧要求很高，比如尿道修复后不能狭窄，这会影响排尿，而且孩子排尿时，尿道的压力比较大，可能引发手术缝线处出现尿道漏，因此对一部分尿道下裂的患者，尤其是重度尿道下裂患者的手术不可能一蹴而就，有时需要做二次，甚至三四次手术。"叶辉说。

叶辉通过对各类手术方法潜心钻研，借鉴国内外先进经验，结合自己的临床经验和体会，根据不同的疾病类型，找到了自己最拿手的手术方法，其中常用的术式有四五种。虽说是"选择自己最拿手的术式"，其实质是在手术中他融入了自己的创新和技巧，以患儿的实际情况为依据，正如庖丁解牛，灵活熟练"用刀"，创造了非常高的成功率。

要不断地去探讨摸索

近几年来，叶辉科室接收的患儿日益增多，使科室仅有的30张病床供不应求。不断窜高的发病率让叶辉感到颇为无奈："从发病原因来看，可能跟环境污染等因素有关，但目前还没有一个定论。疾病已经发生了，医生只能通过不断钻研，来提高治疗效率与水平，让孩子们得到及时、有效的治疗。"

疾病普遍高发，国内小儿泌尿外科却面临着人才短缺的尴尬，这从整体儿科医生的配备数量可反映出来。在去年的一项调查中，按照美国儿科配备标准计算，国内儿科医生缺口为 20 万。"我们科室有 10 个人，要应对这么多的患儿还是非常吃力的，所以现在也在招人。"叶辉说，令他欣慰的是，首都儿科研究所附属儿童医院的好声誉、医院领导的支持、科室的先进医疗设备和地位等因素，吸引了不少人才前来应聘。

作为泌尿外科的主任，叶辉更注重对年轻医师的培养，在工作上处处提携年轻人，但同时对他们也严格要求，这也与工作的难度有关。"儿科医生不好当，小孩缺乏清晰表达的能力，而且有些疾病隐蔽性比较强，B 超也未必能查到病因，这就要求医生拥有丰富的临床经验去准确诊断。虽然泌尿系统疾病大多不会即刻威胁生命，但会影响到肾功能，降低日后的生活质量。所以新人需要有一个慢慢摸索和成长的过程。"在专业上不断督促进步的同时，他也教诲年轻医师要戒骄戒躁，坦诚地与家属多作沟通，因为疾病有其自身的复杂性，在现有的医疗条件下，不可能实现轻松解决所有的病症，达到患者及家属所期望的效果。有效的沟通则能避免误解与冲突的发生，使双方达成共识。

对人才的培养，叶辉也不局限于本医院、本科室，由于国内小儿泌尿外科的基层水平比较薄弱，叶辉有时会带上团队到地方医院去交流，普及专业知识。他还向记者介绍："现在国家有个很好的规定，要求三级医院的医生花一年时间去下级医院做培训、出门诊。以'规定'的形式，可以得以有效实施，使各级医院间的交流更为充分，缩小双方的技术差距。"

"虽是别人的目标，却从未放弃过前进的脚步"，这是叶辉医学生涯的写照，工作之余他仍然勤于科研、参与学术会议，业务上精益求精。他不仅是小儿"管道"的修理师，也甘愿作他们人生路上的"铺路石"。

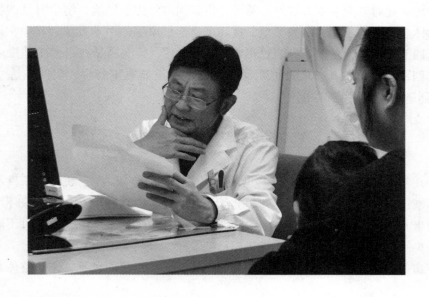

击撞精神卫生火花的勇士——杨甫德

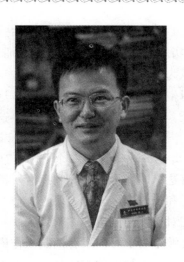

专家简介

杨甫德，北京回龙观医院院长，北京心理危机研究与干预中心主任，首都劳动奖章获得者。中华精神科学会副主任委员、中国心理卫生协会副理事长。

专长：治疗各种精神障碍、精神药物治疗、心理治疗。

出诊时间：周三全天。

或许是精神科医生职业习惯的使然，记者在与北京回龙观医院院长杨甫德交谈的过程中，他始终保持着缓慢的语速，沉稳的语调，神情严肃而不乏随和，很少伴有肢体语言动作。

1989年，当杨甫德毕业后，被分配到北京回龙观医院时，周边地区还都是菜地，医院的病房也都是破旧的小楼和四合院。

"当时，从北京市区打车到回龙观医院，几乎没有司机能知道还有这样一所医院，现在要是哪个的士司机还不知道，应该是孤陋寡闻了吧。"目睹这些年的变化，杨甫德深有感触，他既是见证者，也是亲历者。

24年过去了，北京回龙观医院已经发展成为一所三级甲等精神疾病专科医院，日常住院病人多达1400多人，杨甫德也从当年的精神科住院医生成长为一名精神科的专家，北京回龙观医院院长。

结缘精神卫生事业

"我清楚地记得上学的时候，有一次，老师给我们讲精神卫生课，他举了一个例子：有一天晚上，他睡梦中想去方便，就执着地去找厕所，最后终于找到地方小便了，结果发现却是在自己的床上，这时他已经是成年人了。"杨甫德说，老师后来研究，他执着地要找的这个地方，为什么最后会是这样一种情况。

经研究发现，一个人心理活动对生活、心理、情感和行为有着巨大的影响。

随着对精神卫生的逐渐深入了解，有时在街道上看到的行为怪异的精神病人，包括在精神病院实习的特殊体会经历，让学生时代的杨甫德对精神疾病留存了比较复杂的认知心理。

"觉得他们真的很痛苦，没有理智，也不能正常的表达自己，当时的治疗效果也不是很好。"杨甫德说，现在回头来看，其实病人并不一定觉得自己很痛苦，只是一般人看上去会觉得很痛苦，他们有可能认为自己很高兴。

因为痴呆病人是不知道痛苦的，所以精神卫生这个专业应该有人去做。这在杨甫德内心深处，一下子觉得多了一份社会责任，也更加坚定了自己要从事这个职业的决心。

20多年前，并不是学习精神卫生专业的杨甫德，选择这样一个职业，还是被很多人所不理解。早年的精神科医师可能都有这样的体会：家属和患者对治疗的期望值都不是很高，而作为医生的自我认同感和价值感也无法体现。

近年来，随着社会的不断发展和进步，人们对于精神卫生都非常重视，一旦患有精神疾病，都希望尽快治好，还要求他们能够重新学习，或者回归工作岗位上去，所以对医务工作者要求也大大提高了。让杨甫德颇感欣慰的是，随着更多的患者在这里治愈，这种价值感也得到了更大满足。

享受被认可的愉悦

杨甫德说，精神科很特别，有很多做了50多年精神科的医生，就有50多年追随的患者。患者的病治好了，他们也会想方设法地来看看医生，精神病人有时也很可爱。

在杨甫德的门诊，就有很多跟随他10多年的患者。"有些病人没有挂上我的号，只是愿意推门看一眼，跟我打个招呼，说我今天没有挂上你的号，然后就走了。"

"精神科医生有时候就是靠这样一些情感，受到鼓舞的。如果你总想，他们呆呆傻傻的，怎么和他们交流呢？患病的时候，他还会伤害你，甚至完全不领情，还会骂你、怀疑你，又怎么建立起自己的感受呢？"杨甫德说，医生也要寻找一种寄托，觉得他总会好起来，好了之后他总会明白，你对他付出的这些感情是值得的。

杨甫德向记者讲起，有些患者就给他留下了深刻的印象：他们完全接受医生的建议，恢复就非常好。其中一个后来还提干了，甚至还陪着中央领导一起出国，要是以前，这根本是不可能的事情。由此看出，社会的包容度也越来越高了。

"还有一位是严重的精神障碍患者，每次都要给他进行悉心地指导，如果他有任何问题，都可以随时来找我，恢复的情况也很好。"杨甫德说，如果没有细心周到的服务，他们是恢复不到这种程度的。

杨甫德认为，我们每个人不是在回忆当中找到一种认可，就是在现实的工作当中找到一点踏实，或者是在未来的憧憬当中找到一些愉悦。总之，你总会在这些方式当中，找到一些比较认可的地方。精神科医生，尤其如此。

认识误区有待转变

很多人都有这样一种错误的观念，认为得了精神病不用治疗，不用住院，也不用吃药。

"近年来，随着科学技术的巨大进步，药物的疗效越来越好，副作用也越来越小。以前只要患了精神疾病，几乎就是靠吃药物治疗，而且要吃很多药。由于老药的剂量都比较大，一吃一大把。"杨甫德深有感慨地说，现在的病人，有时候一天只需要服用一粒药。

除了药物取得巨大进步之外，还有很多非药物的治疗手段，也在突飞猛进地发展，主要体现在整个医学模式发生的重大转变。

在精神卫生领域，以前的观点认为是一种纯生物医学，任何疾病，肯定存在客观的一种病灶，比如说一定有感染、肿瘤、外伤等这种纯生物学的模式。

现代医学认为，很多疾病都和生物学、心理学、社会环境这三大因素有关系，而在精神科体现最明显，比如说抑郁症。

从生物学上来说，患者的大脑确实存在很多神经递质的功能下降或者功能异常。

从心理因素来说，患者性格上一定存有一些特征，比如说：有自卑、自我责任感过强、自我要求过高、心理比较脆弱，接受能力较差等。

再从社会环境因素来说，患者的人际关系，家庭氛围、婚姻情感，或者他有没有遇到失业，失学等生活事件的影响。

"抑郁症大概就和这几种因素全部都有关系，因此，我们要干预的时候，也需要生物、心理、社会这三个模式综合干预，这样治疗的效果才会更好。"杨甫德说，在大医学模式下，精神科有非常大的一个变化和体现。

要做一辈子服务专家

"我经常看到有些患者给我留言，就是希望多一点时间给他们看病。"杨甫德也很希望得到患者的理解，从内心深处，他愿意帮助更多的患者，可是作为院长，他的行政事务太忙，毕竟一个人的精力有限。

杨甫德坦言，这也是目前公立医院普遍面临的一个现实问题。一方面，医院需要这种职业化的管理者，把大部分时间用在管理上；另一方面，院长也是一名医生，也要成长为一名专家，为患者服务。

杨甫德认为，看病是一名医生的天职，但是一定要处理好管理和业务的关系。作为医院的管理者，肩负着"一岗双责"的重要角色。首先，管理是第一责任，因为你是一名院长；其次，你才是一名医生，这样的角色定位应该更加准确。

"事实上，我现在应用在临床的时间相当少，每周最多只有一天时间，而且还经常保障不了。比如说，要经常开会，参加一些其他社会活动等，就保证不了出诊时间。"杨甫德说，面对患者，他总是觉得很歉疚。

"有时候，我甚至在想院长当几年就行了。可是做专家，是要一辈子为患者服务的。"杨甫德如是说。

跟诊记

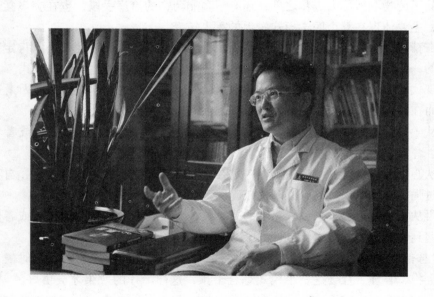

开创精神康复新阵地——崔　勇

专家简介

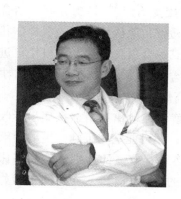

崔勇，北京回龙观医院康复科主任，主任医师、教授。承担着多项精神康复继续教育项目，担任中国音乐治疗学会的副理事长兼秘书长。先后承担首都医学发展基金及国际科技合作项目基金等多项科研课题，率先将临床美术治疗应用在精神疾病康复。

专长：精神分裂症、抑郁症、双相障碍的诊断、治疗和心理社会康复。

出诊时间：周四上午。

　　周三上午 7 点 30 分，北京回龙观医院精神康复科主任崔勇已经到了医院，此时，离正常上班时间还有 30 分钟，作为医生的他已经习惯提前到岗。

　　崔勇自大学毕业后便默默地坚守在医生这一岗位，一干就是 20 余年。工作中对待每一位就诊的患者，他都是全身心投入。在缓解患者病痛的同时，还为其长期的康复、回归社会打下了良好的基础。

经验与责任是疑难重症的顽敌

　　尽管当天要在全科职工面前进行述职报告，但崔勇还是抽出时间做了"科主任要做好三级查房"的工作。查房可以及时掌握新入院、重症及疑难症病例的病情，以便及时给予恰当的医疗处理。

　　"除了每天的常规查房外，还要组织全科医师进行 2～3 个小时的病例讨论，这是对重症、疑难症患者的诊断和治疗的一个会诊。"崔勇说，目前精神类疾病的诊断不像其他疾病，有客观、直观的指标，它主要靠医生的临床经验，根据详细的病历资料及患者的临床表现去判断。对于重症、疑难症的患者还要结合他们在日常生活中的表现，反复搜集病史资料进行讨论，以便做出更加准确的医学判断。诊断中，尤其是对伴有躯体疾病患者的判断，相对来说更难一些。

不久前一个病例，给崔勇留下了深刻的印象：一个不到 20 岁的女大学生，开始时总觉得头疼，稍微活动就觉得特别累，后来发展到连走路也感觉疲劳。家人怀疑其脑神经有问题，就带到一家综合医院的神经内科检查，结果发现脑电图有异常，就按照神经科医生的建议做相应的检查。

在检查过程中，女孩突然出现了异常的兴奋症状，家人又怀疑她患了精神疾病，于是直接把她送到回龙观医院就诊，并住院接受治疗。"崔勇介绍，结合家属提供的病史资料和当时的神经系统检查及精神检查，他认为患者的精神症状是器质性病变引起的。于是他建议家长，最好先转到综合医院的神经内科作更进一步的治疗。在之后的随访中得知，女孩经过多学科会诊，诊断为"病毒性脑炎"，并且在转院不久后便出现了病毒性脑炎的高烧症状。

"如果当时没有考虑那么多，也不去鉴别，就单纯地作为精神疾病患者收进医院做治疗，该患者病情非但得不到及时的控制，还可能耽误了她一生的健康。"崔勇说，作为医生必须为患者及其家人负责；必须有较强的鉴别、诊断临床技能；才能对疑难病症作出恰当的诊断和有针对性的治疗，才能真正意义上做好自己的本职工作。

多元与创新是患者康复的良方

"作为精神科医生，取得患者的信任非常重要。因为每一位患者症状都不尽相同，特别是重症精神疾病患者，一般都没有自制力和自知力。他们多数不想住院，甚至会对医生产生敌意，做出一些不合乎常人的举止，或者是带有冲动性的言行。"崔勇说，这时医生就必须有耐心进行安抚，确保正常的医患关系，让他们逐渐产生信任感。

经过多年的摸索学习和借鉴国外经验，他率先在国内开展了始动性训练、文娱性训练、家居操作性训练、社交技能训练等一系列规范化的康复治疗措施，尤其是音乐、舞蹈、美术等艺术治疗方法的引入更加丰富了精神疾病的康复领域。

此外，崔勇还借鉴了国内外的康复技术，通过与日本、韩国等国的美术治疗专家的学术交流，并把应用于其他领域较多的美术治疗理念，创新、引进于精神康复领域，开创了国内美术治疗精神疾病的先河。

如今，运用艺术疗法进行精神疾病的康复治疗取得了很好的治疗效果，这也使回龙观医院一直走在精神康复治疗领域的前列，引来了很多医院同行们的参观、学习。

崔勇说，之前很多人认为做恢复期的辅助治疗（也常叫作"娱疗"）被看作是"带病人玩"，没有多大的作用。现在通过各种艺术治疗的开展，能够帮助患者在疾病恢复过程中促进心理成长，有利于恢复社会功能，这种理念的引进，不仅丰富了精神康复医学的学科内容，还满足了不同患者的需求。

家庭配合与及时就医同等重要

崔勇介绍，精神类疾病的康复，从病人入院就要求考虑，药物治疗的选择、各阶段康复措施的实施等，康复训练工作贯穿疾病治疗的全过程。

崔勇说，精神疾病多发病于青年时期。然而目前的这一群体中独生子女较多，家属对疾病治疗效果的期望和康复需求都比较高，但由于他们缺乏相关的知识，很容易出现"病急乱投医"的情况；此外，有些患者认为，通过门诊治疗和药物治疗三四个月之后，病情好转了，认为药对病人副作用大，就擅自停药，结果导致二次复发，加重其治疗难度。

面对这一情况，对每个来就诊的患者都要花大量的时间和精力进行评估。评估后，详细告诉他们基本病情、治疗措施，以及恢复期可能会出现的情况等就显得尤为必要。崔勇认为，家庭在该疾病的治疗和预后、愈合扮演着重要的角色。

有患者因家属对其过度保护，社会交往技能等全部由家属代替了，重症患者大多数都有社会功能减退的情况，这样患者就无法做到自己独立生活，也不是严格意义的回归社会。

在此，崔勇特别强调：精神类疾病从发病到治疗应该是时间越短越好，康复训练越早开始效果越好。病人的家属需要多了解相关的精神疾病防治和康复知识，接受专业人员的系统培训，以便帮助自己的亲人更好地早日康复。

全方位拓展让患者顺利康复

精神卫生工作者的一项重要使命，就是要让患者能够恢复其社会功能，和正常人一样生活。

为了帮助患者更好地回归到社会，2004年在崔勇的努力下，成立了北京市首家精神病患者开办的小卖部，主要服务医院所有住院患者，建立起患者与他人之间的服务和职业交流。

通过该项职业技能训练，小卖部工作人员每周一至周五在医院接受治疗，周六、日出院回家，增加与外界的交流，减少由于住院对社会功能的影响，通过这样的训练，患者的社会功能进一步增强了。

近年来，康复科通过开办小卖部、流动图书车、洗涤中心的职业康复工厂、农疗康复基地等，让病人和正常人一样，一起上下班。这对于他们提高自我认识，消除疾病的病耻感，也能起到一定的促进作用。同时，职业技能也得到了提高。

针对不同的精神疾病患者，开展不同的需求，以及通过多元化的康复治疗，最终让精神疾病患者真正回归社会，这是崔勇最大的期望。

崔勇特别呼吁：对于精神疾病的治疗，除了科学、规范的治疗以外，还应该加大对精神疾病治疗和康复科研的力度，让得到验证的、新的、有效的康复技术应用到社区去，鼓励全社会关注精神病患者；消除偏见和歧视，并积极寻找更多的途径（譬如建立过渡性康复机构、中途宿舍职业康复站等）让患者早日回归社会，达到职业康复。

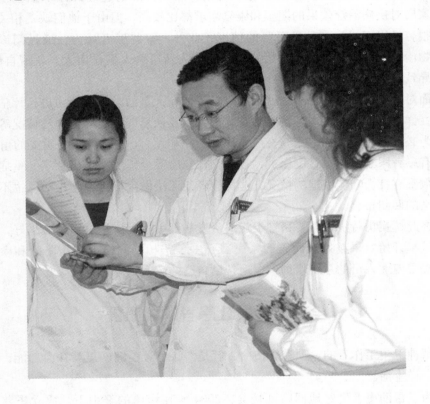

探索生命禁区，创新永无止境——王立祥

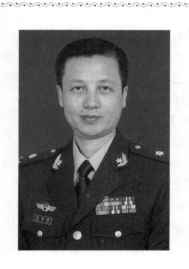

专 家 简 介

王立祥，中国武警总医院急救医学中心主任、主任医师、教授、研究生导师。
专长：疑难急危重病的诊治，尤以心肺脑复苏领域为专长。

不在战场，胸中却时刻翻涌着硝烟弥漫的前线；未上前线，肩头却时时扛着打赢的重担；厚积薄发，数十项科研课题突破卫勤保障的"瓶颈"；刻苦攻坚，急救领域的医学难题被一道道破解。这是武警总医院急救医学中心主任王立祥的真实写照。

这个不算魁梧的东北汉子，从医 30 年，处处践行着一名优秀医学科技工作者的理想和追求。他潜心研究急救医学，获国家专利发明 16 项，全部应用于部队中。

破解心肺复苏的"迷宫"

1982 年，即将结束五年军医大临床本科学习的王立祥，面对内外科专家同时抛出的橄榄枝很是举棋不定，走哪条道路可以实现自己的医学抱负呢？一次偶然的经历让王立祥认准了急救复苏这条道儿。

那是王立祥毕业前在第三军医大学急救中心实习的一个晚上，突然接到电话任务，一位附近基层部队的战士心肌炎，突发昏迷，需要急救。那天雨下得特别

大，经过 1 个多小时的奔波，王立祥跟同事们赶到了部队驻地。进去时，只见战士平躺在地上，察看生命体征，心跳、呼吸已经全无。医生们迅速展开急救手段，但 20 分钟过去了，战士的心跳始终没有恢复。看着战士越来越凉的身体，感受着战友回天无力的痛苦，王立祥也十分心痛。人的心脏只有一个，没有了就无法活着，医生不就是帮助人们更好地活着吗？茅塞顿开的一瞬间，王立祥坚定了事业的方向。

从此踏上研究急救心肺复苏的领域，一做就是 30 年。

近年来，战场急救越来越被西方发达国家所重视，形成了一套规范体系，而在武警部队，急救医学专业的发展还相对落后，特别是在攻克一批急救医学难题上，装备、技术都面临着严峻的挑战。和别的医生不同，王立祥除了专注于临床救治，将更多的精力放在了研究急救技术，解决部队实际问题。

1990 年，在为一位战士做心肺复苏急救失败后，王立祥陷入了沉思：长时间胸外按压会使心脏变形渐失弹性，心脏泵血也随之减少，所以会复苏失败。如果能发明一种器械，变'按'为'提'，通过主动提拉使胸廓快速复张，心脏将随之被充盈，将能增进排血，说不定就可以将战士救活来。

灵感迸发之后，对王立祥来说，就意味着要一头扎进去，破解迷宫。多少个夜晚，王立祥趴在办公室的办公桌上写写画画，忘记吃饭也忘记睡觉。为制作一个半径 6 厘米的小吸盘，他跑遍北京大大小小 10 多个橡胶厂，绘制了上百种设计图纸。为了验证效果，他又冒着肋骨被压断的危险，在自己身上反复进行了数百次提拉试验，胸部多处瘀血受伤，肿得透不过气来，最终换来了新型杠杆吸盘式心肺复苏器的研制成功，并首次获得国家首届发明金奖，被国家科技成果评定委员会称之为"心肺复苏装置的重大创新"。

说起来，连王立祥自己也记不清，究竟有多少件国家专利是这样拼上性命才诞生的。翻开王立祥的工作笔记，"凝神聚气"和"坚守、坚持、坚强"的座右铭，始终激励着王立祥奋斗、成长。

成功研制"高原增压帐篷"

近年来，随着职能使命的转变，部队医院承担着越来越多的卫勤保障任务，为了将自己的成果应用于实践，每次王立祥都带着所学所想首当其冲。一次，在随总医院派往西藏的高原巡诊医疗队出队途中，王立祥发现，驻扎在高原部队的官兵所患疾病，多由于海拔 3 千米以上气压低、人体缺氧，加上寒冷和辐射等因素引起。解决这一难题，研究"高原增压帐篷"，使高原地区的伤病员可以在帐篷里享受到平原空气的想法，在王立祥脑海中应运而生。从高原回来，为了思考具体实施方法，之后的很多天，同事们见到的王立祥，都常处于"老僧入定"

般的境界。

一天，他正反复思量着一个设计细节，突然，思维仿佛太阳黑子爆发般灵感乍现。他大叫一声"嘿"，异常兴奋地抓过身边的纸笔，迅速画出设计草图，标注起各种详细数据及文字说明，而闻声赶来同事还以为出了什么大事。2008年，"高原增压帐篷"研制成功，被北京奥运会选中，在珠峰传递奥运圣火时，随队助力火炬手登顶珠峰成功。这个好消息让王立祥和战友们兴奋了好长时间。

王立祥说，自己一直带着一个不变的思维去工作，就是从临床最实际的问题出发，查找问题，创新性地解决问题。而谈到对创新的理解，王立祥则说："人们惯常认为创新就是对科研问题钻深钻透，可能我跟大家的方法不太一样。就比如到图书馆，有的人是看书，而我是到图书馆写书，有纲有目，让书为自己服务，很快就能屡出思路。"

"野战多功能救援背囊"的新鲜出炉

作为武警部队急救和心肺复苏领域的专家，虽然不能每次都深入战地一线，但是根据战场实际，设法取得第一手资料，解决官兵急救的真正问题，一直是王立祥各项研究的基础。2009年，在观看关于新疆"7·15"维稳的电视报道中，王立祥想到，战时部队集结过程中，官兵24小时以上蹲在卡车上，下肢静脉曲张发生率很高。由此研发的"现代绑腿"受到了部队官兵的热烈欢迎。

一次，在随中国国际救援队在凤凰岭基地的演练中，王立祥看到刚刚拉练回来的队员背的救援背囊功能太单一，联想到，如果能将救生、太阳能充电、睡囊、简易担架、骨折固定器、斗篷披风等功能都集合于背囊的一体，那将给实际

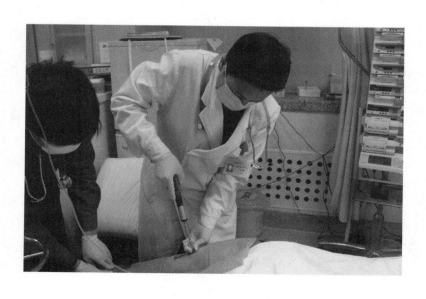

作战带来很大帮助。不久，研制的"野战多功能救援背囊"新鲜出炉，实用性受到了官兵的广泛称赞。

30年如一日，王立祥取得的创新性成果可谓光彩夺目。他主持了全军"十二五"医学科技心肺复苏重点项目，发明了杠杆吸盘式心肺复苏器、腹部提压器、感控式复苏背板、骨髓腔输注驱动器等9项心肺复苏装置，获得16项国家专利；创新了胸外提压、腹部提压、经膈肌下抬挤、双下肢加压等9种心肺复苏新方法，其"个体化心肺复苏系列研究"等获军队武警科技进步二等奖4项，获首届中国发明金奖；主编了《临床医源性心脏骤停》等6部专著，发表学术论文200余篇；2012年，被评为全军优秀科技工作者。

谈到成绩的取得，王立祥很恬淡："都是应该做的，没有什么，'探索生命禁区，创新无止境'，这本就是急救医学工作者的使命，为了部队能打赢，我们医生就不能停步，必须前进、再前进！"

微创让拔牙"很轻松"——侯文辉

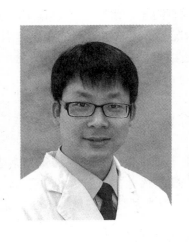

专家简介

侯文辉，武警总医院口腔综合科主治医师，毕业于第四军医大学口腔系，曾在解放军总医院口腔科工作。多次被评为医院优秀医生，发表多篇口腔论著。

专长：微创拔牙，颌面部外伤美容修复，牙体、牙髓、牙周治疗，烤瓷冠修复，活动义齿修复。

出诊时间：周一、周三、周四、周五、周日（全天）。

俗语有云：牙疼不是病，疼起来真要命。牙周炎、龋齿、智齿……牙疼的痛苦众所周知，而相比牙疼，估计更让人望而生畏的，是去除这个痛苦之时，引发的另一个"痛苦"的拔牙过程。拔牙时，怎样减少疼痛、缩短拔牙的时间成了大众最关心的话题，武警总医院口腔综合科新创的微创拔牙术就此应运而生。有人称："微创拔牙非常人性化，似一把温柔的快刀。"

"虽然，牙病看起来没有危及生命危险，但不少牙病的危害已远远超出牙齿本身，关系到人体重要脏器，成为许多死亡率极高的疾病诱因。"武警总医院口腔综合科主治医师侯文辉大夫建议，及时定期检查，是缩短治疗疗程，减轻病痛，也是降低治疗费用的最好办法。

摒弃锤凿：拔除智齿不恐惧

随着技术的发展和科研工作的深入，武警总医院口腔综合科解决拔牙的钻心之痛，已经有了一项新技术，即微创拔牙术。它不仅解除了拔牙的恐惧和痛苦，而且还解决了拔牙的禁忌。这项技术也是武警总医院口腔综合科的新创手法。

177

微创拔牙新技术，是指采用特殊的微创拔牙器械以及涡轮动力切割，避免了传统方法挺、敲式拔牙对患者造成的痛苦及心理恐惧感，患者的拔牙创口小、时间短、并发症少。微创拔牙器械具有独特的形态及经过特殊设计的锋利工作端，可以非常容易地进入牙根与牙槽骨间，切断牙周膜，轻柔地拔除牙齿。

侯文辉介绍，微创拔牙术通常应用于下颌第三磨牙（俗称智齿）的拔除。很久以前智齿还是口腔中第三对"加工"肉食的磨牙。由于大脑的发展，下颌骨发生了变化，口腔变得拥挤不堪，于是智齿失去了它原有的作用。临床上根据智齿的长轴于第二、三磨牙的长轴关系，分为垂直阻生、水平阻生、近中阻生、远中阻生、颊向阻生、舌向阻生、倒置阻生等情况。下颌阻生智齿的存在常引起反复发作的冠周炎，严重者可使相邻正常磨牙发生龋坏，因此，从预防的角度而言，早日拔除可预防很多因其引发的问题。

人文关怀：亲和力消除紧张情绪

在采访时，记者碰到前去看牙的小郑，她由于工作繁忙，熬夜加班是常事，生活作息很不规律，所以上火是常事。小郑说，最能感觉自己上火的"零部件"就是智齿，已经折腾了她好几年，想起道听途说血淋淋的拔牙场景，不到忍无可忍，还是不想对其"大动干戈"。

经去年一年的坚持，小郑已忍无可忍，为了今年夏天能少点疼痛，下定决心，前来拔出后患。

"来，张开嘴，我先给你看看……"侯文辉一边说着，一边示意小郑仰坐在手术躺椅上，帮着系上牙科围巾，左手轻扳她的下巴，右手拿着牙镜，借助头顶的裂隙灯，仔细地观察着她的牙齿。在检查后，凭经验断定其是智齿牙根横卧，但为了保险起见，还是建议她去放射室，拍了 X 线片，予以确定。结果证实，如果不及时拔除，任其发展，智齿将会对第二磨牙"下手"。

看到小郑攥紧拳头的"忐忑状"，侯文辉开导说，不要紧张，既然都有勇气走进口腔门诊来求诊，剩下的就都交给我处理，前提是你要信任我。

在打麻药时，侯文辉善意的提醒，有点疼，要坚持一下。而后小郑觉得注射针刺进牙龈，凉快感之后，就是木木的疼，嘴里似乎有股铁屑味。

"耐心等待几分钟，一会就可以拔牙了。"为了让小郑放松心情，侯文辉大夫和她聊着一些有关牙齿保健的轻松话题，并观察着她的状态。过了不到五分钟，"你张开嘴我给看看，好嘞，自然点，不用很大，别使劲……"

这时小郑觉得智齿下的牙龈稍微有点疼，她描述说："感觉医生似乎是拿了一个平头铲子一样的东西，铲了几下，后来又不知用了什么工具鼓捣着，最后用一个吸附器之类的器具就把牙齿拿出来了，前后也就大概两三分钟。"

"当啷"一声，智齿被扔进了存放废物的垃圾桶。

"好了，现在敷上碘酒药棉后，用牙齿咬一下，半小时后就可以去掉，没其他事了，你可以下来了。"

这时的小郑，似乎还没有反应过来，准备了很久忍痛的情绪，还没来得及释放，智齿就这样轻易地被"拿下了"。

事后，侯文辉叮嘱：拔牙的当天不要吃太冷、太热或太硬的东西，其他的就没什么禁忌了。面对记者的询问，小郑她很确信地说，原来拔牙"很人性"，一点都不疼。

微创拔牙：规范流程很重要

侯文辉解释：微创拔牙，"微"，首先要求拔牙操作轻微、轻柔，避免暴力；另一层含义是指语言的轻微、温柔，是一种人文关怀，拔牙所造成的紧张情绪，可通过医生的暗示、交流和精神关怀得到缓解或消除，以达到既无操作上的恶性刺激，也无精神上的恐惧。"创"则表明无论"微"到何种程度，仍然有创伤，尽量将创伤减少至最低程度。微创拔牙的实施对医生的医德、技术水平、拔牙理念以及微创拔牙器械提出了更高的要求。以往那种"开山凿石"式的拔除方法正逐渐被微创拔牙术所取代。

下颌阻生第三磨牙拔除是口腔科常见的复杂手术，其难度高、损伤大、手术时间长、并发症多。微创拔牙术可以克服这些缺点，是牙槽外科的发展趋势，近几年来已受到临床医生和患者的普遍欢迎。武警总医院采用微创拔牙术，结合本科室的长期临床实践经验，总结出全新的牙拔除术理念——"标准化的器械""微创化的技术""规范化的操作"及"人性化的服务"，完善了下颌复杂阻生第三磨牙的拔除方法，且得了较好的临床疗效。

在患者小郑看来轻而易举的拔牙过程，侯文辉解释说，还是有一套很规范的操作流程需要遵循的。

患者小刘的智齿长得有点复杂，手术前，也是按常规拍摄 X 线片，了解阻生情况、牙根形态、分析阻力、制订简单的手术方案。

侯文辉说："打的麻药是2%利多卡因，进行下颌神经阻滞麻醉和第二、三磨牙颊侧浸润麻醉。根据其牙齿的具体情况，需要设计软组织瓣，要全层切开黏骨膜，在阻生第三磨牙牙冠与牙颈部之间做三角形牙龈组织切除，若是颊侧低位阻生，还要在颊侧做一个附加切口，长度应能显露埋伏牙。并采用骨膜剥离器分离牙龈和颊侧黏骨膜瓣。再使用冲击式气动手机和专用长钻针，去除牙齿冠方骨质和部分颊侧骨质。用45°仰角冲击式气动手机将牙齿切割分块。然后分别用微创拔牙刀将分割后的牙冠挺出。用窄挺插入近中颊侧骨壁与牙根之间，挺牙根向近中间隙移动，待牙根挺松向前移位后，改换宽挺向上挺撬，使之脱位。若向上挺出脱位时受到邻牙阻挡，可将牙根近中阻挡部位磨除后挺出。若为双根，分开后依次挺出。最后用刮匙刮净拔牙创内碎骨片、碎牙片，有骨板折断者应复位，让新鲜血块充满牙槽窝，缝合1~2针。术后还需要口服抗生素。"不过也就几十分钟，侯文辉也帮着小刘把智齿清除了出来。

微创拔牙术以其创口小、出血少、痛苦轻、时间短、术后并发症少的优点，提高了患者对治疗的认同和对医生的信任，对医患关系的改善具有促进意义。侯文辉最后总结说，传统的拔牙手术正向着微创化、舒适化、规范化、人性化方向发展，未来，微创拔牙理念和技术，必将在中国口腔外科领域得以迅速推广和应用。

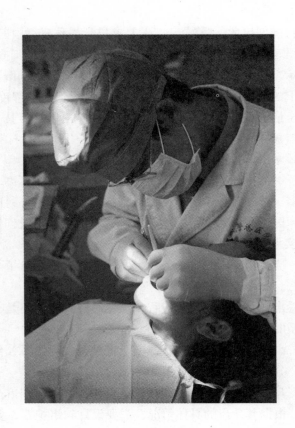

率团队"从军"创业——姜卫剑

专家简介

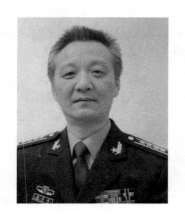

姜卫剑，第二炮兵总医院副院长，"全军脑卒中医疗救治研究中心"主任，主任医师，教授，博士生导师。国家卫生部神经介入专家组组长，中华医学会放射学分会委员、神经影像学组副组长、介入学组副组长，目前，承担国家重点基础研究计划（"973"计划）课题。

专长：心脑和外周血管病血管内治疗、肿瘤与非血管介入手术。率先开展颅内动脉支架成形治疗研究，成功植入我国第一例 Apollo 和 Wingspan 颅内动脉支架。缺血性脑血管病介入，特别是颅内动脉狭窄支架成形术的手术量为世界最多，并发症率最低。

出诊时间：周五上午。

第二炮兵总医院副院长姜卫剑是医疗界的顶尖专家，是我国缺血性脑血管病介入治疗领域的开拓者与引领者，对脑卒中诊疗具有深厚的理论功底和丰富的临床经验，技术威望和地位扬名海内外。

为了造福更多的脑卒中患者，实现毕生的远大抱负。2012 年 6 月，姜卫剑率领 3 名"精兵强将"集体特招入伍，在第二炮兵总医院组建了"全军脑卒中医疗救治研究中心"，形成了规范、系统、完备、快速的"一站式"救治体系，建立了卒中单元治疗、介入治疗、外科手术治疗等多种治疗模式，使得患者能够在 60 分钟内完成从急诊窗口到接受溶栓治疗的所有诊治流程。

近日，记者对这位国际顶尖的医学专家进行了深入采访，为读者解读姜教授的"人生三部曲"。

医者仁心：为救治脑血管病首开先河

"医生，求求你救救我父亲，求求你了……"一名脑血管病患者的女儿双膝跪地哀求着医生。可因医疗设备和技术落后、延误了最佳救治时间，一名40多岁的壮汉离开了人世。每每谈起曾经的那段刻骨铭心的经历，姜卫剑总会忍不住泪水在眼眶里打转。

20世纪80年代初，初出茅庐的姜卫剑目睹了太多的患者被"脑血管病魔"夺去了宝贵的生命，然而在病魔面前他却总是无能为力。看着那么多人因患脑血管病而悄然离去，那么多家人忍受失去亲人的苦痛与折磨，姜卫剑的心一次次比针扎还疼。

为患者解除病痛，挽救鲜活的生命是一名医生的天职。年纪轻轻的姜卫剑就在心中立下誓言：拼尽全力，战胜脑血管病！姜卫剑深知，光有远大的理想和抱负是远远不够的。为了在脑血管病治疗领域有所突破，他牺牲所有休息时间，向脑血管病发起"总攻"，不分昼夜潜心研究脑血管病的治疗方法和路径。为从根源上治愈脑血管病，他对脑血管病种类、发病前期症状、发病后的治疗和治疗后的并发症展开了深入细致的钻研，对国外先进技术和脑血管病治愈案例进行细致分析，在摸索和实践中总结脑血管病的治疗方法。

通过不懈努力，2000年，姜卫剑在首都医科大学附属北京天坛医院组建了国内首个多学科脑血管病介入诊疗团队，专门针对如何降低颅内动脉、颈动脉、椎动脉狭窄等缺血性脑血管病介入治疗的围手术期风险，及提高手术成功率等关键问题进行深入、系统地研究。众多科研人员的加入，让姜卫剑实现梦想的羽翼日渐丰满，一帮不甘平庸的年轻人常常碰撞出"思想火花"。很快，由姜卫剑领衔的国内第一个适用于颅内动脉专用支架研制成功，建立了术前个体化评估、手术操作规范和围手术期管理诊疗体系，为脑血管疾病救治首开先河。迄今为止，他率领团队成功实施脑血管病介入手术近5000例，为数以万计的患者摆脱了病魔困扰，受到社会各界广泛赞誉。记者把这组数据与国际上同期公布的脑血管手术进行了对比，姜卫剑团队实施的手术数量最多，治疗效果最好，并发症发生率最低，形成了独树一帜的国际品牌。

凭着对事业的执着追求，姜卫剑成为国内外著名的临床研究专家，国家卫生部神经介入专家组组长、美国综合实力排名前五名的克里夫兰医院脑血管病中心兼职医师，为提高我国神经介入治疗在国际学术界的影响和地位做出了卓越贡献。

第 二 曲

实现跨越："从军"创业破解"看病难"

据有关统计显示：全世界 1/6 的人在一生中会患脑卒中，每 6 秒，卒中杀死一个人；每隔一秒，有一个人发生卒中，不分年龄和性别。我国是脑卒中高发国，每年正以 8.7% 的速度递增。目前，卒中已经成为我国首位致死和致残的主要病因。2007 年，我国新发脑卒中 270 万，其中 1/3 死亡，1/3 残疾。脑卒中是一种医学急症，一旦症状出现，治疗时间非常有限，也非常重要。

当记者问起为何有登峰造极的地位，还会毅然率团队从军时，姜卫剑的眼神瞬间变得凝重起来。原来，他一直有一种深厚的"军人情结"，从小就希望有朝一日能穿上绿军装，将自己所学的知识和技术无私地奉献给军队。可让记者感叹的是，这并不是姜教授率团队从军创业的根本原因，而是他想建立完整的脑卒中救治体系，破解脑卒中患者"看病难"，让更多的脑血管病患者得到最及时、最科学、最有效的救治。

为什么有了先进诊疗技术，依然有那么多患者在我们眼皮子底下失去生命？悲痛之余，姜卫剑和团队总结分析原因，得出了最终结论：要有效挽救脑卒中患者的生命，必须具备完整的救治体系，争分夺秒与时间赛跑，并且必须赢，因为赢时间就是赢生命！

所谓无巧不成书。正当姜卫剑苦苦追寻脑卒中救治的新突破时，第二炮兵总医院对脑卒中防治方面引起了高度重视，经过反复论证和多方协调，姜卫剑率团队走进了军营。穿上军装的姜教授，内心的那份喜悦和兴奋溢于言表："没想到自己真的能成为一名军人，这是一个全新的旅程，我一定带领团队为部队医疗卫生事业多做贡献，使更多的官兵和百姓受益。"

为给姜卫剑团队提供施展才华的广阔舞台，上级机关和院领导给予了大力支持和帮助，任命姜卫剑为副院长，引进了一批最先进的诊疗设备，配备了一流的重症监护病房和强大的医护队伍，由姜卫剑领衔的脑血管病救治中心很快建立起来。

经过半年的整合和实践，一个有生机、有成绩、有前景的学科脱颖而出。经过总后勤部卫生部评审，该中心被批准为"全军脑卒中医疗救治研究中心"。

谈起"全军脑卒中医疗救治研究中心"的重大意义，姜卫剑动情地说："这是源于优化内部资源、整合学科实力、顺畅医疗流程、拓展服务功能的长远考虑，它减少了内耗，突破了"瓶颈"，打造了"人无我有"的技术品牌，推动了我国脑卒中防治技术整体跃升。"在该中心成立揭牌仪式暨新闻发布会上，姜卫剑的发言震撼全场："我们迈出了解决脑卒中患者'看病难'问题的关键一步，前面的路任重道远"。

第 三 曲

喜唱凯歌：脑卒中不再是"医界大难"

没有多学科、多部门密切配合与协作，脑卒中的救治效果甚微。这也是困扰医学界的一大难题。

"感谢姜教授让我爱人重新获得了健康，除了感谢，还是感谢……"颅内动脉狭窄患者王先生的妻子喜极而泣。4月17日上午，记者在二炮总医院"全军脑卒中医疗救治研究中心"手术室外目睹了这感人的一幕。据了解，两小时前，姜卫剑率团队为王先生成功实施脑血管支架介入手术，使他恢复了正常功能和生活。

谈起"全军脑卒中医疗救治研究中心"的突出亮点，姜卫剑的脸上总掩饰不住一份自豪和欣喜。他说："这个中心彻底打破了传统科室的医疗模式，有机整合了神经内科、神经外科、神经介入科、急诊科、放射科、超声科、检验科等多个学科，建立了跨学科、跨专业的组织化脑卒中防治新模式，提供了个体化与标准化相结合的有效治疗措施，有效缩短了脑卒中院内诊治时间。"

在姜卫剑的领导和管理下，如今，二炮总医院在脑卒中救治上已形成了规范、系统、完备、快速的"一站式"救治体系，使得患者能够在60分钟内完成从急诊窗口到接受溶栓治疗的所有诊治流程。数据统计，自该中心成立以来，姜卫剑率团队成功实施急性脑卒中手术数百例，逐步实现了"不延误、急救治"的急性脑卒中救治目标。

姜卫剑团队在快速救治急性脑卒中方面积累了丰富的经验，在多学科协作方面探索出了一条成功之路。前不久，姜卫剑发起并启动了"急性脑卒中联合救治工程"，北京地区29家医院加盟该工程。该工程以患者获益最大化为宗旨，实现跨区域、跨医院、跨领域的联合与协作，达到资源共享、信息共享，实现脑卒中患者救治绿色通道无缝对接，使脑卒中患者享受到最优质、最高效、最满意的医疗服务。

姜卫剑团队的加盟，使二炮总医院成为国家神经介入技术培训基地，军队也仅此二炮总医院一家，姜卫剑通过手术示教、病例分析、授课辅导等形式，对全国各地医院的21名技术骨干进行了全方位培训。将最实用、最有效、最利于推广的脑卒中防治技术辐射至全国，造福更多患者，使脑卒中救治不再是"医界大

站在名医身边——跟诊记
人民好医生

难"。

　　"我最远最大的目标是让所有脑卒中患者都能摆脱病魔困扰，喜获新生。从目前的救治范围和案例来看，距离目标还有很大的差距，但我坚信，只要我们不抛弃不放弃，一定能让脑卒中患者重圆健康梦！"在记者采访接近尾声时，姜卫剑慷慨激昂的话语着实令人敬仰。

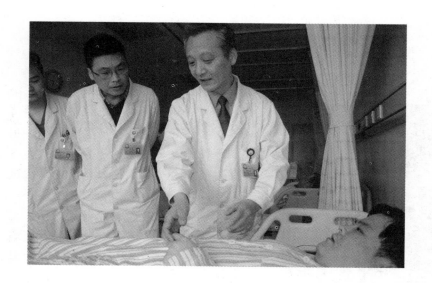

站在名医身边——跟诊记
人民好医生

演绎"医学传奇"人生——周丁华

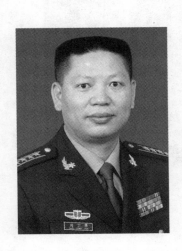

专家简介

周丁华，第二炮兵总医院副院长、"全军肝胆胃肠病专科中心"主任，医学博士后，主任医师，博士研究生导师，中央军委保健委员会会诊专家。享受国务院颁发的政府特殊人才津贴，及军队优秀技术人才一类津贴。

专长：肝胆胰脾复杂疑难病的诊治，尤其在终末期肝病、肝脏移植、复杂疑难胆道及胃肠疾病、巨大肝脏良恶性肿瘤和胰腺外科等高难手术方面具有较高的造诣。

出诊时间：周二下午（肝胆胰肿瘤微创/超声消融），周四下午（特需门诊，肝胆胰外科/肝脏移植）。

从大学本科到颇有造诣的医学博士；从一名普通医生到担任第二炮兵总医院普外科主任，再到医院副院长，周丁华一直在创业的路上牢记使命，潜心攻关，情系患者，取得了一项项骄人的成绩，创造了一个个生命奇迹。

在采访中，这位笑容可掬的医学名家几次坦言："既然选择从医，就要把职业当事业，视患者如亲人，这样才对得起自己，对得起患者。"

超越自我，是他从医的目标

2003年，36岁的周丁华谢绝导师外科学大师黎介寿院士的挽留，踌躇满志地从南京军区总医院博士后工作站，回到培养他多年并寄予厚望的第二炮兵总医院。

"我国是世界第一肝病大国，而作为拯救晚期重症肝病患者生命唯一有效方法的肝移植在国内还处于起步阶段。我要把肝移植变成总医院的临床常规手术，挽救患者生命。"当时还只是位普通医生的周丁华，向时任院党委班子描绘了他心中的梦想。没想到，他们的想法不谋而合。从此，周丁华的事业便和肝移植紧紧连在了一起。

医疗界有一个共识，肝脏移植能够反映一个地区、一个医院的综合医疗水平。尽管经过一年多不分昼夜的技术准备，但在当时要顺利实施首例手术却谈何容易。患者病情危重，换肝是唯一救命手段，可周丁华费了九牛二虎之力才说服患者及家属同意手术。消息传出，同事很不理解："国内几家大医院的顶级专家都未能尝试，你有什么实力就能行？"面对质疑，周丁华四处做工作，并请来香港大学玛丽医院、北京大学人民医院的肝移植导师范上达院士、冷希圣教授助阵。2004 年，周丁华克服重重阻力，主持完成了二炮总医院真正意义上的首例肝脏移植，创造了肝移植患者生存超 8 年迄今仍正常工作的纪录。

2009 年，慕名前来的患者越来越多，而处于巅峰阶段的移植事业却遇到了前所未有的困难，陷入了发展的低谷。从创业之初就跟随周丁华从事移植事业的医生赵玮坦言：当时因肝源严重短缺，待肝时间长，精准切肝、出血控制、术后监护等技术环节尚待优化，患者的肝移植费用高昂、肝癌肝移植复发增多的问题很快暴露。"待肝期漫长，移植费用高昂，做得越多死得越多……"外界一片质疑声。

"必须挺住，否则前功尽弃。"时任院领导班子没有气馁，周丁华更没有气馁，队员们都没有气馁。为拓展供肝来源，周丁华一方面积极参与国家心脏死亡器官捐献试点，另一方面努力开展边缘性供肝、活体肝脏移植。

目前，周丁华主持开展的肝移植手术术式不断创新，手术技巧越来越高；术中出血显著减少，从"浴血奋战"时多达上万毫升的输血量到少量输血甚至不输血；肝移植手术时间也从 10 多个小时缩短至 6 个小时左右；术后监护、手术麻醉等技术水平都大幅提升。移植费用显著低于同级医院同类手术。

2007 年以来，周丁华率领吕伟、赵玮、闫涛、孙强等几位 30 多岁的年轻医生，再次向移植学界抛出重磅炸弹：两天 4 例肝移植全部成功；全国年龄最小患儿肝移植成功；北京首例脑死亡供肝移植成功；连续四例成人间活体肝移植成功；二炮总医院被国家卫生部批准为肝脏移植定点单位。该院以肝移植为代表的普外科全新发展的时代就此来临。

造福患者，是他不懈的追求

随着现代生活方式的变化，肿瘤已成为影响中国人群健康的最主要疾病之一。进入新世纪，医学发展日新月异，肿瘤诊疗措施的多样性和国家卫生政策的导向性，促使各大医院将肿瘤病人的诊疗作为未来发展的主攻方向。

周丁华说，肿瘤的治疗方法很多，但都有不足之处：开腹手术创伤大，风险高，并发症多；面对复杂疑难肿瘤，腹腔镜微创手术也无能为力；放疗和化疗费用昂贵，高强度放射线容易使免疫能力下降。

有没有一种方法不用手术就能杀死肿瘤？医学界都在为之探索。

周丁华深入厂家、企业调研、考察、论证。由重庆海扶技术有限公司研制生产的"聚焦超声肿瘤治疗系统"进入了他的视线，并学习掌握了设备的操作技术，很快将这台尖端设备引进到二炮总医院，并成立了中国首家"海扶超声波肿瘤外科治疗中心"，该设备治肿瘤不开刀、不出血、无疼痛、无辐射、治疗周期短、疗效显著备受欢迎，周丁华说，迄今已有千余名肿瘤患者得到了实惠，生活质量明显提高，该项技术在国内处于领先水平。

记者在此中心看到，一名肝肿瘤患者静静地躺在治疗台上等待手术，却看不到无影灯和手术刀，只见周丁华在工作台电脑前轻点鼠标，探头随之在体表的肿瘤部位移动、定位、开机治疗；40分钟后，电子屏幕显示：肿瘤组织破坏，活性消失。这位患者兴奋地感慨："太神奇了，没有任何感觉，我体内的肿瘤就不见了！"

周丁华强调，被称为"海扶刀"的这种超声治疗设备，是中国唯一自主研制并走出国门的大型医疗设备，在不开刀的情况下，利用超声波从体外穿过人体正常组织，在肿瘤处聚焦，通过高温效应、机械效应和空化效应由点到线、由线到面、由面到体消灭整个肿瘤，使肿瘤有创和微创治疗跨入无创治疗这一最前沿领域。

病人至上，是他神圣的天职

来肝胆外科就诊的大多是重症患者，有的甚至是在各家大医院就诊被拒之门外后又找周丁华的。但周丁华却常对身边的医生说："只要有一线希望，就绝不能放弃。"

正是因为这种态度，许多在生死边缘苦苦挣扎的患者硬是被周丁华拉了回来，令患者及家属经常感动得热泪盈眶。

早在多年前的一个深夜，一位被三角刀刺伤，全身血液几乎流尽的患者被紧急送到二炮总医院，当时的病人右肝呈严重贯通伤、膈肌破裂，生命危在旦夕，这种状况在临床极为罕见，死亡率极高，几家医院拒绝为其手术。

有人劝说周丁华你可不能冒这个风险，不然会毁了你一世英名。

危急时刻，周丁华根本顾不了那么多，立即上台手术，大胆采用右肝后叶切除、膈肌修补、胸腔闭式引流方法，成功为病人实施了手术，终于让患者逃离了死神的魔爪。患者术后一睁开眼，就哭着对周丁华说："周主任，真没想到我还能活着，真不知该如何感谢你！"类似这样的例子，还有很多。大家都说周主任你胆子真大，而周丁华却一语破的："不是我胆子大，这是行医的基本准则，见死不救还叫什么医生？"

在每次大手术、新手术前，周丁华总是耐心给患者解释，让患者消除顾虑，轻装"上阵"，术后他特别注意观察患者的康复情况，晚上有时干脆就睡在病房里，随时观察患者的体征变化，确保万无一失。

有一次，周丁华的爱人急性食物中毒，已送到医院救治，医生通知家属来院，可正在做手术的他坚定地说："我不能去"。对周丁华来说，手术台上的患者在他心中永远是"第一位"，家里再大的事情也只能排在"第二位"，周丁华的这种精神深深感染着身边的同事和患者。

在肝胆外科 B 病区护士站、医生办公室，挂满了一面面红底金字的大幅锦旗。这些锦旗，就是患者对周丁华发自内心的感激和敬佩。

手术、查房、专家门诊、医疗管理，周丁华每时每刻都在忙碌着。但再忙再累，他从未忘记善待生命的承诺。他从不在乎病人找他看病的时间是否合适，只要病人找他，吃饭、休息等其他活动，都要以看完病为前提。从普通医生，到学科带头人，到知名专家，再到主管医疗的副院长，周丁华始终铭记自己的从医誓言："慈悲情怀激壮志，救死扶伤成大医"。

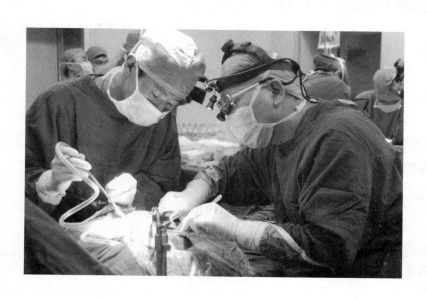

执着洒满从医路——赵 克

站在名医身边
——
人民好医生
跟诊记

专家简介

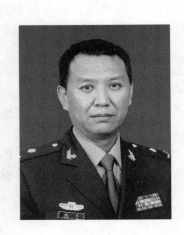

赵克，第二炮兵总医院肛肠外科主任，"全军肛肠病专病中心"主任，教授，主任医师，硕士研究生导师。

专长：肛门部常见病、多发病的诊治；顽固性便秘的系统综合治疗与手术治疗，对直肠前突型出口梗阻性便秘，采用经肛吻合器直肠切除术，收到了良好的治疗效果。低位直肠癌的保肛手术，以及大肠肿瘤的个体化综合治疗；先天性肛门闭锁等疾病的肛门成形以及括约肌成形再造手术等。尤其在复杂疑难肛肠疾病、结直肠肿瘤、顽固性便秘、微创外科等方面积累了丰富的经验。

出诊时间：周一上午。

"科室建设把心牵，医德医风好榜样，医生患者人人夸。"这是对第二炮兵总医院肛肠外科主任赵克的真实写照。

怀信念面对危险病情

赵克作为全军肛肠病专病中心学科带头人，他结合工作实践，摸索出了一套中西医结合治疗混合痔的新方法，为众多肛肠病人解除了痛苦。

有一位自称患"肛瘘"的河南患者，慕名来到二炮总医院，因为他在当地医院先后实施了五次手术，没有任何好转，病情越来越糟，家人心急如焚。赵克经过检查，发现患者肛门部有多处手术瘢痕，仔细检查后又发现在靠近瘢痕顶部的直肠下端有一处很不显眼的溃疡，很容易被忽略为尚未愈合的手术切口，确诊为"肛管直肠癌"，甚至随时会有生命危险。

"到了我这里，请你们放一千个心，我们一定会想办法使他摆脱病魔……"面对家属那焦急而又期盼的目光，赵克当即拍板。

功夫不负有心人。赵克通过手术、药物等综合治疗。在一周时间内，患者的病就得到了明显好转。

出院时，患者动情地说："赵主任，早知道二炮总医院有你这位神医，我也不用走那么多'弯路'了。"

洒热血带出先进集体

作为一名主任，如何加快科室建设步伐，是赵克经常思考的问题。他不止一次对医护人员说："要么就不干，干就要干出个样儿，争创一流是我们的唯一目标。"

为了使医护人员尽快掌握国内外先进技术和理论，他组织大家结合临床经验，开展学术研讨和"一帮一、一对一"活动，认真做好一线医护人员的技术指导工作，及时掌握每日每班一线在岗人员的基本素质、技术能力和思想动向。

随着痔疮病人的增多，而传统的治疗方法效果不甚理想，并且容易出现并发症和后遗症，赵克寝食难安。2000年，他从国外引进了一种新型微创治疗方法——"PPH痔上黏膜环切术"，它是目前国际上治疗环状混合痔最先进的技术，能够大大减轻术后疼痛，加快康复周期。有一位环状混合痔病人，因在家耽搁了较长时间，病情发展的相当严重。赵克为他进行了第一例PPH手术，使病人转危为安。由此填补了此项技术的空白。

但凡有时间，赵克就对医生护士讲解这一新技术的方法和特点，并在实践中让他们放开手脚大胆操作，既学理论又练技术。如今，赵克带领团队成功开展了肠道肿瘤、重度混合痔等上千例手术，一批批技术过硬的"徒弟"脱颖而出。先后涌现出了第39届"南丁格尔奖章"获得者李淑君、"全国优质护理服务示范先进个人"汤海燕；护理组荣获全国"三八巾帼文明示范岗""全国优质护理服务示范病房""全军学雷锋先进集体"等荣誉。

不仅如此，赵克在业务工作和管理工作十分繁忙的情况下，还始终坚持抓好学术研讨，搞好教学。他长期坚持业务学习，关注专业的业务理论动向，坚持走中西医结合的道路，不断提高理论知识和积累实践经验。在他带领下，先后有10位医生分别考上了硕士、博士研究生，为医院争得了荣誉，为国防医疗事业做出了贡献。

扬医德赢来患者赞誉

赵克是技术上的"一把手"，因此很多病人为了减轻手术痛苦，都想让他亲自主刀。于是有病人送来了红包和礼品，而赵克总是心平气和地说："救死扶伤是我的责任，我有工资，这钱我绝对不能要。"

一次，有个大老板来住院，他让家人给赵克送去了5000元红包，没想到当场被赵克谢绝。"碰壁"后他不死心，当天晚上，趁着赵克不在家又拿了一大堆东西放在门口。可手术后的第二天早上，他一起床发现那些东西原封不动地放在了自己的床头。这时，赵克笑着对他说："你刚做了这么大的手术，这些营养品还是留给自己补身体吧！"病人当时感动地连声说："还是解放军医院好！"事后家人还送来了一面锦旗，上书：妙手回春，医德高尚。

还有一次，赵克在报纸上看到一则消息称，一名5岁的孤儿，患有先天性肛门闭锁，从小被人遗弃，后被一位好心的大妈收养，但大妈家里也不宽裕，孩子的病一直没有得到治疗。他就立即把这位孤儿接到了医院治疗，还让护士为小孩买了新衣服。每天专门为他做可口的饭菜。赵克还经常给小孩讲故事、说笑话，病房里笑声不断，使小孩很快康复出院了。

瞄前沿打造技术品牌

赵克说，直肠癌发病率较高，由于位置特殊，手术风险大，在我国很多医院，距离肛门8cm以下的直肠癌都需要切除肛门，患者需要一辈子永久挂着粪袋。随着医学技术的发展，许多以前不能保肛门的患者也能保肛了，但目前在我国，大多数距离肛门5cm以下的直肠癌仍不能保肛。是因为直肠末端至肛门口还有长3~4cm的外科肛管，也就是说距离肛门5cm以下的直肠癌，实际肿瘤距离直肠末端的有效长度最多只有1~2cm。

医生在手术切除肿瘤时，远侧切除线必须距离肿瘤至少1~2cm，以免肿瘤切除不彻底，将来复发。但由于距离肛门5cm以下的直肠癌位置低、在盆腔深部，而且肿瘤距离直肠末端的有效长度不足，难于保证足够的切除线，因此绝大多数手术不得不牺牲肛门。这样就会使患者的生活质量明显下降，对心理、生理、社交也都造成了极大的影响。如何最大限度为直肠癌患者保肛，一直是医学界研究和探索的课题。

为了在直肠癌治疗领域有所突破，赵克带领团队走上了研究探索的道路。他所领导的肛肠外科是全军肛肠病专病中心，他紧跟医学发展前沿，从国外引进了"经括约肌间切除术"这一新疗法，此手术在腹腔镜下进行，通过腹部4~5个锁孔配合经肛门完成全部手术，手术创伤小、恢复快、疼痛少，由于手术穿梭于肛门内括约肌和外括约肌之间，因此最大的亮点就是保肛。该技术使超低位的直肠癌也有了足够切除线，因此国际上称之为"极限保肛手术"。明显提高了患者的生活质量，深受广大患者的欢迎。

赵克欣喜地告诉记者，该技术在国内开展甚少，而二炮总医院肛肠外科已为50多名在外院不能保肛的直肠癌患者带来了福音，其中包括一些外籍患者，由于该技术在国内处于领先水平，因而使该院的技术水平又迈上了一个新台阶。

树口碑德艺双馨

在第二炮兵总医院肛肠外科住过院的病人都知道，在病房里会经常看到一个高大的身影穿梭于病房之间，对病人问寒问暖，解答着病人的各种问题。任何一个人打听，病人都说："那就是科室的赵主任呀"。

赵克为人谦和，平易近人，急病人所急，想病人所想，关心病人的疾苦，关心战士的痛楚，与病人打成一片，关心他们的疾病，关心他们的生活，对于地方经济十分困难的病人，他还主动为他们解囊，给予一定的经济帮助。他常说："病人有了病，本身就不容易，对于经济困难的同志，一定要给予帮助。"在他和护士长的带领下，科室成立了学雷锋小组，该小组不仅仅是活动的形式，更有丰富的活动内容：为病人送医药、送知识、送党的关怀和部队的温暖。这个学雷锋小组，不仅获得了二炮"学雷锋先进单位"的荣誉，而且还被评为"全军学雷锋先进单位"。

赵克的团队对他的评价是：赵克在日常的工作中，时刻以一名共产党员的标准严格要求自己，医术精湛，医德高尚，是医务战线上一个值得大家学习的好榜样。

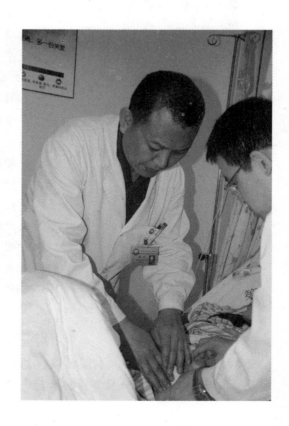

白金十分钟，我的急救梦——何忠杰

站在名医身边 —— 人民好医生

跟诊记

专家简介

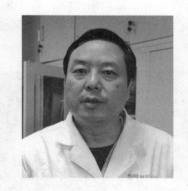

何忠杰，解放军总医院第一附属医院重症医学科主任，医学博士，主任医师，教授。中国中西结合学会蛇伤学组副主任委员；中国中西结合学会灾害医学专业委员会常委；北京中西医结合学会灾害医学专业委员会主任委员；解放军重症医学专业委员会委员；北京重症医学专业委员会委员、中国红十字救护工作指导委员会委员。

从事危重病急救专业 26 年。提出了"急救白金十分钟""创伤小组管理原则""急救的时效性"等急救观点。总结了创伤、危重症患者早期"链式流程复苏"的理论与方法。2003 年在医院建立"白金十分钟急救大讲堂"，采用理论和操作相结合的方式进行培训，至今共有 15000 多人受益。还多次参加过国内突发事件的医疗救护和会诊工作。积累了野外急救、组织管理，现场急救的丰富经验。

专长：危重病救治、多发伤救治、移动 ICU、创伤急救。

"学会一些急救方法，不仅可以在遇到突发情况时自救，更能挽救他人生命。"在 2014 年 10 月 10 日举行的第五个"急救白金十分钟——全国自救互救活动日"上，该活动发起人、解放军总医院第一附属医院重症医学科主任何忠杰告诉记者，大量急救实践证明，对于心跳骤停患者，在4分钟内进行心脏复苏，有一半人能被救活，而4~6分钟开始进行复苏的，仅10%可以救活，超过6分钟的，存活率仅为4%，而10分钟以上开始复苏的，几乎无存活可能。从事件发生到最初的十分钟左右是急救处置的关键时期，是比"黄金一小时"更珍贵的急救"白金十分钟"，同时也是专业救治无法到达的医疗空白区，因此，靠自己做好自救互救非常关键。

"急救是救治的最高艺术，白金十分钟更是有着四两拨千斤之力。然而，这恰恰是救治的薄弱环节，社会认识普遍较差，以致无数伤病人失去早期的救治机会。打破专业界限，达成自救互救的共识当是急救的最佳出路，让白金十分钟成为全民共识、国家战略，是急救的终极目标。"何忠杰强调，但终极目标不等于目的，急救的目的依然是降低医疗成本，对百姓生命健康有益。

生死时速，一个生命值多少钱

2008年北京奥运会期间，老山自行车场馆发生了南非自行车教练里昂呼吸心跳停止事件。30秒内，当时作为急救队员的何忠杰第一个冲到现场，病人已经没有呼吸、没有心跳、全身发绀、身体发凉……"快！胸外按压，人工呼吸"，何忠杰迅速实施徒手心肺复苏，并指挥了医疗现场及转运工作，4分钟之内成功地打开了病人的气道。

在这种情况下，时间就是生命。如果病人在10分钟内能够得到有效抢救，就能度过劫难，不然则生命无望，何忠杰带领急救队友抓住了"白金10分钟"，与死神展开了一场生命争夺战，最终现场恢复了里昂的心跳和呼吸，创造了奥运医疗保健史上的奇迹。

"急救就是要分秒必争，在急救链条上的任何一个环节都是在和时间赛跑。"何忠杰告诉记者。二十多年的救治经历，他一直在ICU（重症监护病房）和急救科之间轮转，早已习惯了与时间和死神的博弈，实践中对急救的认识亦更为深刻。

"我轮转的第一个科室就是ICU，工作一开始就接触到了很多急危重症患者，把他们从死亡线上拉回来很有成就感。"何忠杰从那时就迷上了这项工作，充分认识到急救对伤病人的重要性，可谓是分秒之间是生死界限。而众所周知，急救的代价非常高，动辄上百万。何忠杰在成功抢救患者之后，欣喜之余，也会"算计"：一个人的生命值多少钱？急救是否创造了应有的价值？谈到这里，或许有人认为这是个伪命题，但这确实是无数人都关注的。

何忠杰以汶川地震某一救援队为例，当时该救援队成功救治了22名伤病员，而单仪器设备花费就是 2200 万，还不包括人工及药品等费用，相当于救活一个人的生命是投入一百万。长期奋战急救前线，何忠杰算着这笔经济账，"一个人的生命价值是一百万吗？简单一个账：一名外伤青壮年，如果没有急救，出现脑死亡或残疾，给家庭和社会造成的负担是巨大的。如果救治得当，他能健康工作，其所能创造的价值损失也是无法计量。里外一算，医疗的成功救治对社会的贡献是不能忽视的。"何忠杰说，中国目前还没有这方面的数据统计，就美国的统计来看，创伤等死亡和伤残造成的经济损失是心血管、肿瘤经济损失的两三倍。可见，"急救所带来的经济价值是直接的，健康也是生产力，其社会价值更是不言而喻的"。

急救如此重要又救治有力，但为什么不是所有从院外送过来的病人都能救活？何忠杰对此很是惋惜和痛心。在急救处置中，他发现了一些情况下急救成功率会大大降低：患者受到创伤后的早期，由于各种原因导致呼吸、心跳骤停的时间过长；早期没有及时止血，到医院的时候已经是失血性休克到了不可逆的阶段；由于早期的救治不当，出现了一些诸如神经损伤、脊髓损伤的并发症等，这些伤病员的共同特点，都是在专业人员到达前几乎没有得到有效的救治或者说没有救治，后期尽管医生拼尽全力，依然回天乏术，失去了先机。他认为"如果能够解决这个问题，还有一部分人能够挽回生命"，为此他不断探索前行。

"爱无边界，救治的病人亦阴阳无界"，正如外界对何忠杰的工作这样评价，为了急救事业，为了病人的生命与健康，他堪当"大爱无疆"。

白金十分钟，与死神抢时效

意外发生后的前 10 分钟，在救护人员到达前，患者的死亡率高达 50% 以上。据何忠杰介绍，这是急救链条上的薄弱环节，甚至可以说是专业空白区。

"所以，一定要充分利用专业空白区。"何忠杰说，专业空白区也称专业盲区，如果能够将这段时间有效利用，会有很大一部分患者能够生还。

专业空白区的急救缺失让患者付出了生命代价。据悉，北京市每年由于急诊导致的死亡人数在 7 万左右，其中 51% 发生在院外，1.5% 发生在运转途中，49% 发生在家里。"这其中有 3 万多人是疾病晚期，急救不一定有效果，但是其他 4 万名患者绝大部分都是需要急救的。"何忠杰说道，"但是，很多患者的亲人和家属没有正确的参与施救，导致患者死亡。而发生在家中的死亡案例中，几乎都是需要心肺复苏，能够掌握这些急救知识的人凤毛麟角。"

"这种现象国外也存在，迈克尔·杰克逊也因此丢掉了性命。"在何忠杰看来，私人医生发现杰克逊有微弱脉搏时，如果立刻现场支持，给予急救药物，进行不停歇的心肺复苏，就能够为杰克逊赢得抢救时间，急救车到达时，杰克逊还有微弱脉搏，说明心跳还未停止，这个时候能够继续加强抢救，他是不会死的。"美国急救系统很发达，但是他们依然没有利用好专业空白区。"何忠杰说道。

国内国外都需要宣传专业空白区的价值。为了让老百姓好理解，记忆深刻，何忠杰给它起了个通俗易懂的名字——"白金 10 分钟"。何忠杰说，广义的"白金十分钟"指的是从伤病开始以后以 10 分钟为计时的阶段，"这个阶段最薄弱"；狭义的"白金十分钟"指急救链条每个环节上各个环节的宝贵抢救时间。在何忠杰看来，急救链条一共分为七个环节：120 到达之前、现场急救、转运途中、到达急诊科、手术、进入 ICU、康复（或死亡）。

"不仅是最早环节，每个环节都要有白金十分钟的概念，要跟死神抢时效。"何忠杰进一步解释道，所谓的时效性指抢救时间与抢救结果之间的关系，不重视时效性，工作就没有效果，换句话说就是白做。何忠杰认为，任何一个环节的医务人员都要主动去思考，如何提高所处环节的急救时效性，组织人员，协调交通，甚至研发设备，都要按照急救的时效性规律去操作。

在临床实践基础上不断琢磨、钻研，何忠杰提出了"急救的时效性""急救时效值""创伤小组管理原则"等急危重症救治观点，倡导"急诊、ICU 一体化"模式，还总结出有呼吸阶梯管理、8 部位 16 点静脉通路建立技术，并研制了骨髓输液枪、便携式环甲膜穿针等急救器械，为急救生命线营造了更好条件。

二十多年的急危重症救治经历，何忠杰始终都在琢磨我国急救事业更好的发展道路。"我们的急救链条已经完善了，只是还需要寻找到抓手，提高急救效果"。何忠杰告诉记者，虽然现在的体系完善，但是专业知识并未与老百姓衔接，没有找到着力点，急救效果有待进一步提高。

自救互救，建立中国的急救节日

国内的急救反应一般都在十分钟以上，何忠杰认为，120 到达前的环节，应该是患者"自己的事"，需要依靠自身或现场的他人。

"早期需要自救互救，这是由伤病者、目击者参与的救护行为，是一切伤病急救的开始和基础，这个初始环节的优劣，可以直接决定整体救治效果。然而包括专业人员、百姓、政府等社会层面还没有达成这样的共识。"谈及当下的急救问题，何忠杰表示担忧。在他看来，急救的时效性要求也为全社会提出了时间标准，急救不仅仅是医务人员的事情，老百姓懂不懂急救知识，设备会不会使用，能不能打破专业与非专业的界限，交通能不能配合，这些都是要去思考的。

"很多老百姓在现场看到病人倒下，说现在不能动，需要等专业人士到来，这实际上是他没有能力抢救患者。"何忠杰无不惋惜的谈到，我们即使有完善的救护体系，但是对那些类似出血、气道梗阻等这类发病更加急骤的疾病也依然无法赢取时间，老百姓要学会自救与互救，"自救与互救是与专业救护同等（甚至更）重要并且是不可替代的独立救治环节，具有比专业救护更高的救治时效值。"何忠杰说道，光靠医院不行，必须要通过老百姓的自救互救，跟专业人士衔接，否则患者的抢救成功率不会改善。

为了深化社会对自救互救的认知，何忠杰与海军总医院张志成、空军总医院宁波等人共同发起了"急救白金十分钟——全国自救互救活动日"科普活动。"活动于 2010 年 10 月 10 日 10 点 10 分钟启动，从第一届 5、6 个省市共同发起，到 2014 年第五届全国已有 31 个省市、108 个城市参与，初见成效，初具规模。"白金十分钟逐步获得认可，不断扩大的影响力让何忠杰十分欣慰。北京作为活动的起源和中心，得到政府科普立项，获得政府、学会科普奖励，政府购买服务等强大政治支持，活动已被逐步培育成北京市的急救科普平台，其他各地区都各具特色，为该活动的发展奉献了巨大力量。

在医院的支持下，何忠杰还在医院定期义务开展"急救白金 10 分钟"科普讲座，并且通过"科普进社区"等平台深入社区、街道开展宣讲，他每年单去北京的区县或社区就四五趟。"科普活动已经取得了相当的影响力，全国有将近 300 多个单位都积极参与进来，老百姓获益匪浅。"

"现在我们凭自己的力量每年开展科普活动，影响力有限，如果能将其上升为国家战略，政府选定 1 天作为中国人自己的急救纪念日，那时将能更全面的、更系统的开展活动，真正地动员到全社会、全人类行动起来，把与自身密切相关的健康问题，更应该说是生命问题放在心上。"何忠杰激动地说，"这是我们的急救梦想，也是中国梦的一部分。"

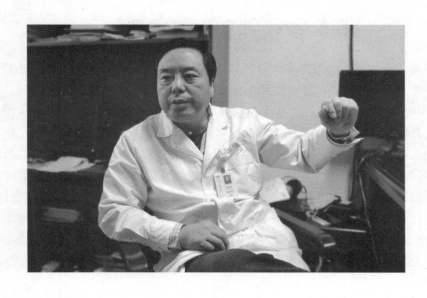

精于业，授予患——邹先彪

专家简介

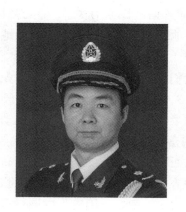

邹先彪，解放军总医院第一附属医院皮肤科主任，硕士生导师。从事皮肤性病学专业20余年，具有丰富的临床诊治经验。

专长：皮肤病中西医结合疗法、光动力治疗和腋臭微创皮肤外科治疗。对银屑病、白癜风、尖锐湿疣、生殖器疱疹等病的治疗有深的造诣。科研方向为性病学和真菌病学研究。

出诊时间：周四上午。

皮肤作为人体的第一道生理防线，机体的任何异常情况也可以在皮肤表面反映出来，从而引起我们常说的皮肤病。皮肤病产生的斑斑点点，不仅是"美丽"的天敌，还可能引起严重的杂症，如尖锐湿疣、白癜风、牛皮癣等。

"很多人得了皮肤病，都不太重视，想着硬扛过去就没事了，或者寻求一些所谓'高人'的偏方，最后使病情拖延，是非常不可取的。"解放军总医院附属第一医院（304医院）皮肤科主任邹先彪接受记者采访时表示，皮肤病治疗首先得引起病人自身的重视，需要病人遵从医生医嘱，"不能打一枪换一个地方，要听从医嘱、定期复诊、坚持治疗"。

三大特色，综合治疗

说到皮肤病，估计大部分人首先会想到尖锐湿疣、白癜风、牛皮癣等皮肤"老大难"问题。由于这些疾病对人的身体损伤较大，同时引起外观上的改变，如白癜风长在脸部犹如"毁容"一般，因而患者承受的压力和焦虑大，加之治疗难度大，难以根治，很可能造成"病急乱投医"，加重病情。邹先彪及科室大夫经过长期临床试验，对于一些皮肤疑难病的治疗，采用口服、外用药、物理治疗等方法持续性治疗，取得了非常不错的效果。形成了科室在治疗尖锐湿疣、白癜风、牛皮癣的"三大特色"。

据邹先彪介绍，尖锐湿疣是由 HPV 病毒引起，该病毒还可引起妇科宫颈方面等多种疾病，低危型 HPV 病毒引起湿疣，高危型 HPV 病毒则可能造成宫颈上皮内瘤变和宫颈癌。尖锐湿疣表现为生殖器上呈菜花样改变，即长了小肉疙瘩，无痒无痛、不断增生、长大，且组织脆弱，易出血。"其治疗难度在于复发率可能性高，而复发与人的免疫力失衡和生活不规律等诸多因素有关。"邹先彪说，304 医院皮肤科每天大概有 20～30 个来自全国各地的湿疣病人，不少是在外地医院久治不愈的肛管内尖锐湿疣或尿道内尖锐湿疣。

"采用光动力方式，即新型的光疗手段，我们取得了很好的疗效。"邹先彪向记者介绍，光疗就是在皮损处敷用光敏剂 2～3 个小时，在此过程中，药物进入增生的病变细胞中，然后配合使用 635 纳米的半导体激光，由此产生的光动力效应使增生的细胞发生坏死、凋亡，进而疣体脱落，达到治疗效果。"光动力疗法的治愈率很高，且复发率较低，在 10% 以下，而普通治疗方式的复发率高达 30%～80%。"邹先彪对此感到很欣慰，由于科室在光动力治疗皮肤病性病上积累了丰富的经验，并建成了国内最大的皮肤科光动力治疗中心，国内不少同行都纷纷慕名来此参观学习，医院和科室为此还举办了两次光动力治疗技术的全国学习班，与会代表都感到受益匪浅。

邹先彪在门诊时，遇到的白癜风患者也特别多，记者采访当日上午，就有十几个患者。不少患者误认为白癜风是治不好的，但邹先彪认为这并非是不能治愈的疾病，不断出现的新疗法，使许多白癜风患者得到了完全康复。一些人认为白癜风治不好，主要是不了解现代医学在治疗白癜风上的进展，同时，一些没有治好的白癜风也与病人生活习惯有关，如休息不好、劳累都可能引起病情发展。"若病人配合，坚持治疗，定期复诊，大多数是能够治愈的。"邹先彪解释说，治愈，是指通过治疗达到肤色正常，并且没有复发。但这需要病人有一个良好的生活习惯，遵照医生的医嘱，不要急于求成。"白癜风的治疗是一场持久战，一般治疗后 3～6 个月方可见效，有的人半年或一年就能治疗好，有的人则需要更长的时间。"

银屑病俗称牛皮癣，牛皮癣的治疗也是邹先彪所领导的科室特色之一，但它与白癜风不同，是的确不能根治的，更确切地说，是可治疗但复发率较高的疾病。由于紧张、焦虑、压力等不良心理因素、抽烟、喝酒、熬夜、劳累等不良生活习惯及肥胖症、冠心病、糖尿病等系统疾病都可诱发该病，故现代医学认为银屑病是一种系统性疾病，是代谢综合征的一种表现，同时也是一种心身性疾病。

"银屑病的治疗要强调慢病慢治。通过皮肤科医生的正规、科学的治疗，患者又能积极配合医生做好合理科学的预防措施，也有不少患者在临床治愈后可以维持数年甚至十几年不复发。"邹先彪认为能达到这样的疗效，是与患者常期待的"根治"疗效也相差无几了。但他告诫说，不要追求和相信所谓的"特效药"，这个疾病是没有特效药的。银屑病防治的要点在于医生科学的治疗，患者合理的预防。二者缺一不可。

银屑病和白癜风，都跟身体免疫能力、遗传、环境等有关，病人携带有易感基因，又受到环境中某种诱发因素的影响，就可能导致疾病的发作。但都不传染。邹先彪主任告诉记者，针对不同个体的银屑病和白癜风患者，需要"个性化"治疗疾病，没有一个统一的、特效的方法。可通过药物、光疗等多种途径，采用中西医结合的综合疗法进行治疗。

邹先彪在皮肤病治疗上树立了良好的口碑，各地患者都慕名而来。采访当日，他上午门诊就有近50个病人，2/3是来自外地的，很多人6点不到就来排队挂号了，7点的时候，基本上他的30个号就已经挂满了。但他都会给患者加号，自己加班加点地看病，通常都要比其他医生早来一个小时，7点多开始看，一直到下午一两点左右。

"病人很不容易，大老远赶来，总希望多听一点，多说一点。"邹先彪废寝忘食地钻研病情，并乐此不疲。

正视病情，走出误区

除了普通皮肤病的治疗，邹先彪作为皮肤性病学专家，在性病治疗上也取得了很好的成果，对这类人群也十分关注。

据邹先彪介绍，我国常见的性病有梅毒、淋病、尖锐湿疣、艾滋病、生殖器官疱疹、阴虱病、非淋菌性尿道炎等。国内性病的概念与国外有点区别，国外认为通过性行为传染的疾病统称为性传播疾病，如肝炎、真菌性阴道炎等都可由性行为引起，在国外也属于这个范畴，而国内总觉得性病是"见不得人"的、不光彩的疾病，得了病总会遮遮掩掩，往往使病情延误。而且患者一般只要求做治疗，而不愿花钱费时做一套主要性病病原体的检查。"殊不知，由于不洁性交的对象往往不是单一性伴侣的，因而他（她）就有可能从不同的性交对象身上染上不同的性病。因而，已患上某种性病或疑有性病的人最好做一下多项主要性病病原体的实验室检查，以确诊是否有合并症，便于及时治疗。"邹先彪说，一些性病患者在治好之后、不再有外遇的情况下，又多次复发，就是因为他们自己治好了，未让配偶治疗，结果通过夫妻间的性生活又多次罹患同一种病。其后反复、多次治疗极易产生耐药效应，使原本能很快治愈的病成为棘手的难题。

站在名医身边——跟诊记
人民好医生

"因此，患者一旦知道自己有了性病之后，为了自己和家人的安全，应当开诚布公地告诉配偶，并同时到医院检查、治疗。另一方面，在治疗时，应如实告知病史。"邹先彪说，一些患者在就诊过程中不如实告知病史。因为很多性病是由不洁性行为引起，因而很多人得病后羞于启齿，甚至多加隐瞒，让医生去"猜"病情，这是很不好的。得了性病，讳疾忌医只会延误最佳治疗时机。如实告知病史经过，以便医生准确判定病情程度，制订有效的治疗方案。而且不要偏听偏信网络广告或游医所谓的"一针就灵""基因疗法"的瞎话，也不要精神过度紧张、过分关注自身健康而患上了性病恐惧症。

防治结合，勿求"速效"

　　既往针对皮肤病的治疗，很大部分人都是因为影响了美观才去治疗的。随着生活水平的日益提高，皮肤美容越来越受到求美人士的青睐，一个庞大的消费需求，孕育出一个庞大的美容市场，但作为朝阳产业，美容市场也伴随着鱼龙混杂的混乱现象。

　　皮肤美容在邹先彪的科室也占了很大的比重，并且"双管齐下"，同时解决美容和治病两大问题。"皮肤美容往往与皮肤病的治疗是分不开的，其根本就是解决皮肤问题。"邹先彪说，因此，专业的治疗由专业的皮肤科医生操作较为保险，而且要找正规的医疗机构。

　　据邹先彪介绍，皮肤美容的方法多种多样，包括手术美容和非手术美容，其中又以非手术美容的注射、激光美容应用最为广泛，注射美容甚至被称为"办公室美容"，最常见的注射美容是肉毒素、玻尿酸除皱美容，疗效快、创伤小，深

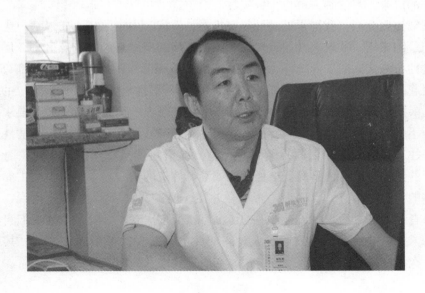

受求美者喜爱。常见的激光美容主要包括射频除皱、激光去痘印、无痛脱毛、激光去色斑和文身及毛细血管扩张等。但美容不是一件小事，同样需要谨慎对待。"不管是皮肤美容或是治病，只要涉及医疗，就没有百分之百。"邹先彪强调，所有的治疗都需要采取"治"＋"防"相结合的模式，有病了医生的"治"很重要，而治疗的方式，无论是采用激光，或是美白针，只是针对发病的某一个环节，不能针对所有环节，疗效不能保证100％。同时，病人的"防"也得跟上，不能一边治疗，一边喝酒、熬夜、暴晒等不良生活方式同步进行。

"治疗与预防齐上阵，才能取得更好效果。"邹先彪说，还得注意不能求"速效"，皮肤一般28天为一个代谢周期，七天去斑、一周美白的疗效是不可能的。因此，求美者须有一个理性的认识，并谨慎考虑。

疑难肝病生物治疗的领路人 —— 王福生

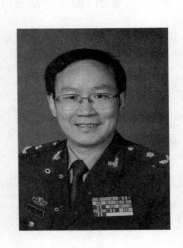

专家简介

王福生，解放军第三〇二医院肝病生物治疗研究中心主任、解放军传染病研究所所长、全军病毒性肝炎和艾滋病防治重点实验室主任、国家杰出青年基金获得者、中国医药生物技术协会常务理事。医学博士，美国纽约大学博士后，教授，博士生导师。享受国务院特殊津贴。

专长： 各种疑难重症肝病和艾滋病的临床诊治和免疫治疗，在国内外率先开展了 5 项免疫细胞和干细胞新技术，科研工作的主要研究方向为传染病和肿瘤的临床免疫学发病机制和免疫治疗。

出诊时间： 每周二上午、周四上午。

一本科普书，带他走进探索病菌的殿堂

王福生出生在一个小山村，上中学时，偶遇一本《征服病菌的道路》的科普书，使他对细菌和病毒这些微生物产生了浓厚兴趣。

1989 年，已经拿到医学硕士学位的王福生再次考取了军事医学科学院的博士研究生，师从吴祖泽院士。

导师的严谨务实作风对王福生的从医生涯产生了重大影响，无论是治病还是做科研，他都要求自己：一丝不苟，踏踏实实。在他所在的解放军第三〇二医院（以下简称三〇二医院）肝病生物治疗研究中心，他提出七字方针：二艺、三心、四能力。二艺指临床实践和医学理论的技艺；三心是指对病人要有同情心，对工作要有责任心，对事业要有进取心；四能力是指要有很好的沟通交流能力、

科研能力、管理能力和团结协作的能力。

从20世纪90年代开始，王福生开始搜集乙肝患者治疗的资料及对病人随访。那时候没有电子病例，就靠手写、复印，还要整理、归类、分析，工作量十分繁杂。王福生坚持了十几年，换来了4000多例乙肝患者样本，完成了"人体免疫应答影响乙型肝炎临床转归及抗病毒疗效"研究成果，获得2011年国家科技进步二等奖。

"做临床科研，必须务实，乐于奉献，具有良好的职业道德和踏实敬业的精神。"凭着严谨务实的作风，十几年来，王福生获得了众多国内外的成果奖。

一个规划，完成了传染病防治的第一个五年计划

1998年，王福生拒绝了美国纽约大学西奈山医学院的高薪聘请，带着国内紧缺试剂、重要菌种及实验设备回到三〇二医院。不久，王福生就被临危受命，担任全军传染病研究所副所长、生物工程研究室主任。但当时的情况并不乐观：研究室的课题几乎贴着清一色的"院内"和"军内"标签；其他国家级课题一个都没有；发表的文章也都没走出国门；科研经费捉襟见肘；仪器设备陈旧落后。真可谓"一穷二白"。

医院的20万元启动资金，科企联姻的方式风险投资500万元，成为王福生淘到科研经费的"第一桶金"。

于是，他制订了"第一个五年计划"，并将它分解为两个阶段："第一次创业"和"第二次创业"。前一个阶段，三年实现，叫作"一年打基础，两年见成效，三年大发展"；第二个阶段，要达到出成果、出经验、出人才的目标。沿着这一设定的目标，研究所（室）逐步走出困境。

五年来，王福生牵头成功申报了全军病毒性肝炎和艾滋病防治重点实验室，研究所（室）陆续在国外杂志发表英文文章，并承担起国家重大专项、"973"项目、国家杰出青年课题、军队和北京市重点课题等数十项，每年争取的科研经费达四、五百万元，研究所（室）的科研实力和学术水平，赢得了国内外的广泛认可。

一种疗法，摘掉乙肝歧视的帽子

"很多乙肝患者因病情原因，在工作和生活中备受歧视，我非常理解他们的感受。"王福生说，"当时特别想找到一种方法，能帮他们摘掉被歧视的帽子。"

因此，一直以来，王福生把慢性乙肝临床诊治面临的难点作为科研攻关的重点。2000年，长期关注国外前沿动态的他提出了免疫细胞治疗慢性肝炎的想法。

说干就干，王福生有空就泡在实验室，带领课题组成员刻苦攻关。

"那时他很拼命，白天黑夜、节假日都待在实验室，渴了喝口凉水，饿了吃个面包，就这样夜以继日地工作，记不清多少次累的晕倒在实验室里，只要醒过来又全身心地投入到科研中……"同事回忆说。现在，王福生及其团队已经在国际上率先完成了 CIK 细胞治疗慢性乙肝的临床试验，第一个获得 CIK 细胞临床治疗批文。CIK 细胞治疗作为一种新型生物治疗手段，十年来治疗肝病患者近千例次，安全性达 100%，该成果获国家科技进步二等奖，评审专家们认为：该研究成果已经达到本领域的国际先进水平。

面对成功，王福生却感觉到了责任。他这样告诉记者："一名科技工作者最大的幸福，在于研究成果能被用于实践并产生效益，而不只是成绩本身和发了多少文章。我希望我们的疗法，能帮更多乙肝病患者摘掉被歧视的帽子，开心地工作和生活。"

一种理念，首次提出乙肝治疗的"爬坡假说"

从乙肝病患者到健康人有多远？"要经过 3 座'大山'。"王福生形象地说，这三座"大山"是：病毒持续在体内存在；肝脏病理学异常（肝脏炎症、坏死、纤维化等）；机体抗乙肝病毒的免疫反应紊乱。

在研究"人体免疫应答影响乙型肝炎临床转归及抗病毒疗效"的过程中，通过对 4000 多例病案的分析，王福生发现：这三座"大山"并非不可翻越。为此，他在国际上首次提出乙肝治疗的："爬坡假说"。

"对乙肝患者首先进行最基本的抗病毒治疗，有效抑制乙肝病毒 DNA 复制和抗原合成，为机体免疫功能的恢复'减压'，同时进行保护肝脏治疗，阻断肝脏炎症反应和纤维化进程。"王福生解释说，"仅抑制病毒复制似乎仍无法恢复受损的免疫系统，须借助外力进一步提高机体抗病毒免疫功能，即在抗病毒和保肝治疗基础上联合有效的免疫调节治疗，帮助患者发生 HBeAg（乙肝核心抗原）和 HBsAg（乙肝表面抗原）血清学转换，充分恢复患者抗病毒免疫应答，最终达到持久清除病毒、恢复机体保护性免疫的目的。三步走，变三座'大山'为一个'斜坡'。"

"它不是一个纯理论的假说，而是经过大量的临床实验和长期的随访得出的结论。"王福生说。

乙肝患者孟某，经两年的拉米夫定治疗产生耐药，在三〇二医院经过 4 次免疫细胞治疗，随访 5 年，乙肝病毒 DNA 持续阴性，肝功能一直正常。这样的病例很多很多……

"每当看到乙肝患者成为健康人，每当看到病人送来的锦旗，每当读到病人发自肺腑写来的感谢信，我的内心感到很欣慰，即使再苦再累，也值得。"王福生说。

一种责任，让传染病防治事业后继有人

作为国际知名的传染病和细胞治疗专家，王福生擅长疑难肝病和艾滋病及其他传染病的诊治和研究，并取得了国际一流水平的学术成绩，实现了三〇二医院在肝病领域国家高层次人才奖励"零"的突破。多年来，他带领研究团队瞄准国际疑难肝病和艾滋病等诊治难题奋力攻关，取得重大突破。

"任何一项科研成果的取得，除了个人努力之外，更重要的是集体的智慧和力量。要使科研团队更具后发优势，就得培养年轻人，而传染病工作更要后继有人。"王福生这样解释他的做法。

这些年来，王福生先后招收和培养博士生 37 人、硕士生 36 人、在站博士后 2 人。他培养的硕士研究生李永纲主任医师已经成为临床科主任、研究生导师，在工作上已独当一面。还有施明、张政、福军亮等等，他们分别都已经成为该院重点科室的研究室主任和临床骨干力量。

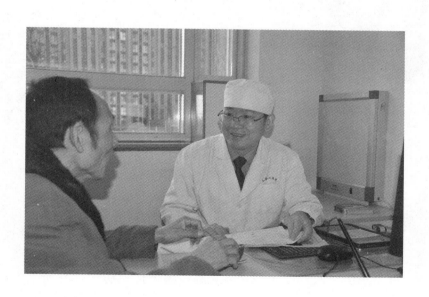

"病毒窝" 飞出的金凤凰——赵 敏

专家简介

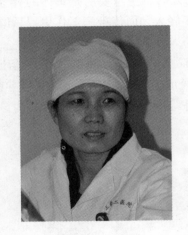

赵敏，解放军第三〇二医院感染性疾病诊疗与研究中心主任，主任医师、教授、硕士研究生导师。任国家卫生部艾滋病临床专家工作组成员、军队性病艾滋病专家咨询小组副组长、国家中医药管理局防治艾滋病专家组成员等职。

专长：各种感染性疾病的诊治，在各型病毒性肝炎、肝硬化、艾滋病抗病毒治疗、机会感染的诊治方面积累了丰富的临床经验。在病毒性肝炎慢性化机制、艾滋病患者肝脏损害临床与基础、突发公共卫生事件处置、新发传染病防治和感染性腹泻防治等方面有深入研究。

出诊时间：周二下午、周四上午。

在解放军第三〇二医院（以下简称三〇二医院）有着这样一位金凤凰般意志坚强的女性，她不仅是艾滋病患者的"知心大姐"，在北京抗击"非典"、在汶川抗震救灾现场……她的身影总是活跃在疫情处置的最前沿。

她，就是全国三八红旗手、三〇二医院感染性疾病诊疗与研究中心主任赵敏。

处理"疫情"举重若轻

在三〇二医院的院史馆里，珍藏着一面由 75 名患者亲笔签名送给赵敏的特殊锦旗，锦旗上"解病患医术高超，暖民心医德高尚"14 个大字，不仅是对赵敏医术医德的最好诠释，而且也诉说着一个惊心动魄的疫情处置故事。

2011 年岁末，某地突发群体性发热事件，患者咳嗽、流鼻涕、高烧持续不退，而且疫情波及范围迅速扩大，传染人数不断上升，从出血热、"甲流"、流感、到炭疽等传染病被一一否定后。一度引起了民众的恐慌。

当天下午，正在出门诊的赵敏接到了处置疫情的紧急通知后，于当晚 11 点赶到目的地。到达疫情现场，经过检查、结合检测报告等多种情况汇准后，赵敏说："这是一种新型经呼吸道传染的疾病，应该检测支原体、衣原体和腺病毒。"她胸有成竹的判断，使现场弥漫多天的紧张气氛略有缓解。随后有关部门对这三项指标进行了检测，果然发现腺病毒呈阳性，最终锁定突发疫情的罪魁祸首——55 型腺病毒。

找到了传染源，确定了病因，疫情很快得到了控制。为提高当地医护人员对这种新型传染病的诊疗水平和防护意识，赵敏一边指导救治患者，一边加班加点组织编写了《人 B 组 55 型腺病毒感染诊疗方案》和《腺病毒感染防护手册》，并深入基层医院和卫生院进行相关知识的宣教普及。

一位姓杨的患者，病情严重，多次出现呼吸衰竭，赵敏 24 小时守在病床前，随时观察病情发展，修改治疗方案，经过 4 天 4 夜的抢救，终于把他从死亡线上拉了回来。出院时，他紧握着赵敏的双手，满含热泪地说："在病房看到您都是戴着口罩，虽然看不见您的脸，但您的声音我早已非常熟悉，是您给了我第二次生命！"

从进驻疫区到疫情扑灭，直至完全解除疫情警报，赵敏在疫情现场夜以继日地奋战了一个多月。

谁料 2012 年的春节刚过，"55 型腺病毒"又在我国另一个地方兴风作浪。这次，赵敏组织编写的《人 B 组 55 型腺病毒感染诊疗方案》和《腺病毒感染防护手册》如制胜法宝，使整个疫区的救治工作得以有条不紊地进行。她与当地医护工作者一道救治患者，使疫情完全得到控制。

赵敏平时温婉尔雅，一旦到达疫情现场，就立马变成一个身经百战的指挥员。指挥若定，举重若轻，以准确的判断、高超的技术救死扶伤，体现了一个传染病防治专家的大家风范。

把"艾滋病患者"当亲人

20 世纪 90 年代初，艾滋病被认为是传染性很强的"超级癌症"，就在大家都谈"艾"色变的年代，赵敏所在的感染一科做了"第一个吃螃蟹的人"——收治了国内第一例艾滋病患者。时任主治医生的赵敏在医院老专家王凝芳的带领下，对艾滋病进行了血清学、免疫学、病毒学、细胞学、病理学及发病机制等系统的研究，并且取得了多项填补我国空白的研究成果。

之后，赵敏始终把艾滋病这个世界性医学难题当成自己临床科研的一个主攻方向，她不仅注重艾滋病患者身体疾病的治疗，更是把目光投向了这群"特殊患者"的心理抚慰。

如果第一次来三〇二医院就诊，艾滋病患者都会拿到一张粉红色的卡片，上面印有赵敏的手机号码和家里电话。因此，每天赵敏都会接到许多艾滋病患者的电话。有咨询病情的、有倾诉心声的，他们每个人都把赵敏当成了"亲人"。

2002年，22岁的李勇（化名）由于艾滋病并发隐球菌性脑炎，意识模糊，生命垂危，被紧急送到三〇二医院抢救。住院期间，赵敏发现他不爱说话也不爱笑，医生护士问话爱答不理。经了解，原来是小李的父母认为儿子得了"见不得人的病"，把他送到医院后，就再也没来探望过。

得知这一情况后，赵敏马上拨通了小李父母的电话："艾滋病其实只是一种病，只要患者心情舒畅、配合治疗，病情完全可以得到控制。"经过反复沟通，小李父母最终转变了态度，下定决心和孩子一起面对现实。现在的小李已是一名杀毒软件的工程师。

赵敏带领科研团队与军队其他研究艾滋病的医教研单位"联姻"，并将各阶段性的医疗成果进行综合集成，应用于临床，使该中心在艾滋病救治水平稳步提升的同时，已发展成为国家级艾滋病药物验证基地，并跨入国家艾滋病免费抗病毒治疗定点单位的行列。目前，赵敏又把科研重点放在了对艾滋病免疫病理及服药依从性方面的研究上，并取得了阶段性成果。

曾与死神擦肩而过

据医学统计，全世界共有60多种感染性疾病，其中传染病就有39种。人们只知道三〇二医院是一所传染病医院，但很少有人知道，赵敏所在的科室，则是该院病毒防控的核心阵地，俗称"病毒窝"。因为来到302医院感染性疾病诊疗与研究中心就医的，都是国内外传染病中的疑难杂症，传染性极强。

2003年3月，"非典"疫魔横行肆虐，北京抗击"非典"的第一枪率先在三〇二医院打响。3月8日傍晚，赵敏所在的科室收治了三位特殊病人，其中一位刚从南方来到北京，高烧不退，她的父母也被传染，出现了同样的症状。

在病原不明的情况下，赵敏对病人进行了细致的检查，各项指标赫然显示：这三位病人都是北京市首批输入性"非典"患者。疫情就是命令，在紧急抢救中大量分泌物不断从患者的呼吸道喷出，喷得医护人员满脸都是，为了能在第一时间挽救患者的生命，赵敏来不及擦一把满脸的污物，一遍一遍地为患者按摩心脏，分泌物还在不停地喷出……

抢救持续了 6 个多小时，赵敏才拖着疲惫的身体，来到清洗间，做了简单的梳洗后又回到这三位患者的身边。

　　随后，不幸的事情还是发生了。包括赵敏主任在内，参与抢救的 15 名医护人员全被感染了"非典"病毒，相继倒在了抢救患者的岗位上。

　　赵敏住进了自己熟悉的隔离病房，"非典"病毒使她先后 6 次病危，面对死亡，她泰然处之。经过一个多月的精心治疗，赵敏凭着坚强的意志终于挺了过来。康复出院的当天，她又主动请缨，重返抗击"非典"的战场。她说："我是科室主任，站起来后必须回到指挥岗位上；而且我身上已经有抗体，不会再次被感染。"就这样，她与"非典"病魔激战了 106 个日夜，挽救了无数濒临死亡的生命，控制了疫情蔓延。

　　这 106 个日日夜夜，对赵敏来说是一次凤凰涅槃，经过一次次这样的洗礼，赵敏这只从"病毒窝"里飞出的"金凤凰"羽翼更加丰满了。她在不断提高自身科研临床水平的同时，带领团队对 39 种法定传染病和其他 10 余种传染性疑难杂症进行了系统的研究，形成了一定的特色和优势，在全国闻名遐迩。

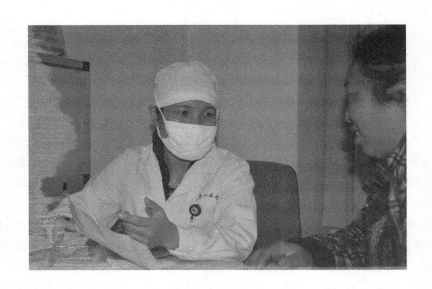

抗击埃博拉的"大爱"勇士——杜　宁

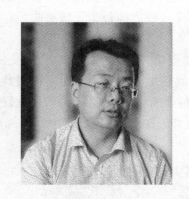

专家简介

杜宁，副主任医师，解放军第 302 医院中西医结合肝病诊疗与研究中心副主任，医学硕士，参与国家 863 重大肝病研究项目，参与国家自然基金重大专项研究。获得军队医疗成果二等奖 1 项、三等奖 2 项。

专长：中西医结合治疗肝炎、肝硬化、肝衰竭。

出诊时间：周五下午、周日下午。

　　2014 年，留给西非国家塞拉利昂最深刻的记忆无疑是埃博拉疫情的肆虐，作为这次疫情的中心，这个本已经贫困落后的国家再度被蒙上一层阴影。而从 2014 年 9 月 16 日至今，解放军第 302 医院连续独立派出 3 批援塞医疗队飞赴塞拉利昂，帮助当地居民组建中塞友好医院，共同抗击埃博拉病毒的威胁。解放军第 302 医院中西医结合肝病诊疗与研究中心副主任杜宁曾作为第二批队员于 2014 年 11 月前往塞拉利昂接替第一批医疗队，他和队友们默契配合，克服困难，顺利完成了阶段性赴塞医疗援助任务。

　　2015 年 5 月 14 日，当记者来到杜宁家里进行采访时，赫然入目的是沙发上摆放整齐的行囊，原来 2 天后他将作为中国第五批援塞抗疫医疗队的副队长再次深入疫情前线，这时离他从塞拉利昂回来还不到 2 个月。当记者问起他的感想时，他只笑着说："作为一名军人，已经习惯了说走就走。"

不错过更不能错诊

　　谈及第一次赴塞抗埃的经历，杜宁感触很深。高效和敬业是他对整个队伍最常用的评价。

他说，自2014年11月15日中午抵达塞国首都弗里敦市后，队员们不顾一昼夜连续飞行的疲劳和时差的影响，仅用了短短两个小时就顺利完成与第一批援塞医疗队的轮换工作，从当天下午开始继续执行埃博拉疫情的防治工作。

中塞友好医院位于首都郊区的科索镇，距离首都市中心二十多公里，是进出首都唯一的国道旁的重要村镇，一条不标准的柏油路布满坑坑洼洼，到了雨季路上泥泞难行，每天从驻地到医院的车程就需要大约50分钟。留观中心医院由中国负责援建并于两年前正式开业，为提升塞国医疗保障水平和保护中国在塞工作人员的生命健康发挥了极其重要的作用。当塞拉利昂的疫情肆虐之时，这里被临时改造成了埃博拉定点留观中心，每天紧张忙碌的医疗工作就在这里展开。

埃博拉定点留观中心就是对疑似感染埃博拉病毒病的患者进行留院观察的地方，患者都来自于首都弗里敦及其周边地区，一旦出现埃博拉疑似症状后会立刻被转运到此进行专科隔离。这里被划分为清洁区、潜在污染区和污染区，开辟了患者和医护人员专用通道，设定了患者和工作人员的进出路线，护士会为每名患者在腋下粘贴上新型无线体温计，通过体温远程连续监测及预警系统每天连续自动采集发送体温测量数据。最大限度确保医务人员"零感染"和住院患者"零交叉感染"。

杜宁介绍说，患者入院后会根据抽血检测结果决定下一步方案，如果检测埃博拉病毒核酸为阳性时，会立刻通知塞国卫生部安排患者转入就近的埃博拉专科治疗中心进行医治。如果检测结果为阴性，还不能完全排除其感染埃博拉的可能，需要患者留观满72小时，待再次检测埃博拉病毒核酸为阴性时，才会排除感染可能。

如果被宣布为埃博拉病毒感染者，大家都知道意味着什么。留观病人住院的每一天、每一个小时对于他们来说都是痛苦的煎熬。

"不错过更不能错诊"是中国医疗队给自己定的工作目标。埃博拉定点留观中心凭借扎实的医疗功底和高度的责任心，为每一位就诊者提供准确的诊疗服务。

杜宁说，曾收治过一位来自郊区的妇女，家里还有三个年幼的孩子需要她照顾，一到病房她就简直是心急如焚，仔细询问过她，在发病前并无埃博拉病人、染病动物接触史，也未参加埃博拉病人的葬礼，但却有蚊虫叮咬的过程。杜宁根据她的病史和临床症状表现，初步排除了埃博拉感染，认为她身患疟疾的可能性更大，于是就给她服用了抗疟药物，3天后，她的检测结果果然是阴性的，同时血里也查到了疟原虫，这样她被排除了感染埃博拉，同时发热的症状也治愈了，当杜宁通知她可以出院时，她眼神中充满的是感激之情。

还有一个病例让杜宁印象很深。一天，病区里收治了一名8岁的男孩，他的爷爷已经患埃博拉去世了，来院分诊时塞方护士把他分配到高度疑似患者的病房，但当杜宁询问他的病史时得知，男孩近两个月没有跟爷爷接触过，于是告诉塞方护士男孩应该安排在普通病区观察，并且嘱咐他待在房间里不要乱跑。

"因为小家伙生性好动，一旦把他安排在高度疑似患者中间，他极有可能交叉感染，从而造成一个无辜的感染者。"杜宁说。

果然，三天过去了，小家伙被排除了感染可能。

时间就是生命

在留观中心里住院的患者一旦被确诊为埃博拉病毒病，会立即由塞方安排转往附近的治疗中心进行药物治疗。所以确诊所需要的时间对于埃博拉患者来说是非常宝贵的，及早诊断就能及早接受专科治疗，就有可能保住生命。

一天下午已经临近下班，按照平时的规律，塞国的救护车准备转运走留观确诊患者，当我方和塞方医生核对名单时发现遗漏了一名，她是一名怀抱婴儿的年轻母亲，当天上午被人搀扶着来到医院，但由于检测阳性的结果刚刚出来，所以来不及办理转运了。

但如果这名病情危重的患者得不到及时救治，随时都会有生命危险。怎么办？杜宁决定必须去为她争取转运的可能，他立即向塞方医生介绍了情况，提醒患者的病情已经容不得耽搁一天，这才是"时间就是生命"的真正体现。转运医生被他的话语所感染，立刻联系转运中心，重新编码、核对信息、安排床位……经过大家的齐心协力，终于在最短的时间内完成了患者的转运事宜，等到目送救护车运走了这位患者时已是晚上7点。

杜宁说，这时再次感受到"时间就是生命"的真正含义。

完成中医使命

在第二批医疗队出征之前，302医院在会议中专项讨论了有关中医药治疗埃博拉的方案，最后确定了杜宁的"克毒方"制成颗粒剂，对埃博拉病毒病进行干预治疗，以改善临床症状并降低病死率，阻断疾病发展为主要目标。方案中还注重在治疗早期时，主要对患者进行中医症状信息的采集，总结其中医证候特点及演变规律。

然而，杜宁在采集中医症状信息时遇到了不小的难题。中医讲究"望闻问切"，但埃博拉的病毒危险性非常大，望诊基本只能远观，闻更为不可能，造成了诊断的难题。"后来我们慢慢地想办法，想到了用随身的便携式数码相机拍照，然后直接通过wifi传输到后方，相机就一直留在污染的区域，每天穿完防护服之后把它带上。这样慢慢采集了很多埃博拉患者的舌象照片，总体来看舌象还是干燥得厉害。"杜宁说，通过努力最后还是把四诊资料都收集到了。

经过一段时间的观察和总结，杜宁认为埃博拉病毒符合中医诊断学中"暑瘟""湿毒"的范畴，表现发病急骤、传变迅速，传变过程由表及里，众人普遍易感。西非地处热带，暑邪内伤，郁而化火，传变迅速，最易伤津劫液，导致动风窍闭，危及生命。中医学认为本病内因是素体虚弱，正气不足，不耐时邪，导致暑瘟、湿毒从肌肤腠理侵入，逐渐按卫气营血规律传变加重，危重者可并发厥证、脱证导致临床死亡。

总结了中医证候，杜宁于是开始尝试对患者进行中药治疗，每天查房前先把颗粒剂按照规定的步骤提前准备好，早交班的时候先烧开水，然后打开壶盖让水温大概晾到45℃左右。当地条件比较简陋，他们想到将矿泉水的大桶改造成配药桶，每次将颗粒剂装进里面，注入温水，这样每一例大概冲成250毫升。待查房时让医生和护士带上药桶和药杯进入感染病房，保证把药送到患者床旁，让患者直接温服。

"中药对于改善埃博拉出血热患者乏力、恶心、头晕、头痛这些症状的效果非常好。"经过一段时间的用药观察，杜宁为中药在埃博拉前线的使用做出了总结。

在中药的应用上，杜宁作为医疗队保健组的副组长，还将其作为保健工具，有效保障医疗队队员的身体状况，预防西非地区传染病的感染。援塞前他向中西医结合诊疗中心建议使用中药制备成香囊，建议当时就马上就被采纳，在塞国使用后起到了防暑抗感，调节免疫，利于调整睡眠的效果。为进一步保障队员的健康状态，杜宁还特地准备了保健中药方和西洋参饮品，这些中医中药方法在队伍里全面使用后，发挥了良好效果。

打胜仗、零感染

2014年12月30日，中共中央总书记、国家主席习近平向抗击埃博拉的全体医疗队员致慰问信，提出努力实现"打胜仗、零感染"的目标，这鼓舞了杜宁及队员们的士气，也更加重视疫病防护措施。

塞国每天高温在33℃以上，在这样的环境中，杜宁及队员们需要穿戴口罩、内外手套、护目镜、防护服、靴子、靴套、防护面屏等11件防护用品才能进入病区。在层层防护下，稍微一动弹就浑身冒汗，工作10分钟以上，已感觉十分憋闷。然而，为了顾全大局，他们仍然在防护措施上做到一丝不苟。

杜宁介绍，在病区里医护人员之间的语言交流很少，更多的是使用简单的手势。因为由于避免污染，病区没有安装空调和电扇，如果彼此说话多了，会使体力下降、水分大量流失，导致口鼻部位发汗增多，直接影响口罩防护效果。

此外，医疗垃圾处理间作为最严重的污染源之一，在其间进行环境消毒风险很大，消毒队员同样穿戴严实，认真地对每一个角落喷洒消毒液，每天在这样弥漫着消毒水气味的高温高湿环境下工作半小时以上。

"我们的队员从未发生感染病例，其他国家的诊疗中心都无法做到这点。"杜宁说。

2015年1月1日，中塞友好医院从留观中心正式改为了诊疗中心，可以把埃博拉患者留下救治，这意味着不论是世界卫生组织还是塞拉利昂的卫生部，都承认了中方的工作水准，同时也得到其他国家医疗队的认可。"我们医院的死亡率还是比较低的，埃博拉的平均死亡率是60%~70%，我们中心后来的死亡率基本在50%以下。"杜宁说，到他们离开的时候，大概有15例真正痊愈已经出院的患者。他们在病毒检测、病人留观和治疗、公共卫生防疫培训等方面取得的显著成效，也赢得了塞方政府和人民的赞誉，并受到了国际社会好评。

对于这次参加中国第五批援塞抗疫医疗队即将重返疫区，杜宁的任务与心情较以往有所变化："现在的塞拉利昂疫情已大有好转，当地人们的预防意识也提高了很多，我们这次主要负责中塞友好医院的转型，把它回复到发病前的状态，正常开展门诊，如果这一次的工作能够圆满完成，中方在援塞中发挥的作用将大于任何一个国家。"这也会使中塞友谊更加牢固。

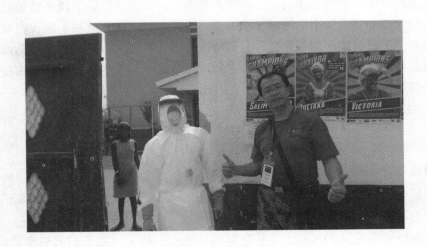

医生的革命情怀——高德禄

专家简介

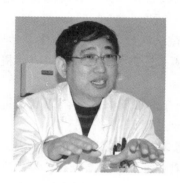

高德禄，解放军第 305 医院检验科主任，主任技师，硕士生导师。任解放军检验医学专业第八届委员、中华医学会北京免疫和微生物分会委员。主要从事检验医学方法学与临床、老年病医学检验与临床方面的研究，曾经立题对血脂检验方法学、心肌梗死血清标志物与影像学的关系、血清生化检测板等方面进行了研究，并先后获北京市科技进步二等奖1 项，发明专利 1 项，解放军总后科技进步三、四等奖多项。现承担全军十一五课题一项。

站在名医身边
跟诊记
人民好医生

　　从 1972 年入伍，经中央警卫部队培养成为一名中国协和医科大学基础医学系的学生，毕业后任中央警卫局 305 医院的助理医生，再到现在的解放军 305 医院检验科主任，高德禄已经默默地从医近 40 年。

　　"革命战士是块儿砖，哪儿需要就搬哪儿。"作为那个年代的符号印记，这句话高德禄时常挂在嘴边，共产党员首要的任务就是服从组织的安排。从当初的一名临床医生，到后来师从我国著名的检验界前辈李健斋教授，再后来选择了检验行业，他自己也没有想到，这一干就是几十年。

　　近年来，高德禄先后获得过北京市科技进步二等奖，发明专利，解放军总后科技进步三、四等奖等多项奖项，还有中央直属机关优秀共产党员，中央办公厅优秀党员等荣誉称号。提及往事，犹如昨天，一切都历历在目。

检验报告零差错

解放军 305 医院地处中南海北门附近，它的筹建之初主要是为了及时保证毛主席、周总理等中央首长的医疗、保健任务。在那个年代，对于刚刚毕业的高德禄来说，能够被分配到这样一所医院，无疑倍感荣幸和激动。

兴奋之余，更重要的还是一份责任和压力。"刚到解放军 305 医院的时候，我被分配到内科工作，做一名助理医生，后来被调到医疗保健研究组（检验科的前身）工作，当时的心理压力还是挺大的，因为我们的实验数据都是国家领导人的健康档案。"高德禄告诉记者，这在当时来说，国家领导人的健康都属于国家高级机密。

随着老一辈领导的相继离世，解放军 305 医院的医疗功能逐渐发生了转变，现在虽然也肩负着一些中央首长的保健任务，但更多的是负责一些中央直属机关人员的医疗保健工作。

从当初的医疗保健研究组到化验室，再到现在的检验科，高德禄既是见证者，也是亲历者，他几乎目睹了整个科室转变的全过程。

"当初，科室几乎没有任何医疗设备，做实验基本都是靠手工操作。因为刚开始标本比较少，还能够应付得过来。后来，随着业务量的不断增加，导致标本的缺失、误拿等现象逐渐多了起来，也因此有些工作人员的工作受到了影响。"高德禄说，作为检验科主任，也深深感受到一份压力。

善于发现问题的高德禄，随即和院领导商议，只有引进一批先进的设备，才能保证少出现问题。他的建议，很快得到了院领导的支持。

2007 年，解放军 305 医院的检验科引进了一条全自动化流水线设备，这在北方地区来说，还是第一条（全国也只有四条）。因此来自全国各地的科室主任前来取经参观的络绎不绝。

"它的引进将生化仪和化学发光仪联入该流水线，辅以 LIS 系统控制，大大提升了工作效率和检验质量。"让高德禄引以为豪的是，这套设备至今还保持着体检报告零差错，常规生化及免疫检验患者当天即可出报告的记录。

在采访的过程中，高德禄带领着记者一起参观了他们这套现代化的"流水线"作业设备，虽然看不懂仪器之间的相互作用和用途，但作业过程中几乎不用任何人工操作，整个过程机械化衔接程度之高，也足以让记者为之感叹。

豁达面对科研成果

有一项试剂的问世，曾改变了依靠日本进口的历史。它的问世，也让国内高居 13 元多的价格，一下子降到 3 元多人民币。这就是血清高密度脂蛋白胆固醇均相法测定试剂，而且这也是高德禄代领科研团队的研制成果，并且该科研成果还发表在 1999 年的《中华医学检验杂志》上。

在那段时间里，高德禄差不多有近 3 年的时间几乎没日没夜，更没有节假日地泡在实验室里。回想起那段科研历程，他发出了由衷的感叹："那时候做实验可真是埋头苦干啊，当然取得的成绩也是实实在在的。"所以那段历史，至今都让他难以忘怀。也正是这项成果，让高德禄及其团队赢得了北京市科技进步奖二等奖的荣誉。

不过一直让高德禄遗憾并带些许欣慰的是，成果被公示出来后，由于当时知识产权保护意识比较薄弱，他们辛苦研制出来的成果，很快就被各大厂家用来研制、生产了。

"如果那时要有知识产权的保护意识，仅成果转化，可能就是一笔巨大的收益。"高德禄说，不过大家都学会了也好，一下子使成本降低下了很多，也让更多老百姓从中受了益。他很豁达地面对这一现实。

淡泊名利的高德禄，两年前，又豁达了一次，他把晋升职称的机会让给了另一位老同志。获得这次机会意味着，他在此期间有可能晋升为文职将军，错失这一机会，他可能一辈子将无缘于文职将军。

不仅如此，高德禄还总是强调，要把机会留给年轻人，他说："他们精力更加充沛、学历更高、见识更广，应该要有更多的机会去锻炼。只有让他们尽快地成长起来，科室的长远发展才更有希望。"

提倡"候鸟式"养生

有着多年为中央首长保健服务的经历，高德禄在养生理念上也有着自己的独特理解，在他看来，"候鸟式"的迁徙生活方式将更加有利于人们的健康。

随着北方已经进入冬季，很多老年人的养老方式都是"居家养老"或者是"在医院养老"，在条件允许的情况下，"候鸟式"的养生对健康有一定的改善作用。

高德禄说，所谓"候鸟式"养生就是像候鸟一样严冬"南飞"，春暖"北回"，随着季节的变化改变生活地点，"候鸟式"养生实际上也是近几年比较流行的一种养生方式，对于体质比较弱的老人来说是比较不错的一种养生方式。

"我们科室有一位老主任，是毛主席医疗保健研究组首任主任，今年近 90 岁高龄了，以前整个冬天都住在医院，不能受一点风寒，稍微着凉就会感冒。"高德禄说，自从老主任尝试在海南养老之后，现在不仅气息顺畅了，精神也好了。这样做不仅老人自己少受罪了，也为国家节省了医疗资源。

此外，老人年在冬天体质都比较弱，是各种疾病的易感人群，为了增强免疫力，各种保健品几乎成了他们的"护身符"。高德禄提醒，老年人切勿滥食保健品。虽然市场上琳琅满目的保健品确实让人眼花缭乱，广告宣传其功效也是无所不能，但过度食用保健品，只会加重身体器官的负担。

　　同时高德禄建议，最好的养生方法就是饮食调节和体育锻炼相结合。在饮食上，要注意粗细搭配、荤素搭配；在运动上，需要多选择户外活动，比如冬天较冷，可以选择太阳出来之后，稍微暖和一点的时候再出来活动。

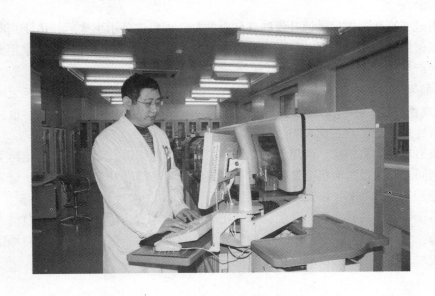

潜心妙手医"痔"——安少雄

专 家 简 介

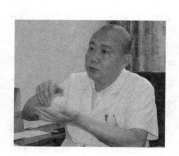

安少雄，北京市肛肠医院（北京市二龙路医院）主管医疗副院长，主任医师。
专长：痔，肛瘘，肛裂，直肠脱垂，肛周脓肿，坏死性筋膜炎，大肠癌，肛肠外科术后并发症的处理和急症的处理，PPH治疗痔疮、小针刀、铜离子电化学治疗、注射、肛瘘栓等肛肠科微创手术治疗。
出诊时间：周四上午（特需门诊）。

精湛技术赢口碑

有调查显示：中国肛肠疾病的发病率为80%~95%，痔疮占所有肛肠疾病中的87.2%。北京市二龙路医院（肛肠医院）副院长、著名肛肠外科专家安少雄，以精湛的技艺和一心为患的耐心，深得患者信赖。

在安少雄门诊，记者遇到了前来复诊的宗大爷。宗大爷说，遇到安大夫是他最幸运的事。

宗大爷在中国科学院工作，几个月前在北京某大医院查出痔疮，手术时因感染导致败血症，宗大爷出现休克，生命垂危。虽经及时抢救转危为安，但宗大爷也因此"闻术色变"，更视医生为"洪水猛兽"。"当时都以为活不了，病没治好反而差点送了命，真的很害怕。"现在，宗大爷回忆起来依然有些后怕，但他是个非常注重生活质量的人，痔疮没治好，无尽的痛苦也让他很不堪承受。

为能找到一位信赖的医生，经由几番调查和实地考察，"安少雄"的名字反复跃入宗大爷家属的耳朵。宗大爷一开始很抵触，而安少雄温和的态度和耐心给宗大爷吃了一颗"定心丸"。经由沟通，于一个月前，安少雄给宗大爷做了PPH

221

痔疮手术，术后恢复良好。"幸亏遇到了像安大夫这样技术高超又耐心细致的好医生。"宗大爷心怀感激，同时，内心更多的是对安少雄精湛技术的信服，当他得知同事也得了这个病时，立刻就去给安少雄"打广告"。宗大爷的同事当天也来了门诊，一定要求安少雄亲自手术，不然不放心自己"这把老骨头"。

安少雄以他精细的技艺为患者严把手术安全关，对患者的疾病管理严谨认真，让安少雄赢得了患者信赖的同时，也树立了他的个人品牌。

微创理念诠正意

肛肠疾病手术的痛苦是众所周知的，作为肛肠专家，安少雄也一直在"减少患者痛苦"这个方向上努力。他不断精进技艺，在微创治疗上深入钻研。

"微创，一般来说，就是手术创面最小，患者痛苦最小的手术方法，因患者个体有差异，因而手术方法也不可能完全一样，所以，微创也应当定义为最适合患者的手术方法。"安少雄对微创做了全新的解读，"微创是一种理念，而非某一种定式手术方法，没有固定的模式和精确的定义。"安少雄说，微创的概念不容易准确定位，因而容易产生误会和片面理解，一些医院就利用微创的模糊概念，常常误导患者。

安少雄举例说，微创不能绝对化，正如相机的好坏不能绝对一样，"相机具体用途不同，是用于拍摄人物还是风景，机型不会一样，不能绝对地说用于拍人物的不如拍风景的好。"他说，适合的才是最好的，微创也一样，最适合患者的就可以说是微创的。

他以现在普遍应用的微创手术 PPH 治疗痔疮手术为例子，PPH 在治好痔疮上效果独特，实际上其手术的创面却比较大，因为伤口位置在直肠黏膜上，较为隐蔽，而且手术给患者造成的痛苦很小，因而被定位为微创。

"微创最重要的是树立一种理念，为患者的切身利益考虑，最适合的才是最好的、微创的"。

责任心赢信赖

安少雄的患者，对他是全心全意的信赖、托付，这源于安少雄多年来经营的品牌口碑。技术自不必说，他无尽的耐心更是博得了患者的青睐，而耐心正源于他强烈的责任心。

安少雄门诊的第三个号，约八点半，是一位来自山西的牛先生。等到叫到他的号时，他喜悦的神色在脸上绽放开来。

"我去了北京好几家医院看了，也拍了片子，但一定要找安大夫看过后才放心，他很尽责，病历说得也很细致，怎么问都不会烦。"牛先生告诉记者，他从早上4点30分就到医院排队挂号了，那时已经有人排在他前面了，而且上星期，他连续几天都到医院去"堵"安少雄。安少雄本来有普通专家门诊，但他是院长又是知名专家，因工作分身乏术，专家门诊基本开不了，但还是有很多患者天天去"围堵"，希望能"幸运地撞上安大夫"。安少雄对此很愧疚，他希望自己尽量能多看几个患者，为此很多行政工作和会议都推掉了，一心放在患者身上。

在9点左右，进来一位60多岁的大妈，她人还没有坐到椅子上，就开始跟安少雄絮叨病情。安少雄耐心听她讲，没有打断她的思维。对此，安少雄解释：这是他的责任，他是个责任感异常强烈的人，该自己去做的，都要尽量做到完美，"既然选择了医生这一职业，就应该挑起这份责任，把患者放在首位。"

一上午的门诊，安少雄连续坐了近4个小时，一步都没有离开过诊室，但他脸上柔和的神情，以及耐心为患者服务的热情却丝毫不减。

以仁心换人心

在安少雄的诊室里，记者无意间看到了一个温暖的小细节，诠释了安少雄一心为患者的仁心。

在他办公桌的左上角放了一个简单的塑料笔筒，笔筒的右侧有一个小盖子，翻起来刚好可以盖住下面用于插患者挂号小票的尖锐金属针。有一个患者进来后，自己将挂号小票插进去，安少雄正翻看他的病例，然后顺手将患者没有翻过来的盖子，翻过来盖住金属针，以免患者不当心碰伤自己。

安少雄一直告诉自己：以人心换人心，他把自己摆在患者同等的位置，为患

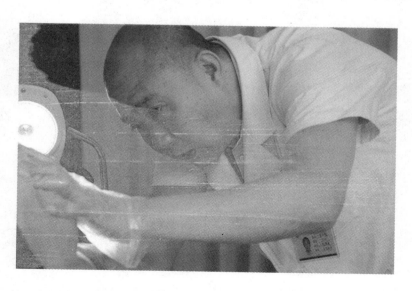

者精心考虑，兼顾患者的病情和利益。在他这里，医患不是对立的关系，而是永远和谐的"一家亲"。

10 点左右，门诊进来一对特意从外地赶来的父子，儿子今年刚 18 岁，大量便血达 5 个月时间。安少雄细问得知，男孩在三年前还做过痔疮手术，现在初步又检查出了结肠息肉，因为之前在当地医院没检查出来，现在发现有点晚了，年龄那么小又要面临一次手术，安少雄非常心疼。因是外地患者，为减少花销，安少雄还是想尽方法，让他们尽早住院治疗，完后早些回家。

个性温和的安少雄，严谨克己。潜意识里他总是把好处留给患者，虽然他很少去深究，对患者有多大益处，但不经意间，他已经为患者考虑了很远、做了很多。

尊重生命，舒适微创——卢振和

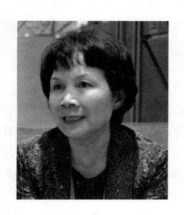

专 家 简 介

卢振和，广州医科大学附属第二医院疼痛科主任，主任医师、硕士研究生导师，中华医学会疼痛学分会常委、中国女医师协会疼痛专委会主委。从医任教近30年，在慢性疼痛诊疗领域积累了丰富临床经验。

专长：疑难疼痛病因诊疗，慢性疼痛微创治疗。

出诊时间：周一上午，周三上午。

"疼痛就是感觉神经损伤或紊乱导致大脑的不愉快情绪反应，治疗的宗旨是解决人的不良感受。疼痛科会先给病人药物镇痛，再寻找感觉神经损伤的位置和原因，穿刺性微创治疗是特色技术，目的是治疗痛因以减少或停止用药。所以，医师在穿刺性微创过程中应尊重生命，设法减轻治疗引起的新痛苦，要舒适微创！"在中国医师协会疼痛医师专业委员会第四届年会的学术报告中，广州医科大学附属第二医院（以下简称广医二院）疼痛科主任卢振和的精彩演讲博得全场热烈掌声，其提出的"舒适微创"理念获得众人一致赞誉，并深入人心。

会后接受记者采访时，卢振和多次向记者传递新的疼痛治疗内涵，强调医师在治疗中需努力实践世界卫生组织提出的"要求无痛是病人基本权利，去除疼痛是医生基本义务"。当提及其在疼痛医学临床生涯中创立的许多创新理念和技术系列时，身材娇小、面容善和的她，脸上总会不自觉地迸发出光彩，说能让临床疗效有更大突破，让患者得到更好的服务就是自己最大的满足。

舒适微创，治疗痛因

近年来，在影像引导下的经皮穿刺性微创手术，由于能弥补内科药物治疗的不足，减少甚至免除大部分病人的外科开刀创伤，受到慢性疼痛病人欢迎，也成为疼痛科的特色技术。"穿刺性微创对于肌肉粘连的松解、颈腰椎间盘突出症痛、创伤后神经瘢痕卡压等慢性疼痛的治疗效果非常显著。比如肌肉筋膜粘连瘢痕卡住血管的病人，晚上血压低会刺激感觉神经末梢而发生下半夜痛、天亮时痛等疼痛，医师在这部位打针，帮助肌肉瘢痕松开微血管长进，当天晚上就会明显缓解疼痛。"卢振和说。

虽然打针式微创不用开刀，针眼也小，但在治疗过程中也会增加患者的痛苦。例如针从皮肤穿进去会刺激神经末梢痛；从三叉神经中穿过、从椎间盘旁边的神经旁边擦过等，都可刺激神经引发疼痛。加之患者对治疗的焦虑、恐惧情绪，以及治疗期间患者须保持趴着或仰头的姿势等，均会让其增加或产生痛苦的感受，甚至有患者因此要求中断治疗。令卢振和至今印象深刻的是，多年前射频治疗效果良好的三叉神经痛患者李阿姨，几年后旧病复发，卢振和让她再来治疗时却遭到了拒绝，"你打的针比我现在的病更痛，我宁愿忍着。"病人轻轻一句话深深触动了卢振和，遂从 2003 年起开始探索三叉神经痛射频治疗过程的无痛靶点治疗技术，总结出单次静脉麻醉快速镇痛法并积极向全国推广。

"舒适微创"的理念源于卢振和两年前受到的一个启发。一位朋友从美国回来，向她述说所接受的昂贵但很满意的针灸治疗经历：在温馨的音乐中不知不觉睡着了，醒来发现自己头上插满了针，但没来得及害怕医生就宣布治疗已经结束，整个过程非常舒适甚至是享受。"疼痛科医师的职责就是帮助病人去除疼痛，不应该在治疗顽固疼痛疾病中再次增加患者的痛苦。中国富强了，应该考虑患者诊疗过程的感受，我们也有能力让患者感觉舒适。况且疼痛会使血糖、血压升高，血管收缩，严重者导致发作心绞痛与脑梗死，对治疗的开展很不利，因此必须先镇痛。"卢振和如此说。

为让患者在微创治疗中不痛并感觉舒适，卢振和带领着团队对术前、术中和术后的镇痛措施都作了详细规划。首先，医师在手术前给患者一些缓解紧张和镇痛的药物，在治疗部位的表皮上涂局麻药膏，用无针注射器将长效局麻药打进皮下，力求将最明显的皮肤进针刺痛感减到最微小，局麻镇痛效果由原来的半小时延长到 6~8 个小时。术中，医师还为患者使用强化镇痛，用静脉泵持续给予少量的吗啡与镇静药，保持患者清醒合作的同时，又消除了俯卧位或微创治疗带来的不适与恐惧感。术后根据病情，继续给患者采用镇痛药或长效镇痛贴。如此，在整个治疗过程中患者心情和血压平稳，回来复诊时需要再治疗也都很乐意。

"关键在于医生有'舒适治疗'的理念，做好设计并要有耐心，虽然为此可能使整个手术过程花费的精力和时间均会较多，但我觉得能使治疗和服务质量提高，这一切是值得的。"说到这里，卢振和脸上泛起了笑容。

去除痛因，保护神经

"有正确的理念才能有正确的行动，提高效率"。传统治疗疼痛的神经阻滞技术，疗效短而且会有较大副作用，破坏了神经也无法长久解决慢性疼痛问题。沿着"疼痛是感觉神经系统损伤导致大脑不愉快情绪反应"的诊疗思路，卢振和与同事们大大提高了疼痛病因的诊断率，以此解决了许多顽固性痛和疑难杂症痛，并创立了"缓解疼痛，保护神经""非神经毁损射频镇痛""不动髓核治疗椎间盘突出症"等新理念和技术系列，将射频技术的消融破坏神经功能改革为松解神经卡压的好工具，仅对三叉神经痛、交感神经相关痛和肿瘤性神经痛这些特殊恶痛才使用神经毁损。

卢振和介绍，"缓解疼痛保护神经"包含两个内容，一是镇痛的最终目的是不让大脑感觉痛苦，保护人的"尊严"。二是通过针对外周感觉神经损伤的部位与原因进行治疗，去除神经旁边的病变组织帮助神经恢复正常功能而达到有效镇痛，所以提倡不要随便破坏神经。

根据腰椎间盘突出症的痛因，2008年卢振和率先提出了"不动中央髓核"的治疗新理念。她通过总结当时盛行的清除椎间盘髓核的多种疗法，发现这些疗法并没有提高疗效，且容易出现腰椎滑脱。椎间盘中央髓核没有神经，不会引起疼痛，挖除它反而会破坏脊柱力学。"现在，我们科针对性地治疗腰椎间盘突出症，纤维环破裂者仅用穿刺性射频靶点热凝，巨大突出或脱垂压迫神经根的腿痛者则先穿刺性镜下去除突出物再封闭纤维环，疗效优良率达95%以上"。

"寻根问底"的精神还使卢振和在广医二院门诊成立了疑难疼痛会诊中心，邀请多学科的专家一起商讨慢性痛的病根和疗法，但最后解决难题的主力军大多落在疼痛科。"感觉神经遍布全身，疼痛是涉及各学科的医学问题，但疼痛科专职、专心面对和研究疼痛问题，比较熟悉和深刻地了解感觉神经相关的解剖与病理，能综合各学科的有效方法和引进新科技，所以对慢性疼痛原因的诊断和解决技术比其他学科更强。这就是疼痛科团队成为疼痛医学中主力军的原因"。卢振和自豪地说，很多长时间游走在多学科间的疑难杂症疼痛，大多到最后还真被他们找到了病因并能很好地治疗。"患者发生疼痛应明确痛因，首先选择最适合去痛因的学科治疗，当患者不愿或不能去治疗时，疼痛科应给予大力帮助，痛因不明者疼痛科医师更应义不容辞去帮助镇痛。我们向社会承诺：一定能缓解疼痛。"

对病因的探索使卢振和与同事们在突破疗效的道路上越走越远，现在他们正在临床上总结并进一步研究头痛的攻坚战，已达到绝大部分的头痛能够根治。卢振和介绍："自从发现痛与感觉神经的相互关系后，我们从解剖学、生理学上逐渐发现，90%的头痛与颈椎有关，在国内推广后也证实了这一点。以前国外也有人从颈椎入手治愈头痛，但他们需把椎间盘拿掉因而难以推广，而我们疼痛科有很多微创治疗颈椎的手段，包括无创的冲击波、穿刺的脉冲射频、椎间盘的等离子射频等，以此有效治疗头痛。"

为推广和促进新的疼痛诊疗理念和技术，广医二院疼痛科培养的进修医师遍布全国各地，并自 2008 年起，每年四月都举办主题式疼痛微创诊疗新进展全国高级研讨会，每个季度都组织射频技术培训班，至今已达第 20 期。

孜孜不倦，一心为患

我国正式建立疼痛科的时间只有短短几年，但卢振和已经钻研慢性疼痛近20 年，禀着一番热忱与孜孜不倦的进取精神，获得了众多患者的信任。慕名前来求诊的更是多不胜数，她却从不居功自喜，总是耐心、温和地接待着每位患者，这也使她常常扑在工作上就"忘乎所以"了，科内党小组开会时批评她"上班不喝水，不关心自身健康"的事屡见不鲜。卢振和还在科室里立了保证病人睡觉是镇痛的底线，一旦病区里有病人因疼痛睡不了觉，医生也不能入眠的规定。"不睡觉可能会导致血糖高、血压高、心绞痛、抵抗力下降甚至抑郁症等问题，是很多微创治疗的禁忌证。作为医生，必须把保证患者利益最大化、更好地治疗放在首位。"

从医至今，卢振和创立了多项疼痛治疗理念，每项都推动了我国疼痛科诊疗

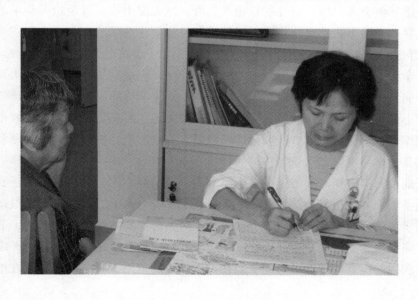

技术的进步，这对一名经常忙碌于出诊、带学生、培训年轻医师、搞科研的医生来说是不容易的。她坦言，是患者的信任给予了她前进的动力。"医生与病人应该互相信任，经常是病人鼓励我去想办法创新技术。"谈到医患相处时，卢振和表情严肃了起来，现在频发的闹医事件令她感到难过，医学是未完善的科学，医师与病人成为战友才能共同去战胜疾病，"病人对医生好一点，医生会对你更好，当你抱着怀疑和敌对情绪时，医生也不敢帮你。"

治病救人的职责促使卢振和不断开拓，在即将成立的中国女医师协会疼痛专委会里，她将负责启动"疼痛防治靠自己"万问丛书项目，现正通过调查患者对疼痛疾病想了解的问题，准备组织全国疼痛女医师们编著出书，"这样病人就可以从口袋书中了解和学到疼痛疾病相关的防治知识，会大大提升诊疗效率，有利于患者做好疾病管理。"谈及未来，卢振和充满了期待。

中医综合治疗的先行者——杨宇飞

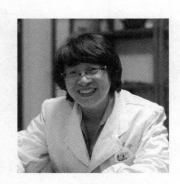

专家简介

杨宇飞，西苑医院肿瘤科主任、三级岗主任医师、博士生导师，国家中医药管理局首届优秀临床人才，中国中医科学院学术带头人，北京中医药大学兼职教授。

专长：1. 晚期肿瘤中医综合治疗，尤其在结肠癌和直肠癌治疗上有突出疗效；2. 放化疗期间中医减毒增效治疗；3. 术后中医抗转移复发治疗；4. 乳腺癌患者中医治疗策略；5. 中医综合治疗加细胞免疫治疗，所在科室拥有放疗设备，病房有中医音疗、食疗、足浴等非药物方法。

出诊时间：周一、周四上午；周四下午（特需门诊）。

她推动中国中医科学院西苑医院肿瘤科从无到有，她率先在国内开展中医综合治疗模式，她带领团队把科室发展成国家中医药管理局"十一五"结直肠癌专病组长单位，她编写了近二十本肿瘤科普书籍，她医者仁心获得患者无数赞誉……她就是中国中医科学院西苑医院肿瘤科主任杨宇飞。

"中医特色应建立在实实在在的疗效上，只要医生真的为病人着想，为病人用心治疗，为病人省钱，医患相处是不会有问题的。"接受记者采访时，杨宇飞如此坚定地说。

大爱之心献患者

杨宇飞是西苑医院出了名的"实干家"，选择投身肿瘤事业后，几乎一年365天，除了外出开会，她都会准时出现在医院，忙碌于查病房、出门诊、带学生等事务，长年如一日，从不懈怠，几乎时刻都围着病人和"疾病"转。她坦言这样做很累，但能让患者得到实惠。

每次杨宇飞出诊时，都有许多患者一早在门外等候，其中不乏从外地慕名前来的。虽然他们等的时候心里很着急，但是看完后往往很满意，因为杨宇飞总是非常认真地为每位患者制订中医方案、西医方案，还顾及他们的经济情况。

"我们要做的就是根据每个病人的意愿、经济情况进行个体化治疗，用最少的钱让病人得到最大的利益。"治疗肿瘤可用的药是很多的，根据不同病人的情况制订个体化方案，杨宇飞总是首先考虑经济状况，为了让患者乐观积极地面对病情，她还经常鼓励、开导他们。

有位来自河南的患者王大妈，前不久在其他医院查出直肠癌，手术后被推荐到此就诊。她进入诊室时，满脸愁容，不苟言笑。"怎么愁眉苦脸呢，要恭喜你，你是早期的。"杨宇飞笑着宽慰她。"我怎么就得了这病，一辈子也没干什么事。""你好好笑一下，早发现是大好事，现在你的病根治率有85%，加中药能达到95%。"杨宇飞从医学角度出发，为王大妈分析病情与治疗效果，一番言辞后，她渐渐消除了疑虑，露出久违的笑容。

癌症在众多患者眼中是最可怕的"宣判"，但在杨宇飞诊室里流淌的却绝非绝望与恐惧。"宋美龄也有乳腺癌，终身随访活到了100岁。""你气色超过了我，越来越好了。""肿瘤像打仗，看你的勇气。"……正是她的用心良苦，给予患者对抗病魔的信心与勇气，有的患者甚至感叹地说："主任，您最好了，您是北京最好的大夫。"

为了让患者在面对肿瘤时不再恐惧茫然和束手无策，能够高屋建瓴地进行"肿瘤后生涯"规划，杨宇飞在科普工作上也耗费了大量的心血。十多年来，她主编了《肿瘤患者就诊指南系列丛书》《肿瘤防治新知识系列丛书》《就医与用钱之道》等近20本书籍，针对性地对乳腺癌、胃癌、肝癌等常见肿瘤做出了分析，指导就医不花"冤枉钱"。书中内容浅显易懂，尤其适用于非医学专业人员的患者与家属，获得了巨大的好评。她出诊时也总不忘向每位患者叮嘱相关注意事项，还在桌面放置了一个布满小格子的木架，其内摆放"卵巢癌饮食禁忌""肿瘤科煎药说明"等小纸条，专供患者取用。细微至此，皆因心系患者福祉。

首创中医综合治疗模式

中医治疗在整个肿瘤综合治疗中占有一席之地，西苑医院肿瘤科的亮点是能够明确提出综合治疗的方案、思路，并为每个病人制定远期和近期目标。建科初期杨宇飞就明确提出要突出中医综合治疗：包括口服扶正或祛邪的中药汤剂、中成药，静点扶正或祛邪的中医制剂、中医食疗、中医音疗、中药足浴、针灸等。在中医理论指导下，整体调节，内外治结合，充分发挥中医药综合治疗的优势。

门诊当天，有位60多岁的乳腺癌患者李大妈前来复诊，她不久前行了切除术，当时已出现胸腹部转移，胸腹积水。"那时听说胸腹部转移后非常害怕，觉得转移就要遭受很大的痛苦，快不行了。"李大妈告诉记者，后来她在病友的推荐下来此就诊，杨宇飞认真询问病情，仔细查看病历后，安慰她不要担心，并为她设计了个性化治疗的中药组方，有化疗期间、化疗后服用的中药，还有外敷治疗积液的中药、恢复期服用的中成药。经过系列治疗，病情稳定。"这系列的中医治疗后，我感觉效果挺好，真的万分感谢杨大夫！"

"现在的肿瘤综合治疗中，中医是重要治疗手段之一，有得到肯定的重要方面，特别是对晚期肿瘤病人，无论是病人的意愿或出于病情需要，不能西医治疗的时候，我们就采用纯中医的综合治疗模式，省钱，毒副作用少，生活质量好。而早中期肿瘤在西医治疗基础上长期应用中药抗转移复发也有作用。但要注意定位准确，比如乳腺癌治疗中，对于激素依赖性乳腺癌，西医治疗为主，中医辅助治疗来减轻毒副作用，没有毒副作用的患者也可以不用中药，切不可喧宾夺主。而三阴乳腺癌，行根治术、放化疗结束后最好能接受够较长时间中药治疗，来增加抗转移复发作用。"杨宇飞说，所谓综合不仅仅是喝汤药，还要将口服成药、中医音疗、中医食疗加在一起，晚期肿瘤患者还可加上静脉点滴中药制剂来形成中医综合治疗的模式。

作为肿瘤中医综合治疗的辅助手段，该科在国内肿瘤界首先开展中医药饮食治疗和中医五行音乐治疗。科室配备专门食疗间，根据临床病情辨证用膳，寓食于补，有粥和蔬菜果汁两种赋形剂，根据辨证不同，赋形剂中要加入不同的中药制剂，但没有药味，是一种较为缓和的、易为病人接受的治疗方法。

据统计，20%～30%的肿瘤病人会处于抑郁状态，这时候心理治疗可以起到很大作用。为给患者营造一种抗病的氛围，杨宇飞带领团队所创的中医五行音乐疗法在风格统一的前提下，着意体现各组音乐的不同特性，运用《黄帝内经》关于五行平气的名称，命名为"敷和乐""升明乐""备化乐""审平乐"和"静顺乐"，分别利于促进木气的展放、火气的上升、土气的平稳、金气的内收与水气的下降，对于人体则分别利于调节肝、心、脾、肺、肾五大系统的功能，进而实现优化相关的心理状态和激发相应的情感变化，使该脏腑气机与功能达到优化。

"病人要比在西医医院舒服，到这里来才有意义，否则他们就去西医医院了。"杨宇飞说。通过研究，她对晚期肿瘤的本质也有了新的认识，她认为肿瘤的阴阳属性为阴瘤，阳气不达为肿瘤病机，温阳通下为治疗方法之一，并在名老中医施奠邦的指导下，从古方中开发出具有温阳通下、健脾和胃功效的中药"祛邪胶囊"。

辨证治疗结直肠癌

建科初时，杨宇飞选择了以结直肠癌为主要研究方向，多年来一直致力于中医药治疗结直肠癌的系统评价、减少早中期结直肠癌术后转移复发、提高晚期结直肠癌的生存期与生存质量的临床研究，从而把结直肠癌全程中医治疗发展为西苑医院的优势病种，以百分之十几的复发转移率远胜于国际水平的30%，使科室成为国家中医药管理局"十一五"结直肠癌专病组长单位、国家中医药管理局"十二五"专科建设单位。

中医学认为，结直肠癌归属于中医"积聚""肠风""脏毒"等范畴，病因主要有脾肾不足、饮食因素、抑郁忧愁等多方面，提出了先后天虚衰，肝气内郁，痰湿瘀内阻的本虚标实学说。

根据多年临床经验，杨宇飞认为，结直肠癌分期不同，各阶段病机亦不相同，但其核心病机无外乎"正虚为本"，脾虚是始动因素，肝郁为病情进展调节因素，脾肾双亏或肝肾两虚是终末期根本因素；"邪气为标"，毒、瘀、湿、痰蕴结肠道，络脉闭阴，标本二者互为因果所致。因此，治疗结直肠癌以扶正为主，扶正首推健脾，进而脾肾双补或滋补肝肾以治本，根据毒、瘀、湿、痰之偏重，灵活运用疏肝、化痰、利湿、活血化瘀之法，疏通经络以治标，标本同治，使患者身体阴阳平衡、气血调和，自然癌毒无处扩展，病则不至于复发或转移。

72岁的王大爷，2010年因腹泻做肠镜检查时发现了直肠癌，于是行根治性手术，术后未做放、化疗，但每天要排便3~4次，排便不成形，总是倦怠乏力，没有食欲，晚上失眠，眼看一天天消瘦下去。后来家属慕名找到杨宇飞求诊，经过详细的了解后，杨宇飞确定王大爷属于脾胃虚弱，身体余毒未尽，治疗应着重健脾和胃，解毒通络，于是给他开了四君子汤加味服治。待复诊时，王大爷精神较之前明显得到改善，食欲也正常了。杨宇飞根据他的病征变化调整药方，让他坚持服用，现在王大爷安然度过了5年生存期，病情一直很稳定，再没复发与转移。

杨宇飞介绍，四君子汤加上黄芪、黄精、薏苡仁等有补脾益气之效，配合鸡内金、山楂、麦芽等理气和胃，同时考虑余毒未尽给予了蜈蚣、全蝎解毒散结，女贞子、旱莲草滋补先天之本。"这些药一起用有健脾补肾、解毒通络的功效，使患者的正气恢复了，脏腑得以调和，气血也充足，病情自然稳定了。所以我认为结直肠癌非常适合中医全程综合治疗。"

门诊结束时，已是下午六点，窗外的枝条已悄悄抽出新芽，又是一个春天。出了一天门诊、沙哑了喉咙的杨宇飞对此未必在意，这个下午的特需门诊，她看了30个患者，对加号要求从未加以拒绝，因为她想努力着为患者的身体找回丢失的"春天"。

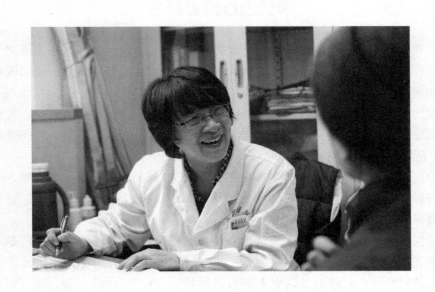

悬壶之道，唯患不知人——熊　露

专 家 简 介

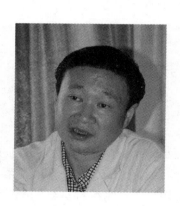

熊露，中国中医科学院广安门医院肿瘤科主任医师，硕士生导师。医学博士、博士后。任中国医师协会中西医结合肿瘤专业委员会执行委员，科技部中医药科技成果审评专家，中国医药科技杂志编委。

专长：擅长治疗中晚期肺癌、胃癌、肠癌、淋巴瘤、泌尿系统肿瘤、恶性胸腹腔积液以及神经系统、消化系统等疑难杂症、重症。

出诊时间：周二上午、周四下午。

中医药几千年历史，是中华文明的瑰宝，而自认对中医药深信不疑的尚阿姨却碰到了"信任危机"。

尚阿姨是唐山人，今年 65 岁，因肺癌术后复发，乏力，喘憋持续加重，坐着轮椅找到中国中医科学院广安门医院肿瘤科主任医师熊露寻求中医治疗，吃了三个月中药后，不但咳痰喘憋症状消失，而且感觉体质明显增强，不再频繁感冒，不吃安眠药睡眠也有了很大改善。但入夏后，大脚趾突然莫名肿痛，一度影响到走路，当地外科医生说可能是药物中毒或局部感染，让她停止吃中药，口服抗生素一周多，肿痛并没有丝毫减轻。熊露认为是身体免疫力提高自身排毒的一种特殊表现，让她坚持中药治疗，服药一周后，脚趾流脓，肿痛就好了。半年后，尚阿姨复查，原位复发的肿瘤神奇般消失了。坚持服药到了第二年春天，原来脚趾部位却再次水肿，瘙痒，还开始流脓水。尚阿姨百思不得其解：怎么吃中药治病，反而引起旧病复发呢？相继请教了几位西医外科专家，都无法很好地解释。

熊露细问她是否曾在寒凉潮湿的地方长期呆过，得知老太太年轻时的 10 余年间，夏天都要到好几米深的地窖里去储存蔬菜，因为那里凉快，她往往一待就是一下午。熊露释然道：夏日天气上浮，阴气下降，井下寒湿较盛，体虚则寒湿毒邪从脚底入侵人体，日久入侵脏腑而发病。患者服用中药后，免疫力提高，抗邪能力增强，把毒从脚底逼出去，才会出现毒气淤积，脚趾水肿流脓，等到毒素排尽，病自然也就好了，那也标志着身体里的隐患得到清除。

"中医诊疗思路有别于西医理论，许多疑难重症，在药物治疗有效的同时，会表现出各种复杂错综的排病反应，只要思路对了，坚持中医理论为指导，治疗方向没错，随着身体正气增强，通常能达到意想不到的效果。"熊露告诉记者。

诊疗思路是治疗的关键

周二上午，记者来到广安门医院四层肿瘤科熊露的诊室，一位 70 多岁的老太太精神抖擞地走进诊室。

"救命恩人，我又来找您了！"老太太个子瘦小，年龄在 75 岁上下，却步履稳健，精神矍铄，"我在报纸上看到您去青岛出诊了，那边有朋友正想找您看呢，可惜没赶上。""最近过得怎么样啊？我还给您发短信了，情况都挺好的吧。"熊露看到老太太笑着问道。"我感觉特别好，长胖了十几斤呢，想跟您汇报下近期情况。"目睹笑意满脸，喜气洋溢的轻松画面，却不曾想，她的病情曾让熊露费尽心力。

老太太是清华大学早期毕业生，6 年前患晚期胃癌ⅢB 期，常规治疗要求外科手术配合化疗，而术后患者衰竭得厉害，胃胀反酸，吃不了东西，体重下降20 多斤，根本不具备化疗的条件。"当时已经放弃了，知道回天乏力，不想遭罪了。"老太太说起当时的情形，没想到自己一辈子搞科研，最后还遭遇了医疗科学的"局限和无奈"。偶然机会，老太太听了熊露一个健康讲座，对中医治癌有了新的认识，开始了中医治疗。

吃中药一周，老太太和老伴吵架，激动之下摔了一跤，原本就中度骨质疏松，一下就骨折了，动不了了。当时做骨扫描怀疑有骨转移，熊露却认为可能性不大，于是力排众议，让她坚持吃药，很快食管反流症状消失，食欲明显增加，体重也开始增加，不到两周时间，慢慢地能下地走动了。吃了近一年的中药，吃东西就完全顺畅了。然而到次年春天，老太太胸前突发大面积湿疹，皮肤流水，瘙痒重，很多西医专家认为可能是中药过敏或皮肤毒性有关，建议停服中药。皮科医生会诊打算使用激素治疗湿疹，老太太考虑到激素对肿瘤治疗不利，坚决不让。熊露通过仔细脉诊，询问她是否得过湿疹，结果得知她 30 年前曾经得过湿疹，经外用激素药物治好，30年后又同一个部位复发，而且严重得多。认定是身体抗癌能力提高，产生的排毒反应，果断要求她继续吃中药。过了一个夏天，湿疹"不治而愈"，腰痛基本缓解，复查肿瘤标志物显示正常。吃中药3年多下来，体重增加了10多斤。

"按照中医理论，'药不玄冥，厥疾弗瘳'，身体经过治疗调理，会周期性或不定期出现一些不适或发病状态的排病反应，这是气血恢复、脏腑、机体免疫功能增强以后，把原来没有能力排出的毒素赶出身体，疾病向愈的一种正常反应。体内毒素向体外、躯干向四肢发散，是一种好现象。以前得湿疹时，是用激素将毒素强制地压了下去，但毒素还潜伏在体内，而吃药后，免疫力增强，毒素就又被逼着发出来了，以致出现旧病复发的假象。"熊露把深奥的中医理论用深入浅出的语言，告诉老太太时，她也坚信这样做没有问题。

"我当时问熊大夫吃中药行不行，他说只要我听话就没问题，我听了，然后就好了。我已经多活6年多了，身体很好，能自己独自出门办事，这是以前无法想象的。"老太太呵呵地笑着说："找对了医生，病就能好了一半！"

六年的坚持，一波三折，患者能够坚持下来，体现了患者对中医疗效的坚信不疑，更是对熊露扎实的中西医理论和临床功底的认可。熊露对中医药理论和实践的笃信和执着，坚持了正确的思路和方向，是取得确切疗效的前提和关键。

不但治"病"，重在治"人"

现代诊疗手段和技术的飞速发展，西医不断做大，中医药时常被挤到一边，疗效受到质疑。听到这样的言论，来自辽宁的患者肖女士恐怕会"横眉以对"，不以为然。

"您好，救命恩人啊。"记者又一次在诊室听到满怀感激的"救命恩人"。肖女士今天复诊，笑意盈盈地坐下来接受脉诊。"前阵儿休假去哪儿玩了？"熊露关切地问。"去了不少地儿呢，新疆、西藏、西安，吃了您的药，我能够到处跑，还是坐的飞机呢，这次什么都经历了，是我以前想都不敢想的事。"肖女士面色红润，兴致勃勃地和熊露分享着这次特殊的旅行。

肖女士今年50岁，一年前不幸患上肺癌，术后持续的化疗，让她身体迅速消瘦下去，而随后的二次复发更是雪上加霜，到熊露这儿初诊时走路都十分艰难。加之本身就有十多年的冠心病史，一直没离过药，化疗已经无望。就在她认为已经陷入绝境的时候，慕名而来求诊，熊露的几副中药救了她。这次复查，肖女士的病情得到了完全控制，关键是身体好起来了，即便经历一趟长途旅行，依然精神奕奕，熊露告诉她再调整处方，先吃点中药，改善心脏供血，目前不急着放心脏支架。

"之前放疗哪还有个人样，继续做下去，估计癌细胞没死完，我人没了。"肖女士告诉记者，"到了熊大夫这，他建议把病先放一放，把身体养好，身体才是本钱啊，我觉得自己现在已经是个健康人了，能吃、能睡就是最好的。"

诚然，肖女士的想法与很多肿瘤病人不谋而合，放化疗等根治肿瘤的手段固然不错，但要严格把握好适应证。"单纯的放疗、化疗，虽然近期效果较好，但对身体的损伤也很大，把握不好适应证，会严重降低患者的生活质量，甚至加速死亡。"熊露告诉记者，中西医结合作为我国特有的医疗模式，既体现了现代医学发展的治疗优势，又凸显了中医整体观念模式的人文关怀和康复优势，应用得当可以在肿瘤的综合治疗上"技高一筹"。

跟诊当天，熊露诊室慕名而来好几位因术后身体衰弱、坐着轮椅来的患者。68 岁的林大爷由两个女儿推进诊室，有气无力地瘫坐在轮椅上，张着嘴巴，呼吸都倍感痛苦而费力。林大爷患肺腺癌 2 年，期间化疗 19 次、放疗 13 次，身体每况愈下，因全身衰竭曾一度送进抢救室急救。"靶向药耐受不住，长了满口溃疡，全身满脸皮疹瘙痒，不能入睡，现在完全靠输营养液维持生命。晚上一个小时起一次夜，他睡不了，我们也睡不了，因为他动不了，要接尿。"大女儿哀痛地说。

"他的情况跟我们家老头子差不多啊，老头儿是肠癌后化疗，路都走不了，夜里睡不安稳，总说梦话，吃了熊大夫几服药，长胖了，能独立走几步路，晚上也不说梦话，现在我反而不适应了，半夜要起来查看他的呼吸。"旁边开药的一位老太太，听见林大爷女儿的话，热心地说，"不能死盯着病治，生活还得有个人样！"跟老太太交流了几句，林大爷一家终于露出了点点笑意。

熊露给林大爷开了一周的中药，让在药里加点红参，药渣泡脚，叮嘱自己回家熬药，助理医师告诉记者，熊露的中药处方在遵循扶正祛邪的原则基础上，从组方到煎药、服药都有自己独到的一套理论和方法，理法方药严谨周全，不少中医专家看到他的处方，误以为是出自七八十岁的老中医之手。

在治疗上，读懂病，更读懂人。不但治病，重在治人，这是熊露为中医者的追求。

无私奉献的幸福哲学

将近中午十二点，熊露当天的门诊还在有条不紊地进行着。他一直坐在那张泛旧的椅子上没有挪动，记者发现他桌上除了病案资料，连个私人用的水杯都没有，只有一个一次性的纸杯，装着早已凉透了的白开水。

一位细心的家属显然也注意到了这点，起身拿起纸杯，出去转了一圈回来，杯子里换成了冒着雾气的热水，小心地放在熊露的左手稍远处。熊露丝毫没有注意到，继续专心诊脉、问诊。

记者在门诊室，见过无数医患之间的场景，潜然泪下有之，激动欣喜有之，却不似眼前这样，悄然的一杯热水，只觉得他们之间理应当如此，平淡本真，暖人心脾。

"我们看病挂号难，熊露大夫就牺牲自己的休息时间，能多看一个就多看一个，我是老病人了，每次见他忙得水都顾不上喝，有时干得嘴唇起皮。"一位患者悄悄告诉记者。所谓与患者鱼水情，不正是这样，把一颗心都放在患者身上。"力所能及之处，当全力以赴。解决患者的需求，这是我的工作。"而熊露却只道是平常。

熊露跟患者的关系，更多的像是个老友，稀疏平常的对话，斩不断的联系。一位60多岁的大妈风风火火地走进诊室。"您怎么来了？前几天还发短信问您情况如何了来着。"显然是老熟人了，熊露抬头说。"手机丢了，年纪大了，您的电话号码没记住，我就来找您了，排了三天才挂上您的号。""这是您的电话？座机和手机。""座机对的，手机号码换了一个。"熊露重新存了电话，在老太太递过来的纸上，写下了他的联系方式。看到这一幕，估计有人会觉得这是"走后门"的亲戚了，实际上在熊露这里很平常。一位家住东北的患者，每次来开药只能按规定开一个星期的，而且随病情变化要调整药方，开多也是浪费，熊露就留下相应的联系方式，电话里调整药方，在当地医院抓药。

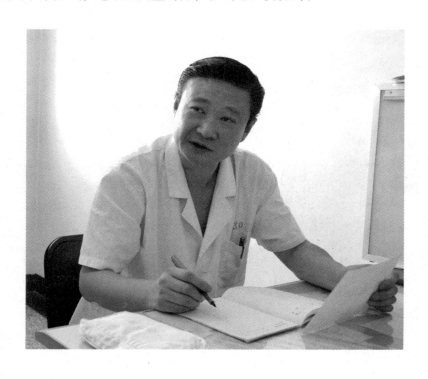

对熊露来说，只要患者有需要，他就义无反顾，不管多苦多累，就算加班到凌晨，他也感觉充实，就像他常挂嘴边的，"被人需要就是幸福，那是我的价值。"

下午一点多，熊露的门诊才宣告结束，保存好病历资料，起身洗洗手，熊露才得空看看外面，是个好天气，秋日的阳光很是温暖，只是桌上那杯热水，又一次被冷落了。

六十载情怀赋医坛 —— 夏玉卿

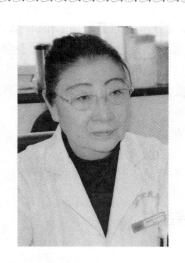

专家简介

夏玉卿，中国中医科学院望京医院电热针科主任医师，硕士生导师，享受国务院特殊津贴。

专长：中西医结合治疗脑血管病、神经系统疾病（脊髓空洞症、神经痛、进行性肌营养不良症、脑性瘫痪）及颈腰椎病、慢性胃炎、内分泌失调、女阴白色病变和癌症放化疗后不良反应等病症。

出诊时间：周一、周三、周五上午。

在中国中医科学院望京医院有这样一名老中医，她的门诊时间是早上7点开始，要比一般门诊提前1个小时，中午12点多才就诊结束，这一习惯已保持了几十年。

对于她来说，已是80岁高龄，本该退休在家尽享天伦之乐，而她却仍旧在医疗一线辛勤地工作着。而她认为，只有为患者提供优质的服务，才是体现为医的最高人生价值。

她就是中国中医科学院望京医院电热针灸室夏玉卿教授。

"开药时就可以喘气了"

周三的上午，记者来到了位于望京医院门诊楼四层的电热针灸室。

此时，夏玉卿刚刚为第一拨病人扎完针，回到门诊。一位70多岁、患有认知障碍的老大爷，在老伴的陪伴下一起来到门诊。在交谈的过程中，显然该患者的意识并不是很清晰，只有在老伴的帮助下，才能够顺利地完成和医生之间的对话。

但夏玉卿很有耐心，并试图和患者开着一些玩笑，患者开怀地笑了。"在夏大夫这边扎了几次针，状况已经比以前好很多了。"老伴告诉记者。

同样，一位70多岁的老大爷，无不兴奋地告诉记者：以前在望京医院门口下了公交站台走到门诊，需要休息3次，在夏主任这边坚持扎了一段时间针灸，现在一口气就能走到门诊了。

夏玉卿穿梭于门诊与病房之间，没有片刻的闲暇。第一拨病人治完，第二拨病人又开始了。

在病房内，小小银针在夏玉卿手中十分娴熟地为每个患者针灸。没有语言，只有静静地呼吸和治疗操作的声音。等夏玉卿为患者扎上针灸后，她的助手会给这些银针接通电极夹，让银针保持一定的恒温，这就是电热针。

"一上午多了要扎七八拨人，少了也得五六拨，没有喘气的时间，只有开药的时候才可以喘口气了。"夏玉卿告诉记者。

据记者了解，几十年来，夏玉卿先后攻克了肌营养性不良、2型糖尿病、癌前病变等十几种疑难杂症，治愈患者的数量连她自己也无法说清。

而这些患者的成功得以缓解症状或救治，无不得益于其神奇的电热针疗法。

针与灸的完美结合

"毫针针刺虽然具有治疗面广、操作简单、病人痛苦小、疗效好等特点，但从辩证唯物主义的角度看，任何事物都有一定的局限性，毫针亦不例外。"夏玉卿认为，火针具有温阳散寒、疏通气血，针对性强的特点，但火针还有烧针时间长、散热快、进针快、腧穴不易刺准、深度难以掌握、适应证较难分清等不足。

传统的火针一般在刺入机体后，针体自然冷却，温度随之降低，因而很难在体内维持恒定的温度，并且火针只能疾刺疾出，不能留针，刺入"太深恐伤经络，太浅不能去病"。

夏玉卿根据经络学说及《内经》"燔针""焠刺"的理论，并结合现代科学技术与人合作研发的一种新型针具——电热针。电热针是利用电能转换为热能，在针刺得气后的留针时间内，针体仍可保持恒定的温热效应，可根据病人的机体状态，较准确的调整针体的温度，电热针热力大于艾灸，针具较一般毫针粗，集中了针刺与艾灸的双重优势。

夏玉卿认为，电热针借热力之势鼓舞气血运行，促进脏腑功能恢复，有事半功倍之效。

经过长期的临床验证，夏玉卿发现电热针具有调整气血运行、温经通络、活血化瘀、软坚散结、解凝镇痛的治疗作用，可治疗哮喘、阳痿、血瘤、女阴白斑、多发硬化、进行性肌营养不良等，特别是对于女阴白斑的治疗，不但使患者在感觉和功能上得以恢复，还能在改善病理上取得非常满意的效果。

此外，电热针还用于治疗浅表肿瘤、癌前病变。例如电热针治疗浅表肿瘤，是根据癌细胞在大于43℃的环境中不能生存的生理特点，用电热针刺在瘤体上，通过升高瘤体局部的温度使癌细胞丧失了它们的生存环境从而杀死癌细胞。

发挥中西结合优势

"救死扶伤，为病人服务，发挥中西药结合的优势，弘扬祖国传统医药学"是夏玉卿的奋斗目标。她先后完成了国家、原卫生部、国家中医药管理局及院级科研课题27项，在国内外学术刊物上发表了学术论文80余篇。并在医院担负着培养中、外籍硕士研究生的工作，受到了社会各界的好评。夏玉卿还获得了国务院颁发的享受政府特殊津贴的证书。

很难想象，从一个学习西医的大夫，在接触针灸之后，就开始着迷于针灸事业，并为之倾心奋斗了六十载，至今还工作在临床的一线，并一直从事着针灸治疗疑难病的研究工作

夏玉卿认为现代医学的发展也促进中医学的进步。现代科技一日千里，检查手段日新月异，使人们对人体的构造、生理的本质和病理的变化更为了解。作为中医大夫，熟读经典，加强中医基础理论知识固然重要，倘若能够衷中参西，善于参考西医的理化检查，生化指标，使之与中医结合，提高临床效益，也是不容忽视的。

最初，夏玉卿对针灸的行针时间，一直存有不解。她就通过大量的动物实验和临床研究了解了留针多长时间、什么时间行针能得到最佳的临床疗效：针刺15分钟后针刺疗法达到最高峰，然后针刺疗效随着时间的推移逐渐下降，至针刺后30分钟针刺疗效降至最低，从而得出针灸留针30分钟是最佳时间；对于需用补法的患者应在留针的30分钟内不予行针。该留针时间应用于临床取得了非常好的临床疗效。

针灸就是我的生命

"以病人为中心，急病人所急，想病人所想"是夏玉卿的工作准则，她常常为经济困难的患者免费治疗。她的这一举动，为全院的医务工作者们树立了良好的榜样，被传为佳话。

在门诊的过程中，有一个脑瘫的患儿来针灸，夏玉卿不厌其烦地与他沟通。

"来，看着奶奶，我看看你的舌头。"多么亲切、温馨的话语。

熟悉夏玉卿的人都知道，她也有一个同样患有脑瘫的儿子。尽管她医治好了

无数的患者，但是她的儿子却在轮椅上坐了五十多年。

五十年前，夏玉卿的儿子得了百日咳，因为耽误了治疗转成脑瘫，这让她一直内疚到现在。每到周末，夏玉卿都要到老年公寓去看望儿子，母子见面虽然也有欢笑，但儿子内心却始终不能原谅妈妈。

一边带着愧疚抚养孩子，一边钻研疑难杂症，夏玉卿深知，只有高超的医术才是对儿子最好的补偿。

"如果当时的医术好的话，自己的孩子也不至于这样。"每每这个时候，夏玉卿内心里面都充满着自责。现在，每当遇到类似这样的患儿，她都当作自己的孩子一样看待。"作为母亲，每当面对儿子，我的内心都无比痛苦，希望生命能重来一次。"

可是夏玉卿深知，当她走进诊室，拿起一枚枚细小的银针时，她内心中想到的却永远都是患者。

如今已经耄耋之年的夏玉卿教授，一直坚持在工作岗位，她说自己要一直走下去，直到生命的结束。

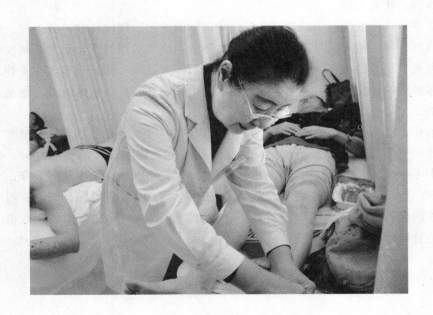

独树一帜"拇外翻"——温建民

专 家 简 介

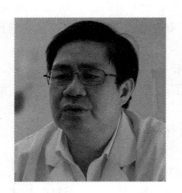

温建民，中国中医科学院望京医院骨关节二科主任，主任医师，博士生导师。享受国务院特殊津贴专家。

擅长运用中西医结合方法治疗各种关节炎、足踝、脊柱及创伤疾病。在国内较早开展关节置换及微创技术治疗各种骨关节疾病。独创的中西医结合微创小切口治疗拇趾外翻技术获得"国家科学进步二等奖"，居国内外领先水平。

专长：关节置换、拇外翻、脊柱关节疾病、骨折脱位等。

出诊时间：周二上午、周三下午。

生活中，爱美的女性不论胖瘦总能选到适合自己的衣服，可是如果脚上的拇关节长成了大脚骨，脚丫不规则地挤在一块儿，无论穿哪种款式的鞋都难掩饰这种窘迫——拇趾外翻该怎么办呢？

有这样一位"拇趾医生"，他运用"中西医结合微创术"治疗拇外翻，小切口微创技术截骨、正骨手法代替了大切口手术，夹垫、绷带、粘膏取代了以往的钢针、石膏固定。这种以中医理论为基础，结合现代医学诊断技术建立起来的全新中西医结合治疗拇趾外翻技术，为无数患者赢得了健康双脚。他就是中国中医研究院望京医院骨关节二科和创伤二科主任、中西医结合微创术治疗拇外翻第一人——温建民。

不限号：多给患者创造治疗机会

周三下午 1 点 10 分，记者赶到望京医院骨关节二科时，距离温建民的开诊时间还有 20 分钟，但此时的候诊大厅已围满了前来就诊的拇外翻患者。这些患者中，有年老的、年少的，有坐着轮椅被家人推进诊室的，也有自己拄着手杖被搀扶前来的。

记者与患者交流得知，他们中有来复诊的，有慕名咨询手术治疗的，有在其他医院做坏了前来修复的。

1 点 30 分不到，温建民提前走进诊室。患者随即鱼贯而进，将他团团包围。有经验的患者，已经是早早解开了脚上的绷带，在病床上伸着双脚等候温建民查看伤情。

"温主任，您看看我的片子，我恢复的还不错吧？"

"温主任，我是一名教师，马上就要开学了。我这次复诊后是不是就能下地了？"

"温主任，我是从外地赶来的，已经在这住了两天宾馆了。能给我加个号吗？"

"温主任，我把我姐姐也带来了。只有您做的手术才放心！"

接诊，看片，给患者分析病情，解答患者的种种疑问，间或为复诊的患者活动脚趾、固定伤口绷带。温建民和他的 6 个助手一刻不停地忙碌着。扫眼间记者发现，在几处靠床的墙面上早已贴上了一排排用于固定绷带的胶布，其助手笑称：为了节省温主任给患者的包扎时间，这些细节之处都必须提前做好。

"疼不疼？"

"有没有按时活动脚趾？"

"动动脚趾看看！"

"好，很好！下一个！"

言语间，温建民已经麻利地给复诊的患者活动好脚趾，重又换上新的绷带。记者掐表细数：这一系列的动作温建民仅用了 30 秒！

"这么多患者看的过来吗？"记者好奇之下脱口而出。

"很多患者都是从外地，甚至国处赶来，你不赶紧看，他们就要在北京多受病痛、多花时间、多花费用。"温建民在治疗间隙如是回答。

温建民的助手提到，为了每个患者都能挂上号、看上病，他从不限号，曾创下半天门诊诊疗 120 个患者的最高纪录，加班加点也就成了家常便饭。

治疗：中西结合"扫清"大脚骨

"我是在其他医院做的拇趾外翻大切口手术，刚做完稍好点，过了一段时间又回复原状了，挨了这么大一刀一点不管用，还更严重了。"一位60岁开外的大妈跟记者比划着。

"年轻时候没觉得大脚骨是病，现在老了，实在疼得受不了才想起来手术。"

据记者了解，近些年来，温建民创立的微创技术与手法治疗拇趾外翻及相关畸形的中西医结合新方法，已经形成一套完善的理论和操作体系，每年他要完成600多例的手术。

从1993年开始，温建民在总结国内外治疗拇趾外翻经验的基础上，结合中医正骨手法、小夹板纸压垫经验，在不需要做内固定的基础上使得手术时间缩短到单纯西医的1/6，同时微创术切口在1厘米左右，只需局部麻醉，病人创伤小、恢复快，"手术完了就能下地了"。

由此，中西医结合治疗拇趾外翻及相关畸形的突破在中西医界引起巨大反响，得到了国内和欧美同行的认可，并填补了国内外在此领域的空白，项目曾获北京市2001年科技进步奖二等奖和2002年国家科技进步奖二等奖。

温建民拿着一个小型人体模型向记者演示，以人体中轴线为依据，外侧为阳，内侧为阴，脚趾向外歪着，肯定是阴阳不平衡，以手术矫正来达到拇趾的阴阳平衡。拇趾外翻手术结合中医"筋束骨"的理念，术后采用在第一、二趾蹼间夹垫，用绷带粘膏外固定的方法，加上"8"字包扎法使截骨处固定到一个合适位子，病人下地的时候能对骨折端起到一个轴向压力的作用，使骨头不移位，维持手术效果。术前用清热解毒中药外洗预防感染，术后用活血化瘀中药外洗促进血液循环加快功能的恢复都对拇趾外翻术后的恢复有着重要的作用。用X光片的拍片等来证实关节是否归位，这样中西医结合就能得到一个很好的疗效。

近年来，温建民除了在治疗拇外翻别树一帜以外，在关节置换、治疗脊柱关节疾病、骨折脱位等疾病也有很深的造诣。

良好的治疗效果和高尚的医德不仅吸引了全国各地的患者，不少海外的患者也都慕名前来。温建民已经治愈了来自美国、澳大利亚、德国、新西兰、南非等地的不少病人，华人更是不计其数。

"基本上都是病人介绍来的，不少人专门从国外来到北京找我做手术。"温建民还说起一个故事，一位美国的患者在治疗过程中与温建民成了好朋友，也因此爱上了中医这门神奇的医学。

警惕："山寨术"害人深

"我是从牡丹江专程来的。我在当地美容院做了号称微创拇外翻手术，结果现在脚趾溃烂。全国去了很多医院，没一家敢接，后来听说您才是'中国拇外翻微创手术第一人'，这才赶来。疼的实在是受不了。"

王女士泪眼婆娑地向温建民诉说着。说话间，王女士已经将双脚放在了温建民面前的凳子上。

"我尽快给你安排翻修术吧。"温建民一边接诊一边安排助手通知病房加号。

面对这种情况，温建民说他只有"愤怒"和"无奈"。近几年，全国出现了不计其数的"山寨版"拇外翻微创术，"没有几个真正按照规范做的"，多数都是打着"微创"的幌子骗取钱财、伤人身体，"50%的门诊患者都是上当之后来做翻修术的"。

据温建民介绍，如果第一次手术不当，可能会影响终身，即使以后再做翻修术也没有一次到位做的效果好。

诱因：高跟鞋增加患病风险

温建民介绍说，临床上，20 个拇趾外翻患者中有 19 个都是女性。目前，随着高跟鞋在女性群体中逐渐风靡，拇外翻发病率已呈直线上升趋势。

殷女士是位年轻漂亮的服装设计师，平常就喜欢穿高跟鞋。长年累月，她的拇趾外翻越来越严重，手术前连走路都困难，不仅鞋子不好买，还影响美观，她从网上查到温主任治疗拇外翻的医术独树一帜，于三个月前从广州赶往北京手术。在复诊台上，温主任试着掰掰她的拇趾，她立马喊疼。

"你术后锻炼得还很不够啊，这样怎么行呢！"说着温主任摁着殷女士的脚拇趾往下一掰，殷女士疼得大叫一声，温主任笑着说："你活动活动，还疼吗？"

"啊？好多了啊。"殷女士忘记了刚才的疼痛高兴地活动着脚拇趾说。

"很多病人在术后锻炼不够，来复查时少不了还要被我'折磨'一下，术后功能锻炼是极其重要的。一方面是促进截骨端的愈合；另一方面避免术后的关节粘连引起的功能障碍。"温主任建议在手术后可以穿特制前开口软鞋帮助矫正，头两周尽量不要做不必要的行走，两周后可增加活动量，一般六周左右截骨就愈合了，这时可以去掉固定绷带，穿较宽松的鞋，多数患者半年后即可穿正常鞋。一年之后，基本都和正常人一样，完全达到康复。

温建民介绍，拇趾外翻是骨科的一种常见足病。表现为大拇趾向外撇，而根部向内收，从而在根部长出一个大鼓包，使得前脚像个三角形的"大蛇头"（北京俗称"脚瓹拐")。拇趾外翻不仅影响美观、引起疼痛，随着患者年龄的增长，足肌肌力减弱，症状会越来越严重，相当一部分患者必须手术治疗。如果不进行治疗，严重的将影响到其他脚趾及关节的位置。其发病除了遗传因素外，多与长期穿尖头鞋与高跟鞋有关。

温建民接受记者采访间隙不忘告诫记者：如果爱惜自己的双脚，就要少穿高跟鞋和尖头鞋。

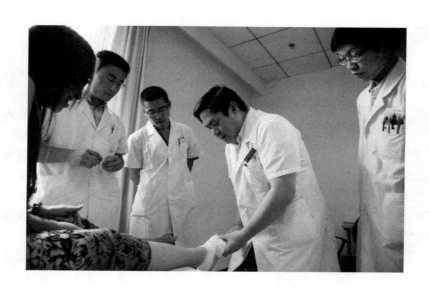

愿和儿科结缘一辈子——肖和印

站在名医身边——人民好医生

跟诊记

专家简介

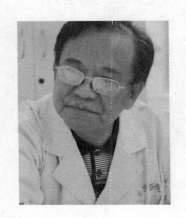

肖和印，中国医学科学院望京医院儿科主任、儿科教研室主任。主任医师、教授、硕士生导师。1984年毕业于中南大学湘雅医学院。国家基本药物评价专家，国家执业医师考试命审题专家，全国中西医结合学会儿科专业委员，中华中医药学会儿科专业委员等职。曾获首都优秀医务工作者、北京市优秀共产党员等称号。

专长：中西医结合方法治疗儿科消化系统疾病、呼吸系统疾病及儿科疑难病，如病毒性心肌炎、多动性抽动症、过敏性紫癜等。

出诊时间：每周一、周二上午，周四全天。

很多家长认识"肖和印"，无不因为他治好了自己孩子的病。

从2012年6月份开始，肖和印的儿科门诊换"新家"了。原来，2012年5月21日，北京市中医管理局批准中国中医科学院望京医院院为"北京市中医儿科诊疗中心建设单位"。2012年6月1日"北京市中医儿科诊疗中心建设单位"在望京医院正式揭牌，肖和印的儿科诊室也随之搬了宽敞的新家。

在望京医院的门诊大楼取药区的右侧，"北京市中医儿科诊疗中心建设单位"的牌子赫然醒目，进入该区域则是另外一番洞天。只见儿科区域四处的墙壁上，绘满了各式各样的漫画，仿佛进入了另外一块乐园。

肖和印说，他与儿科有着放不下的不解之缘。

"孩子愿吃我开的药"

总是面带微笑地对待每一位患儿，这是肖和印留给记者的第一印象。在门诊的过程中，不乏肖和印这儿的"常客"，这些患儿见到肖和印就亲切地叫"爷爷"。家长告诉记者，以前在一些专科医院也看诊过，可是到肖主任这儿看过病以后，就再也没有换过其他医院。

"对于儿童的治疗，孩子心情非常重要。孩子心情好，家长心情也会随之好起来；同时，既要让儿童信任你，也要家长信任你，家长和孩子的依从性就会比较好。"肖和印说，当然心理的因素很重要，有些家长拿了药，回家也不一定愿意给孩子吃；换言之，如果孩子信任你，即使药性再苦，孩子也愿意吃。

"孩子愿意吃我开的药。"一直是很让肖和印很欣慰的事情。

"开始也不喜欢儿科。"肖和印坦言，毕业时他被分配到北京，可人到了北京才发现，好科室都被"抢空"了，只有北京东直门医院儿科还要人。

"所以我就来了，一干就是 20 多年。"只是没想到，肖和印越干越出名，越干越受到孩子和家长们的爱戴。

当记者追问"为什么能够坚持下来"时，肖和印脱口而出"有点傻呗"。说着，肖和印爽朗地笑了。"我这个人就是这样，反正也不想发财，但也饿不死，够吃、够用就知足了。"

在患儿面前最"心软"

慕名来肖和印这里求医的患者很多，甚至有很多是来自外省市的患者。在北京东直门中医院从医 20 多年的肖和印，即使离开那边已经有 5~6 年时间了，还有部分患者到那边去找他就医。

"一般来说，半天看 25~30 个号比较合适，"肖和印说。可是家长总是要加号，特别是一些外地来的患儿，看着家长那种乞求的眼神，即使再累，肖和印说"自己也心软了"，于是又让患者去门诊加号。

有时，肖和印也期待家长对儿科医生的理解，他认为，医生和患者需要站在换位思考的角度。他说，自己能理解家长给孩子看病的心情，能给他们加号的，一定都会尽量满足家长的需求。但作为医生，有时也特别需要被理解。

有一次这样的经历，让肖和印至今难忘：2009 年闹甲流的时候，他从早上 7 点半到晚上 9 点半，带着研究生看了 190 多个病人，直到中午 12 点 50 分了想利用 10 分钟的时间吃个饭后继续下午 1 点的出诊。这时被一个家长拦住特别不客气地说：你给我看个病。肖和印说，现在没号了，你去挂个号，下午 1 点钟就可以看了。但没料到此人来了一句：你就知道钱啊，如果让我在外面碰见你，我宰死你！跟在他后面的学生，当时眼泪就出来了……

"医生也是人，在那种情景下，如果说不生气，那是不可能的。可是，作为医生一定要克制住自己的情绪，毕竟这样的家长的只是少数。"肖和印坚信，他们大部分患儿家长都像信任亲人一样信任他。

记者注意到：历经多年儿科医路的探索，肖和印的头发早已经开始稀疏了，皱纹不仅布满了额头，银发也已经满头了。

治疗腹泻称"一绝"

"我家小孩腹泻半年，去了很多医院，看了很多专家都不管用，然后在网上看到了肖大夫的介绍，抱着一线希望来到望京医院，结果做了 3 次推拿，吃了点小药，慢慢就好了。"这是一位网友家长对肖和印的印象。

很多人知道肖和印，还是源于肖和印的"推拿"治疗小儿腹泻。可是很多人并不知道，肖和印是一位学西医的大夫。是什么时候，他开始专研于中医，并用中西医结合治疗小儿腹泻的呢？尤其是小儿迁延性、慢性腹泻至今还被西医认为是难治病。

那时，还是大学时期的肖和印，一次偶然的机会接触到了中医推拿的手法书籍。在他认为，不用药物，推拿就能治疗疾病，那是一件多么好的事情。于是，他就开始慢慢地对中医有了兴趣，并进行深入地研究。

肖和印至今记得：1987 年冬天，东直门医院转来几个腹泻了几个月的重症患儿，其中最让人心疼的是一个生下来 8 斤的患儿，因腹泻导致严重营养不良，让他瘦得已皮包骨头，4 个月后还是 8 斤。此时，肖和印学习的推拿手法开始正式得到了用场：一边他用西医的手段进行常规的治疗，一边用推拿的手段给该患儿进行中医治疗。

于是，整整一个多月，不管刮风、下雨、下雪，他骑着一辆二八自行车，带着沉重的医疗箱，领着护士从这个孩子家到那个孩子家，亲自为孩子诊治，同时每天给孩子配合推拿治疗，回来后记下笔记和总结。

奇迹终于发生了，别的医院都找不到特别好的治疗方法，他却用中西医结合的方法让孩子们一个个地痊愈了。这种成功极大地激励了他，后来凡是碰到不好治的病，他都要琢磨着找到更好的方法。不仅是腹泻，还有呼吸系统、泌尿系统、神经系统疾病，及消化系统其他疾病。

久而久之，"肖和印治腹泻是一绝"就传开了。

如今，通过他的疗法，小孩迁延性、慢性腹泻一般一周之内基本就能治好。也因此，多次引来一些国外专家来亲自观摩。

能用一种药就不用两种药

肖和印曾多次强调：儿童用药应尽量简单，能用一种药就不用两种药。而在开药的过程中，他也经过反复斟酌，开好药，少开药。

"不管是用什么药，应该以疗效为主。"肖和印举例说，对于儿童用药来说，比如使用抗生素类的药物，能用一代的就不应该用二代、三代的，因为老药相对安全性好，也更便宜些。

"一方面是孩子对药物相对比较敏感一些；另一方面是他们的各个器官、各种功能不成熟，少用点药影响就小一些。"肖和印表示。

尽管慕名来找的人越来越多，但和一同分到北京的同学比起来，肖和印却显得格外清贫。医院同事一句话，把他点评得淋漓尽致："老肖你就穷清高。"最穷的时候有一个月全科奖金一共5块2毛钱，有时甚至是负数。"没办法，谁让儿科不挣钱，羡慕别的科室也没用啊。"有时20个孩子的住院费用，抵不上成人科室一个病人的费用。

"回去煮点大米粥给孩子喝，有助于孩子脾胃康复。"在门诊的过程中，类似这样的温馨话语，肖和印也不忘多提醒并嘱咐家长，小孩腹泻，药物和推拿治疗是一方面，饮食的调理是治疗的重要措施。

随着"北京市中医儿科诊疗中心建设单位"在望京医院儿科正式挂牌，不仅要成为北京东北部地区的儿童医疗保健中心，而且要改变"单纯以治病为目的"的医疗模式，构建具有中医特色的疾病预防、干预、治疗、康复体系，拓展医疗服务功能，为望京乃至朝阳、顺义地区不同层次的患儿提供医疗保健服务。

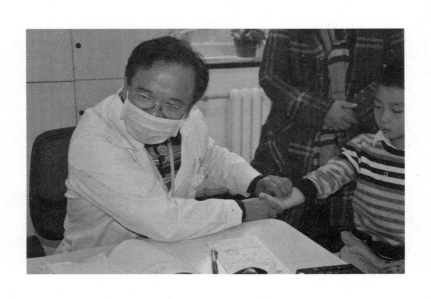

站在名医身边——人民好医生 跟诊记

肖和印表示，他们会进一步做大小儿推拿，最理想的是成立中医儿科康复中心，囊括众多儿科疾病的康复工作，在古人繁多的推拿治疗理论与方法间寻找最有效的技法很关键。

如今，作为学科带头人，肖和印把自己的技法毫无保留地传授给了科里的每一个年轻大夫，并让他们轮流强化实践，逐渐形成了各自的患者群体，甚至远在东北、河北、内蒙古、山东、贵州、湖南、广东、广西等省市的患者也会不远千里前来治病。

"针"定乾坤——赵　勇

专家简介

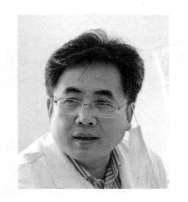

赵勇，中国中医科学院望京医院骨伤综合科主任、主任医师、医学博士、博士生导师，中国中医科学院望京医院医务处处长。中国中西医结合学会脊柱医学专业委员会（副）主任委员，国家中医药管理局中医骨伤重点学科后备学科带头人，中华中医药学会骨伤分会委员，北京中医药学会针刀医学专业委员会副主任委员，北京市首批健康科普专家。

专长：骨折治疗及运用中药促进骨折愈合；铍针（小针刀）疗法对颈肩痛、腰腿痛、网球肘、腱鞘炎、膝关节痛、跟痛症等病症。

出诊时间：周三上午（望京医院）、周二、四上午（东直门骨伤科研究所）。

　　中国中医科学院望京医院的中医骨伤科为该院的优势专业科室，是原卫生部国家临床重点专科建设单位，国家中医药管理局中医骨伤科学重点学科、筋伤治疗手法重点研究室建设单位，全国中医骨伤专科医疗中心。目前，从望京医院骨伤科还走出了一大批骨科专家，为我国骨科事业做出了卓越的贡献。其中师从我国著名骨伤科专家、中西医结合骨折疗法创始人尚天裕教授、望京医院骨伤综合科主任、望京医院医务处处长赵勇就是其中的代表之一。赵勇指出，望京医院的骨伤科在"动静结合、筋骨并重、医患合作、内外用药"16字方针的指导下，坚持中西医结合，走出了一条骨科疾病"攻坚"的创新之路。

中医药扬名海外

说到望京医院骨伤综合科赵勇，骨科界的同仁以及骨病患者都不陌生，他经常在各大电视媒体出现。他深入浅出的病例分析，轻松幽默的病情解说，让人印象深刻。赵勇的患者来自世界各地，人们都是口口相传，慕名而来。

记者在赵勇的门诊就遇到了一位前来求医的外国友人。外宾看上去60多岁的样子，跟他中国妻子一道，专门回中国找赵勇求医。赵勇仔细询问了病情，患者自述常常脚疼，有时候晚上甚至会疼醒，还曾做过心脏搭桥手术，需要终身服药，感觉身体较差。赵勇通过X线片和中医诊断，确定患者患有骨性关节炎，并且双下肢动脉硬化。赵勇开了一些内服中药，配合中药药膏外用和中药足浴。

由此看来，中医药在世界范围内的影响力不可小觑，连外国人也对"草根"甚是青睐。事实也确实如此，赵勇告诉记者，中医药在骨病治疗上优势明显。他说，骨伤病讲究"筋"和"骨"，很多骨病的根源在于筋和筋的附着点，而非骨头本身。因此，在治疗时，中医药的整体调理不单是针对骨头，还要治疗周围的筋络、韧带组织等。

望京医院中医骨伤科从老一辈起，就积累了深厚的中医临床理论与经验，同时还吸收了西医思想，中西合璧。"骨伤治疗的原则要坚持16字方针：动静结合、筋骨并重、内外兼治、医患合作。"赵勇说，这也是对中国接骨大师尚天裕教授"中西医结合"治疗骨科疾病学术思想的继承和发展。动静结合是要求治疗和康复锻炼的结合，以微创理念为宗旨，突出中医传统特色，讲求手术与传统手法结合；筋骨并重正是赵勇所强调的兼顾骨头和筋络，特别是在颈椎病、腰椎间盘突出症、膝骨性关节炎等疼痛性疾病的治疗中，将传统的中医经筋理论与现代医学的解剖基础及生物力学相结合，以"缓解痛苦，功能康复，提高生活品质"为目的，总结传承了一套非手术疗法的治疗技术；内外兼治是要求内外用药，外治之理即内治之理，强调中医"整体观念，辨证施治"思想在骨伤科的运用；医患合作即结合医生的"治"与患者的"防"，需要患者配合，听从医嘱。

骨科康复，健康支招

在赵勇的科室看病，大家都有一个共同的感受：轻松愉快。54岁的陈女士来复查，刚走到对面，赵勇就让她敬个礼，记者一时还搞不清楚状况。赵勇告诉记者，陈女士患的是肩周炎，让她敬礼是看她的手能抬到什么程度，以确定恢复的情况。他跟患者轻声交谈着，仿佛老朋友聊天般温暖。

赵勇叮嘱患者不要受凉，睡觉盖好肩膀，并教给她"蝎子爬墙""双手托天""体后拉肩"等锻炼动作，叮嘱循序渐进、按步骤锻炼。赵勇说肩周炎通常都是由静、老、伤、寒引起，静即不爱运动；老人上了年岁，抵抗力差，易发肩周炎，因而肩周炎又称"五十肩"；另外，外伤及寒邪入侵也会引发肩周炎。一番浅显易懂的科普，又让患者受益匪浅。

赵勇说，他在门诊时通常都会给患者科普，很多病人因为缺乏相关知识，对疾病治疗不利。作为北京健康科普专家，赵勇时常给患者灌输一些骨科保健知识，也通过一些电视栏目引导大众，他既简单又幽默的表述深受患者喜爱。如他常跟患者所说：为什么站着说话不腰疼？因为腰椎坐着时受力最大，长期保持这个姿势易引发疼痛，而站着时受力小，所以疼痛发生概率小；他还为患者编了一些朗朗上口的锻炼口诀：伸伸懒腰耸耸肩，摇摇脖子看看天。看似简单的细节，却显现出赵勇处处为患者着想的仁心。

赵勇给患者科普并非一时兴起，而是有意识而为之。"骨科疾病的诊疗很多都跟康复有关系，需要患者的主动配合，因此科普是非常有必要的。"赵勇说，国家中医药管理局开展的"健康科普"第四期即将开班，并给他寄来了聘书。不仅如此，科普也是骨科康复的一个要求，赵勇说，他所在的骨伤综合科以后也将会转变为骨伤康复科，要把骨伤后的康复做起来。今年上半年，康复科已经向国家卫生和计划生育委员会申报了重点专科，并得到了批准，这将会是骨病治疗与保健体系的完善，也是万千骨病患者的福音。

"针"来痛去疗效佳

赵勇在骨伤综合科，基本各种骨病都要看，说他是骨科界的全科医生也不为过。而赵勇还有一个"绝活"，那就是铍针疗法，对于各种颈肩腰腿疼、足跟痛症临床疗效显著。

铍针源自《灵枢·九针十二原》："九针之名，各不同形……五曰铍针，长四寸，广二分半……铍针者，末如剑锋"。现在的铍针由原来的"末如剑锋"，改成了"末扁体圆，末为直刃"，这种结构用来治疗膝骨关节炎"结""聚"点的疼痛有着很好的应用。赵勇说，铍针属于中国原创，吸取了中医针刺疗法和西医手术疗法之长，将两种方法有机地结合在一起，具有舒筋活络、松解粘连、通畅气血等功效。

因疗效较好，有很多患者主动要求赵勇多做两次铍针，70岁的张大爷就是这样一个例子。张大爷一直有轻微的膝关节疼，但他没在意。直到有一次赶公车，在跑的过程中，只听见膝盖处"咔"一声响，腿当时就直不起来了。张大爷立马被送往望京医院急诊，之后打听到铍针在治疗膝关节疼痛的奇效，找到了赵勇。"赵主任给我扎了一针，膝关节立马就轻松了一半，效果确实不一样。"张大爷回去后，恢复良好，走路也正常了很多，所以今天又来找赵勇，希望再给他扎一针。

据赵勇介绍，膝关节劳损及病变，通常会引起经筋组织的损伤，其痛点的位置和经筋在膝关节周围的"结""聚"点相近。经筋"结""聚"点的疼痛，是由于肌肉韧带附着点筋膜腔内的压力及表面张力增高，压迫或牵拉局部神经所致。所以，临床治疗原则就是对其进行减张减压。铍针可以切刺张力最高点，释放过高的张力，降低受压部位软组织张力，从而解除了神经的机械性牵拉和压迫，另外，也可改变病变部位的血液循环，加快炎症代谢产物的吸收，从而从根本上消除引起疼痛的病理基础，使铍针的减压减张具有"针出痛止"的疗效。

赵勇还向记者介绍了铍针的三大特点：第一，针体较细，对于皮肤、皮下组织的损伤较小；第二，快捷、高效、安全，施术时间短，一般几分钟即可；第三，与药物治疗相比，铍针治疗是单纯的外治疗法，避免或减少了药物的毒副作用，因此更为安全。

但赵勇特别提醒患者，要求"一针见效"解决疼痛是不合理的。"因为疼痛的原因是多方面的，铍针是有适应证的。且痛感是一种自我感觉，别人不知道你有多痛。因此，要由临床客观评价来判定是否有效。"赵勇打比方说，如果把疼痛分为十级，如果患者觉得自己到了第八级了，铍针治疗后，感觉疼痛减轻到了四级，那就是疗效。

彰显特色，勇挑大梁

作为骨伤综合科科室主任的赵勇，同时还担任望京医院医务处处长。站在管理者的角度，赵勇对骨伤科在治疗特色和发展上也深感自豪。

据赵勇介绍，1977 年，中国中医研究院望京医院前身成立，中医骨伤科作为医院的一大特色得到大力发展。他说，医院现开设床位 701 张，其中近一半床位都属于骨伤科。中医骨伤科专业在脊柱、关节、创伤三个方向设立了 8 个临床科室，脊柱科中脊柱一科以腰椎病为主，脊柱二科以颈椎病为主；关节科中关节一科以膝关节病为特色，关节二科以骨矫形为特色，关节三科以髋关节（包括 SARS 后的骨坏死）为主，关节四科则侧重运动医学；创伤方向的创伤一科主治各种骨折外伤，而原有的创伤二科，现改为骨伤综合科，以治疗创伤疾病为主，兼顾脊柱、关节病等疾患。

而且，骨伤科形成了颈椎病、腰椎间盘突出症、拇外翻和股骨头坏死等优势专病门诊，以及 24 小时开放的骨科急诊，已逐步形成了具有中医优势特色的专科门诊、急诊、病房的骨伤临床专科，在优势病种的中医治疗方面达到了国内领先水平。

　　赵勇对骨伤科的发展感到非常自豪和欣慰，他说，在一代代"望京人"的不懈努力下，骨伤科治疗从中药、手法、理疗、手术等，不断推陈出新，形成了其特色医疗技术：旋提手法治疗神经根型颈椎病、中西医结合治疗拇外翻技术、SARS后骨坏死的证候及中医药治疗等。各项技术均获得国家科学技术进步二等奖，达到国内领先水平。

　　正因为骨伤科治疗手段领先，成绩斐然，很多大型的应急救治活动也必定少不了望京医院骨伤科的参与。赵勇告诉记者，望京骨伤科多次赴四川、甘肃、青海等灾区，参加灾后救治工作。特别是参加四川雅安震后救治的经历，给赵勇留下了深刻的印象，他当时还在抗震救灾一线度过了自己的生日。在当时缺医少药的艰苦情况下，望京医院骨伤科冲锋在前，应用小夹板、外固定器等传统手段治疗骨折，中医药在骨伤救治中防治感染、后期促进康复方面发挥了巨大的优势，尽最大努力让灾区群众远离伤痛困扰。

　　记者采访当天，为响应国家中医药管理局号召，赵勇又要安排骨伤科医疗团队去郊区义诊，赵勇说："能让老百姓在家门口享受三级医院的医疗服务，让中医药为百姓健康带去福音，这就值了。"

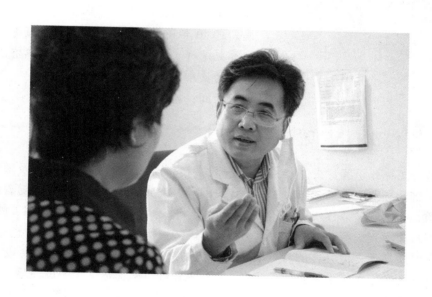

让"骨气"重生——陈卫衡

专家简介

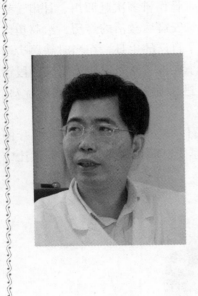

陈卫衡，中国中医科学院望京医院关节三科主任，主任医师，教授，医学博士，博士生导师，中医骨伤科学学科带头人。新世纪百千万人才工程国家级人选，国务院特殊津贴专家。

专长：运用中西医结合方法治疗多种骨伤科疑难疾病，尤其在股骨头坏死、骨关节等疾病的诊治方面，积累了丰富经验。近20年来，围绕骨关节疑难病股骨头坏死进行了开拓性的基础研究和卓有成效的临床实践。

出诊时间：周一上午、周四下午。

股骨头坏死是股骨头供血中断或受损，引起骨细胞及骨髓成分死亡及随后的修复，继而导致股骨头结构改变、股骨头塌陷、关节功能障碍的疾病。随着病情的加重，会使髋关节致残、肢体活动障碍，同时还会出现患肢肌肉萎缩、肿胀、疼痛等现象而丧失劳动力。

股骨头坏死是世界性的骨科疑难病，在治疗上可说是一块难"啃"的硬骨头。然而中国中医科学院望京医院关节三科主任陈卫衡却是这样一位迎难而上的骨科疑难病症专家，偏偏就爱"啃"这块难啃的骨头。他20多年如一日地钻研，在股骨头坏死的治疗上，不断攀越高峰，给患者带来福音。

找对医生，及早治疗

近年来，股骨头坏死的发病率呈高发态势。据不完全统计，目前国内患有股骨头坏死的病人在3000万以上。由于目前生活方式的改变，股骨头坏死正在向低龄化发展，越来越多的年轻人遭受着它的折磨。

周一早上八点半，陈卫衡的诊室来了一位30岁左右的年轻患者，由于长期饮酒，酒精刺激股骨头周围的小动脉，导致血管变性及粥样硬化，引起股骨头缺血坏死，走不了路。一年前，陈卫衡给他进行了植骨手术，配合中药调理，这次复查患者恢复良好，X片表现：股骨头囊变区已经长好。记者发现患者走路依然有些一瘸一拐，据陈卫衡介绍，患者因为右侧股骨头坏死，疼痛迫使他走路时，习惯性将重力放到左下肢上。陈卫衡建议他坚持练习单（右）腿站立锻炼，现在只需要适度锻炼，慢慢就会恢复到正常。

陈卫衡的患者以膝关节疾病和髋关节疾病为主，膝关节患者主要是老人，而髋关节尤其是股骨头坏死是很多青壮年患者，陈卫衡告诉记者，引起股骨头坏死的原因很多，大量饮酒，一些疾病如天疱疮、红斑狼疮等治疗服用激素都可能引发股骨头坏死。但由于本身起病缓慢，早期定位症状体征不典型，一般就是疼痛，因而股骨头坏死常常被误诊为坐骨神经痛、腰椎间盘突出症、风湿病等其他常见病。

60岁的患者周大爷就是这样一位被误诊的病人。周大爷有腰腿疼的老毛病，几个月前疼痛加剧，到北京某军区医院检查，医生说是腰椎间盘突出，治疗很久都没见效，主治医师推荐他到望京医院找陈卫衡看看。陈卫衡根据他所说的症状，初步断定他股骨头有问题，让他即刻去拍了片子，结果发现他双侧股骨头坏死，左侧关节间隙全无，情况已经很严重了。陈卫衡建议他做手术，因为在这种状况下，打针及药物只能解决疼痛问题，无法从根本上治疗。

这样的情况，陈卫衡遇到的不少。他说，因股骨头坏死不是常见病，因此，约有半数的股骨头坏死患者都曾被误诊为其他常见病，治疗不见起色才想起来可能是股骨头的问题。"许多门诊病人因多次误诊，甚至历时几个月，直到关节功能明显受限，股骨头已塌陷变形才得以确诊，此时已延误了治疗的最佳时机，有的甚至给患者造成终生残疾。"陈卫衡为此深感痛心。

给患者选择的权力

由于股骨头坏死治疗难度大，没有一个统一的方法。以手术为主的医生，会把手术适应证放宽，认为必须换关节；而一些擅长非手术治疗的医生称，不管股骨头坏死到什么程度，吃中药一定能好。陈卫衡认为这都属于极端治疗，股骨头坏死共分为四期，前两期吃中药就可以治，但到了第三期，单纯靠中药不可取，需要在手术的基础上再配合中药治疗，而到了第四期，人工关节应该是首选，"但是这个阶段，如果患者不是疼得很厉害，还可以较为正常走路，那么服用中药能维持现状，则能延缓人工关节置换的时间。"陈卫衡说，个体情况不同，治疗方案也当个体化。

十点左右，一位 50 多岁的男士欣喜若狂地走进诊室，刚进门口就冲陈卫衡大声说道："陈主任，我来跟您汇报汇报，看我现在是不是跟正常人差不多了？"经了解，原来他是陈卫衡的老病人张先生，八年前，张先生患白血病进行骨髓移植，之后出现排异反应，大量服用激素导致股骨头坏死。张先生四处求医，都被告知已进入晚期，必须进行髋关节置换手术。因为正值职业的上升期，张先生不愿意现在就行手术。三个月前，经多方打听，张先生找到了陈卫衡，当时是坐着轮椅来的。陈卫衡通过与患者沟通，认为他确属晚期，但 50 多岁行人工关节置换还比较年轻，如果进行中药治疗，可以减缓病情发展，减轻疼痛，恢复日常行动，不到万不得已不用换关节。在尊重患者意愿的前提下，陈卫衡决定对其进行活血化瘀、益气健脾的中医保守治疗。这次的复查，张先生原先坏死的空洞部分又有了明显的新骨生长，走路能走 500 米，两腿能够分开到 1 米宽，已经重返工作岗位了。

陈卫衡认为，股骨头坏死的早期治疗很重要，但到了一定程度，是否进行人工关节置换不应由医生说了算，而是由患者说了算，看患者"够不够用"。"有的患者认为只要生活能够自理，觉得走 500 米就够用了，并且能够忍受轻微疼痛，那或许就不用换关节；如果觉得还想出去旅游，要走 5 千米才叫够用，那就得换。治疗方法也不能一刀切，最合适的才是最好的。"陈卫衡最后强调。

小针刀，大疗效

上午门诊，陈卫衡看了 34 个病人，他一边门诊，一边还要到治疗室进行小针刀手术，他就这样为患者两头奔忙。

一位腱鞘炎患者来到治疗室，他右手大拇指伸不直，手掌很僵硬，陈卫衡用小针刀在其拇指下方肌腱位置几下穿刺，患者立马就感觉手掌肌肉舒展开来，拇指能够弯曲自如，前后不到一分钟。

陈卫衡介绍，小针刀针对关节痛点、肌腱粘连、跟痛症等效果显著，小针刀作为一种具有中医特色的治疗办法，有很多医院和医生都在开展，但小针刀手术并不是看上去"刺"两下那么简单。首先，掌握疾病的病理变化，如肌腱粘连，也就是老百姓常说的"筋"跟旁边粘连了，操作医生要熟悉哪里粘住了，找对位置；然后熟悉解剖学，按照经络走向，拨开粘连部位。由于是盲视操作，全靠手下感觉，手术对医生的临床经验要求很高，因而一些患者不愿意让年轻医生做小针刀，陈卫衡就得亲自操作。

陈卫衡开展了《小针刀改善关节功能》的研究课题，把这一传统医术传承下来，经过深入研究和临床试验，他将小针刀用于治疗股骨头坏死等髋关节疾病，形成了科室一大特色，在全国具有很高的知名度。

陈卫衡从医 30 多年，一直都在跟骨科疾病作斗争，他领导的关节三科，从中医药物保守治疗、理疗、小针刀到西医微创手术、人工关节置换，患者可选择的治疗方式很多。通过中西医结合的方式，每个阶段都有比较好的、适合的治疗方法，针对性较强。

但患者治病，总希望百分之百痊愈，而骨关节病，是很难完全根治的。"特别是一些关节疼痛，是因为骨关节用的时间太长，出现退变引起，一般的治疗是不能完全消除病变的，因为不能阻止它的退变。"陈卫衡说，最好的疗效，一是减轻痛苦，二是减缓退变，缓解病情的发展。"不治疗可能三年、五年就必须换关节，治疗了可能十年、八年才要换"。

精湛的医术让陈卫衡赢得了患者的信赖，很多患者口碑相传，慕名而来，有患者是十年前姐姐找陈卫衡治好了病，十年后妹妹又向他求诊的。其中外地患者达 60%，且很多都是疑难病症。在这里，他们又找回了坏死骨头的"生气"，重拾生活的信心。

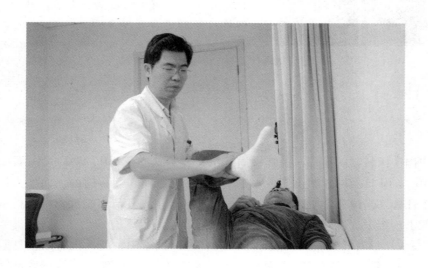

心底无私天地宽——魏 玮

专家简介

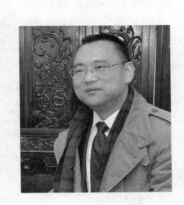

魏玮，中国中医科学院望京医院脾胃病（消化）科主任，主任医师，博士，博士生导师，教授。百名杰出青年中医，国家中医药管理局脾胃病重点研究室主任、重点专科学术带头人。

专长：中西医诊治胃食管反流病、功能性消化不良、消化性溃疡、胃癌前病变、溃疡性结肠炎、胃肠息肉病、肠易激综合征、消化道出血、脂肪肝以及脾胃疑难杂病。

出诊时间：周一、周三、周五上午。

中国中医科学院望京医院脾胃病（消化）科成立于 2011 年 2 月 14 日，从去年的 10 月 10 日病房开始正式投入使用，至今已经有 1 年多时间。而作为该科室首任主任魏玮来说，他既是组建整个科室的精心策划者与实施者，也是科室由起步时的举步维艰，以及由小到大、由弱到强的见证者。

"每天从披着晨光进入医院，至带着暮色回到家中，就再没有出去见阳光的时间了。我笑称自己就是被最无私的阳光遗忘的人。"魏玮笑谈的背后足以想象得出其忙碌的工作状态。

"从我们这一代人算起，经师带徒中医传承者不多，大多数医生是从中医高等院校毕业的，中医理论似乎懂得很多，但是临床经验却相对欠缺。"魏玮说，他时常告诫他的学生，多参加学术活动进行交流，不断地去提升自己的学科素养。

比起现代医学，中医之间的学术交流活动相对较少，学生即使每天跟着老师临诊，也未必能够将自己老师的实践经验全部掌握，所以临床经验提升的空间相对局限。因此，在百忙之中，魏玮把握一切可能的机会带领科室同事组织或参加各级各类中医学术活动，将一些学术性的难题，置于大会上进行交流，纳百家之长，集千家之萃，不仅扩大了脾胃病学科的学术影响力，更加推动了本学科的可持续发展。注重临床和科研的同时，魏玮积极教书育人，传承祖国医学。作为中国中医科学院和北京中医药大学博导，积极培养博士、硕士研究生及留学生，成功利用国家 211 大学平台开展科研及教学工作。目前在读博士 4 名，在读硕士 5 名。

得失之间，超越自我

当年，魏玮怀揣着梦想离开地方医院，本来是因为有机会进入国家著名西医医院的，但阴差阳错之间却与之失之交臂。却又因为一个偶然的机会，进入了北京宣武中医院。对此，魏玮却十分淡然，人生总是要面对一些挫折，但随遇而安才是最好的选择。

一年半前，魏玮又完成从北京宣武中医院副院长到望京医院脾胃科科主任角色的转变。在魏玮认为，从一个以从事医院行政管理和业务同时进行到以做专业理论及临床业务为主的角色转变，是一个突破自我发展瓶颈的扬弃过程。

"骨子里，我特别喜欢做医生。"魏玮说，当时调动工作时，组织上多次挽留，但是他还是毅然选择了中国中医科学院望京医院。"人，一定要清楚明白自己想要什么。对我来讲，如果自己的专业丢了，就什么也都没有了。"

2011 年 2 月 14 日是魏玮最为难忘的日子，从这天起他正式被邀请着手组建中国中医科学院望京医院脾胃病（消化）科，改建内镜室、组建门诊、组建病房，起步伊始举步维艰，一步一步、一点一滴、由小到大、由弱到强，直至成为今日现代化设备齐全、中西医结合临床及理论研究基础雄厚的脾胃病科。魏玮欣慰之余满怀感激之情："目前，我们的医疗设备在国内是最先进的，即使几年之后也不会落后，这些与院领导的支持是分不开的。"

现在脾胃病（消化）科已经开诊一年有余，从现在的专家门诊量来看，一半以上就医者都是外地患者，而且有些患者是在很多著名的医院治疗效果不满意者。为此，魏玮感到特别自豪。

做好自己喜欢做的事情是魏玮对自己的要求。

设定目标，勇往直前

"我做事有一个原则：设定了目标，就勇往直前，结果无非就是做成，或者做不成。但如果不试，永远也没有机会。"魏玮满怀豪情地说，计划在 5 年之内，将中国中医科学院望京医院脾胃病（消化）科，打造成为国内一流的中西医结合消化内科。

如今，中国中医科学院望京医院脾胃病（消化）科在院领导的支持和带领下，已经成功申报并成为国家中医药管理局"十二五"脾胃病重点专科、国家中医药管理局"十二五"中西医结合临床重点学科、卫生部国家临床重点专科（脾胃病科）学术研究基地。

用魏玮的话来说，国家级研究平台他基本算是拿了一个"大满贯"。

西医不落后，中医有特色

在一所以中医为特色的综合医院，魏玮在创建脾胃病（消化）科之初就提出了这样的理念："中医有特色，西医不落后"。他的诠释是，中医必须有与别人不一样的东西，就是要有自己的特点；医生水平的高低就是诊断能力，而诊断的核心，一方面要有尽可能明确的西医诊断，必须紧跟现代医学的发展脉络，另一方面，中医辨证施治也必须明确。只有这样，才能满足病人真正的需求。

脾胃病（消化）科大胆吸收了一些西医专业的青年医生，而与魏玮一同接受记者采访的张旖晴大夫就完全是一名西医大夫。

"初入中医门槛的西医多少会对中医有点排斥，但是在工作中发现，有许多疾病应用西医治疗效果不好，改用中医治疗却往往能收到奇效。随着对中医的深入了解，就慢慢地都喜欢上了中医，并信服中医。"张旖晴告诉记者。

魏玮认为，医术高低重点取决于对疾病诊断的准确性上。对疾病的诊断，实际上就是中医理论中辨证论治的"辨"字，辨证无误，治疗才能够准确。支持中医及西医诊断的是不同的医学理论体系，要找到两者的切入点，在中医辨证论治的基础上充分利用现代化医学中消化内镜、核磁共振、螺旋 CT、B 超等诊断手段明确诊断，治疗时就会如虎添翼、得心应手，更会避免误诊误治。

在采访过程中，记者有幸目睹了为一例早期结肠息肉患者进行息肉切除的治疗过程。术后，患者感觉整个过程比较轻松。科室张旖晴大夫说，由于此患者治疗及时，病情发现比较早，治疗效果就会很好。对于肠镜的诊断及镜下治疗效果，张大夫还为记者列举了一个简单的例子：有一位腹泻患者，在药物治疗后，腹泻症状消除，但螺旋 CT 表明有异常。经肠镜及病理检查才明确诊断为早期结肠癌。"幸亏发现得早，治疗效果也就会好很多。"张旖晴说。

让魏玮特别自豪的是，在中医方面，他是我国著名国医大师路志正教授的入室弟子。在西医方面，他又师从北京协和医院消化内科柯美云教授。两位大家的谆谆教诲，为魏玮中西医结合治疗脾胃病症临床与理论研究打下了坚实的基础。

中西兼备，是魏玮进行临床治疗及学术研究的特色所在。

爱屋及乌，大爱无疆

脾胃病（消化）科由呱呱坠地至健康成长与壮大，魏玮对其珍爱之情胜似自己的孩子。爱屋及乌，他更加珍惜与其一起共事的同事。在采访的过程中，他总是强调要多报道一些他的科室和同事。即使在办公室接受记者的采访，他也要拉着他的同事在一起。"能够在一起共事的人，一定都有共同的理想、共同的奋斗目标，还有共同的理念。"我希望退休之前，首先不辜负我的病人，在我这里能给予他们最好的治疗；还有就是我的学生、我的同事，他们都很成功，这些就是我最大的夙愿。"魏玮说。对于他们科室的工作人员，他都要求大家给自己制订一个短期及长远目标及 5～10 年的职业愿景。

"心底无私天地宽。"魏玮说。对待业务工作，他从来都是一个严厉的人，科室不少成员都挨过他的批评，因为他深知，医生的职业关乎神圣的生命，绝不能来得半点马虎与疏忽。他常说，作为科主任，不能永远只会做一个一团和气的主任，这是对大家的不负责任，更是对患者的犯罪，对生命的亵渎。

作为一个管理者，魏玮深谙团队的重要性。"事业的成功，不是一个人的功劳，一定是一个团队的强大。一个团队要形成合力，团队成员首先要有厚德载物的品质，还要有自强不息的精神，德才兼备，才能所向披靡。"魏玮说，主任的角色在维护团队成员的关系方面非常重要，要有协调能力，更要有担当，才能将大家紧密团结在周围。说起他的同事，魏玮满怀深情地说"是他们与我一起披星戴月，一起起早贪黑，加班加点，不计个人得失，共同找出科室发展之路。"由于工作的原因，魏玮经常不能按时吃午饭，但是不管什么时候回到办公室，在他的办公桌上，总有热气腾腾的饭菜，每天他都被这样的一幕深深地感动着……

严于律己、宽以待人、物尽其才、人尽其用、用人之长、避人之短，是魏玮管理的原则，也是彰显其管理魅力的关键所在。

进入七层脾胃病（消化）科的病房，首先映入眼帘的是护士工作站墙上，一幅大写的"龢"字。"龢"，和谐、协调、和睦也，即"广厚其心，以固龢之"。科室就像是一个大家庭，家和万事兴。

对"龢"字的诠释，道出魏玮心中对科室管理理念的真谛。

三个服务，建科核心

作为一名复合型管理人才，魏玮深知科室要可持续发展，理念非常重要。在建科伊始，魏玮就提出了以服务理念的三个要素：

首先要服务好自己，要有健康的身体和心理状态，还要有完备的知识结构，才有能力服务于民。

其次是服务好同事。"我们这个职业是一个终生学习的职业。科室的医生要利用一切可能的机会，丰富自己的知识，不仅要挖掘祖国医学经典，还要不断汲取现代医学的精华；要有深厚的医学内涵，还要丰富边缘学科知识。同时还要养成对外交流的习惯，只有通过交流，才能发现别人的长处，认清自己的不足，有比较才会有进步。"魏玮说，如果在他的团队里面不思进取，肯定没有出路。

最后才是服务好患者，这是最为核心的一点。魏玮说，以上两个服务是前提，只有前面两个服务做得好，才有可能服务好患者。只有做好"三个服务"，才能保障病人、医护、医院三方的利益。

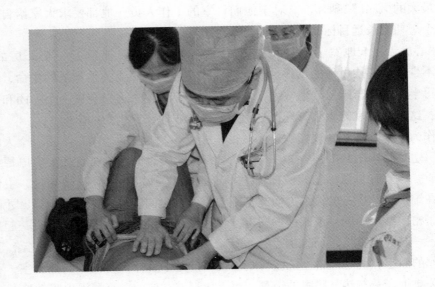

针神合一，大爱无疆——陈　枫

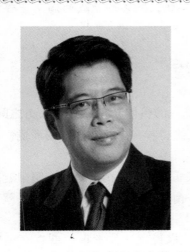

站在名医身边——人民好医生　跟诊记

专 家 简 介

陈枫，中国中医科学院望京医院针灸科主任，主任医师，教授。首都群众喜爱的中青年名中医，全国针灸临床研究中心北京分中心主任。

专长：针灸及药物治疗神经内科及内科各种疑难病。

出诊时间：周一、周三、周四上午。

　　每逢中国中医科学院望京医院针灸科主任陈枫出诊的时间，门诊均在百人以上。从北京各区、全国各地乃至国外慕名而来的患者络绎不绝。

择我所爱　爱我所择

　　1980 年，陈枫考入天津中医药大学针灸系，成为我国第一批针灸专业本科生。

　　陈枫坦言，作为一名刚刚学习中医的学生，只是一种误打误撞的偶然，当时还并不能够体会以后针灸所给他带来的无尽乐趣。

　　好在深厚的文学、哲学功底和缜密的思辨能力，使陈枫很快从众多的同学中脱颖而出，深得针灸一代名家石学敏院士的赏识，倾心提携，使其真正爱上了针灸，并为之痴迷。

　　1985 年毕业后被点名进京，与老师惜别，开始了漫长的学术探索之路，虽然后来陈枫与石学敏老师还有往来，但那一段师生情谊，使陈枫的专业思想更加牢固了。同时老师的为人处事，包括他在学术上的一些风格，耳闻目染的东西，让陈枫觉得受益终身。

"择我所爱,爱我所择。"是陈枫一直坚持的信念。工作之初,陈枫有机会进入原卫生部秘书处和人事司的工作机会,但他毅然选择了北京针灸骨伤学院。"我喜欢给病人看病。"陈枫一语道破选择针灸的真正原因。

放弃仕途,选择业务当时确实痛苦过。陈枫说:"中医的整体观和辩证思维让我无法抗拒她的魅力,当生命在生死之间徘徊,中医药学的博大精深让我有能力伸出手来,扮演天使的角色,20多年的临床实践,患者给予我的满足是任何工作不能替代的。"

好疗效重"平衡"

针灸的原理是什么?陈枫认为,人是一个统一的整体,它的五脏六腑之间,内外表里之间,五脏六腑与组织器官之间,只有维持着一个相对平衡的环境,才能完成一个人的正常生理活动。

如果这种体内的平衡被打乱,人就要产生疾病。体内平衡被打乱,阴阳就产生变化,或者是阴盛,或者是阳衰。因为这种平衡时靠经络来维系的,针灸就是通过针刺经络上的穴位,来调整脏腑,协理阴阳,让它们建立一种新的平衡。

在问及有很多外国的留学生师从陈枫时,陈枫说这让他觉得"悲喜交加",一方面外国人学习中医的热情度很高;但另外一方面,国内不如国外,甚至还有人旗帜鲜明地反对中医。

面对社会对中医的质疑。陈枫说"患者的疗效让我特别自信","你是反对它也好,保护它也好,首先看它自身有没有价值,如果它自身有价值的话,你反对它,它也不会倒。如果它自身没有价值的话,你保护它,它也不会长期存在的,这是最有说服力的。"

中医本身来讲,它有它独特的理论体系,特别是针灸,比如说经络,它是客观存在的,只是我们现代科学发展的水平,还没有办法去解释它。

"我们不能陷入另外一种逻辑,凡是现在科学解释不了的都是伪科学,本身这种理解就是不科学的。"陈枫说。

在针灸的道路上陈枫一直坚信我国著名科学家钱学森说过的一句话:"经络实质的发现,将会带动整个生命科学的革命。"

小小银针创奇效

20多年的从医经历,使陈枫早已成为国内著名的中医针灸专家。目前,他积累了大量临床经验,创造性提出了"颅底七穴"治疗帕金森病,对治疗中度和轻度的帕金森病很有疗效。通过针灸治疗，甚至能够让部分患者停用抗帕金森药物。

陈枫因其独特的疗效已经引起国内外神经内科专家和针灸专家的关注，甚至一些外国患者不远万里来北京找他针灸治疗。

陈枫对许多疑难杂病的针灸治疗都有其独到之处。此外，他还在顽固性失眠、颈椎病、脑瘫等疾病的治疗上，疗效显著。

陈枫给记者讲述了他们医院有一个外科大夫同学的故事。他坐的车从山上摔下来之后，导致严重的脑外伤，手术后留下了帕金森综合征的后遗症：手足剧烈地震颤，不能持物。吃饭的时候都是他母亲来喂，因为他抓不住勺子，通过这名外科大夫的推荐，就到陈枫这里针灸治疗，经过几次治疗，就能够自己吃饭了。经过一个疗程的治疗，就把抗帕金森药完全停掉了。后来再经过两个疗程的治疗后，手足震颤的症状就几乎消失了。

在采访的过程中，有一位70多岁的老大爷告诉记者，他得了急性面瘫。"这么大岁数的人得了面瘫救治是很困难的，但是在陈主任这儿坚持治疗，扎了几次就纠正过来了。"老大爷说。

"陈主任的医德特别好。有一次，他发着高烧出门诊，都40多度了。他一边输液，还一边给患者扎针，他这种精神，我真的挺感动的。"一位长期在陈枫主任这扎针灸的老奶奶告诉记者，她还真没有看过像这样敬业的大夫。

为国赢得殊荣

盛名之下，陈枫依然是低调勤奋，他是望京医院里最忙碌的人之一。他不仅承担大量的科研课题，而且自1998年至今，陈枫每年都要承担北京中医药大学本科班、硕士研究生班的教学工作，以及美国、韩国、德国、希腊等30余个国家和地区的留学生、短期培训班的针灸临床教学。

在这样繁忙的工作中，他还要抽出时间，参加义诊，为老、少、边、穷地区的群众带去健康的慰问。2012年的二月份，他被北京市评为"首都群众喜爱的中青年名中医"，成为至今望京医院唯一获此殊荣的专家。

在2007年，应阿富汗外长邀请，受国家派遣，陈枫去阿富汗为其国家领导人治病。战后阿富汗局势混乱，危机四伏，出国之前没有一家保险公司为其上保险，理由很简单，战乱国家。为了国家利益，他义无反顾地承担了这次任务。

"陈枫主任发扬一名共产党员应具备的先进性及高尚情操，以实际行动谱写了一曲我国医务工作者在新时期不畏艰险，敢于奉献的绚丽诗篇，为促进中阿友谊、弘扬中华传统医学等做出了贡献。"这是一封中华人民共和国驻阿富汗大使馆的感谢信。

同样，在 2012 年的年初，陈枫收到了一封来自国家质量监督检验管理总局国际合作司的感谢函："陈枫主任的精湛医术在赢得斯克伦尼克部长赞叹的同时，也巩固和增进了国家质检总局与俄罗斯农业部之间的友谊，尤其是为落实中俄总理定期会晤委员会的有关成果发挥了积极的促进作用。"

　　原来在春节假期中，陈枫牺牲个人休假时间，受有关部门的委托，赴俄罗斯，为俄罗斯农业部部长斯克伦尼克治病。陈枫又一次妙手回春，使斯克伦尼克的病情得到缓解。

　　在无数的殊荣面前，陈枫认为既是一种鼓励，也是一种鞭策。

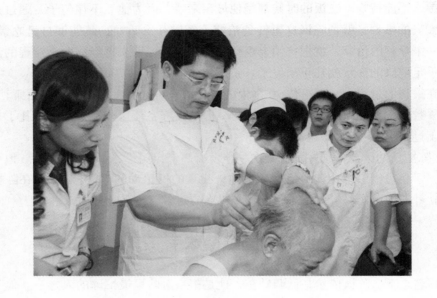

肿瘤患者幸福的圆梦人——冯　利

专家简介

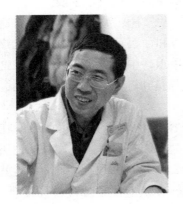

冯利，中国中医科学院望京医院肿瘤科主任，中西医结合肿瘤专业博士后，教授，主任医师，博士研究生导师，博士后合作导师。兼任国家中医药管理局"十二五"中医肿瘤重点专科带头人，国家中医药管理局"十二五"中西医结合临床重点学科学术带头人，中国肿瘤微创治疗技术创新战略联盟中西医结合微创专业委员会主任委员等职。

专长： 各种良、恶性肿瘤的中西医结合治疗，根据不同病种及病程的不同阶段，采取以中医药为主，或中医药配合手术、放化疗减毒增效，无创、微创治疗，防止肿瘤复发、转移。采用中西医结合的"平衡阻断"疗法，对肿瘤骨转移进行综合治疗，疗效显著。

出诊时间： 周一、周二、周三上午。

　　70多岁的陈老太太要强了一辈子，没想到被肿瘤"一招撂倒"。去年老太太盆腔内脊柱旁忽然长出一个瘤子，很快就增长到约12cm大。而且疼痛日甚一日，致使她只能蜷缩着身子，一刻都动弹不得，且因身体蜷着，进不了CT舱内，连基本的检查都做不了，无法手术。整天保持一个姿势，背上也起了压疮。在这个状态下，老太太上周住进中国医学科学院望京医院肿瘤科病房，谋求中药治疗。

　　"从你目前的情况看，光靠吃药不太好，先做海扶刀无创治疗最合适，麻醉后一次性将瘤子消灭，之后再用中药调理。"没想到该科主任冯利却这样告诉她，这跟余老太太想象中的中医治肿瘤似乎有差别，中医不都是切脉、用药吗？怎么还推荐用西医的办法呢？

中医治肿瘤，"有容乃大"

"一提到肿瘤治疗，人们首先想到的是手术、放疗、化疗以及中药抗癌消瘤等，由于对中医四大经典理论的指导作用认识不足，制约了中医治疗癌症疗效的提高。"冯利认为，将中医学的经典理论体系和现代肿瘤治疗技术相融合，是中医肿瘤临床疗效提高的突破方向。

类似陈老太太这样的病例，单凭中医或西医疗效都不一定好，中西医结合是最佳途径。冯利说，"但要从根本上提升中医治肿瘤的临床疗效，不能简单的中西医结合，应该强调中医整体辨证观念的指导下，采取现代科学手段。"

对此有人表示：中医治病肿瘤用了西医的方法，中医就不"纯"了，这对中医的发展是一种威胁。冯利不这样认为："中医和西医手术根除肿瘤、化疗等现代医学方式并不冲突。"自神医华佗实施外科手术，中医分为内、外科，这说明中医和手术等现代医学手段也可以是一家的，只是到近代，中医外科萎缩，中药成为其特长。

"任何一个学科的发展，都是与时俱进、兼容并蓄的。"冯利说，中医在历史发展中，一直在跟当时的哲学和新技术融合发展，如若不然，也许早就被历史"抛弃"了。中医学科体系需要包容新的科学技术，才能发展，否则"落后就要挨打"。而且这些现代医学技术，并非西医专属，准确地说是现代科技发明，B超、CT、X线等都是科技发明，只是西医把它们拿进去，成了自己学科的东西。"即便是西医的东西，只要能够融进来为中医发展服务，就可以成为中医学科体系的一部分，要是融不进来，那就不是你的东西。"冯利强调，"西医也在不断'取人之长补自之短'，中医也不可能一直停留在'望闻问切'上，要把先进的东西拿进来，才能推动进步，为更多的肿瘤患者解除痛苦。"

然而，这么多现代医学手段，应该怎么融合呢？冯利认为最好的方法，是中医学理论和现代无创、微创技术的融合。

"无创、微创与中医秉承的整体观念理论相一致，日益受到肿瘤专业人员的重视，并被患者所接受。"冯利说，中医的整体观念、全身辨证，不喜欢创伤治疗办法，中医外科手术没落也与此有关，药物治疗因而备受青睐。这种安全、无创、高效的理念正好与无创、微创吻合，而无创、微创手段能大大提高中医疗效，相得益彰的组合，给患者带来福音。

门诊当天，30多岁患子宫肌瘤的肖女士，就通过海扶刀无创和中药维护轻松消灭了5cm大的子宫肌瘤。"碗口大的瘤子，靠吃药很难消下去，即便消了，药物也可能损伤肝、肾功能，这时候先做海扶刀无创或射频微创，迅速改善局部症状，再用中药清除残余肿瘤细胞，并调理身体，何乐而不为。"冯利认真地分析道。

因此，中医理论指导下的无创、微创治疗技术与中医传统治疗方法的整合，成为迫在眉睫的工作。"但融合需要一个过程，不能一蹴而就。"冯利表示。

"骨转移"之痛，突围破局

恶性肿瘤远处转移是肿瘤的恶性标志和特征，也是导致肿瘤患者治疗失败的主要原因之一，骨组织是癌症远处转移的好发器官，仅次于肝和肺，骨转移癌的发生率为 30% ~ 70%。许多患者认为，一旦查出骨转移，就意味着"无药可医"了。

据冯利介绍，25%的肿瘤患者会出现骨转移，其中前列腺癌、乳腺癌的转移率为 80%，肺癌 25%左右，妇科肿瘤出现概率稍低。"患者骨转移后，仍然有很长的生存期，通过合理的标本兼治，许多骨转移患者可以重新站立起来，像普通人一样无痛地生活、工作。"冯利表示骨转移"不是死局"。

54 岁的张女士，2001 年 4 月行乳腺癌切除术，术后进行了放、化疗，2004 年底出现持续性背部疼痛，无法行走，经检查确诊为胸椎 9 ~ 12 广泛转移，压迫脊髓。"当时听到骨转移，已经吓傻了，身边有朋友就因为这个很快去世了，那时想这下我肯定也不行了。"张女士告诉记者。骨转移最大的问题是疼痛和病理性骨折，剧烈的疼痛严重影响了张女士的生活质量，使她几乎瘫痪在床，"我不怕死，更怕疼，真的很难忍受。"张女士痛苦地说。

现代医学对肿瘤骨转移分为三大类：溶骨性、成骨性、混合性，临床上多见混合性转移。冯利说，中医药学对骨转移有着深刻的认识，在中医文献中属"骨瘤""骨蚀""骨疽"等范畴，其病因、病机特点为本虚标实、虚实夹杂，虚证表现为以肾虚为主的脏腑亏虚，实证表现为癌局部的气滞、血瘀、痰凝等。

经由冯利带领团队多年来的大量研究，依托该院全国骨伤医疗中心的优势，依据中医学"阴阳平衡""肾主骨生髓"等理论，及西医现代肿瘤骨转移分子生物学理论，形成了"平衡阻断"治疗肿瘤骨转移的理论和疗法。一是通过微创、核素、放疗、化疗等方法减瘤祛邪，达到西医学的"免疫平衡"，通过"扶正培本"达到中医学所称的"阴阳平衡"；二是根据不同肿瘤的传变规律"阻断转移"，以研制的中药提高机体免疫力，阻断肿瘤产生的破骨细胞或成骨细胞与受体的结合，修复破坏的骨组织，阻断肿瘤骨转移的进展。"平衡阻断"疗法包含多种丰富的中西医治疗手段，最关键的是根据不同的病情，进行有效的选用和组合。

经过 3 个周期的"平衡阻断"治疗，张女士 CT 检查骨转移已基本修复，背部疼痛完全缓解，恢复到正常工作状态。"真没想到自己到现在还能好好地活着，幸亏找到了冯主任，他让我起死回生了。"张女士激动地说道。

类似这样的病例，冯利科室还有很多，他和团队的突出贡献，也受到了业界的一致好评。该科室被定为国家级重点专科、卫生部癌痛规范化示范病房，是北京 6 家示范病房中唯一的中医院肿瘤科室。他们还针对肿瘤患者易出现耐药的情况，研制了三种低副反应中药：益肾骨康方、骨康膏、骨痛贴，已在专利考核期。"临床效果不错，初期有效率在 70% 以上。"冯利高兴地说。

不缺席的传道者

手术、放疗、化疗并非适合所有肿瘤患者，有统计显示，80% 的肿瘤患者发现时已是中晚期，已无常规手术适应证；能够手术的 20% 肿瘤患者，其中真正手术适应证好的仅占 5%。因此，"几乎没有发现一个肿瘤病人最后不用中医药的。"

中医日益受到专家和患者的认可，冯利的门诊也是人满为患，且患者通常都很"麻烦"，合并多种疾病症状，给辨证和治疗带来一定难度。

37 岁的齐阿姨，2013 年查出卵巢癌，在北京某三甲医院进行了手术切除，配合化疗 8 次，去年 6 月复发，再次化疗 8 次。之后患者就不来月经，烦躁，做事总是"心有余而力不足"；双腿冰凉，"就像放进冰箱里似的"，走路没有感觉，经常摔跟头；四肢发黑，头发也掉光了，齐阿姨的身心遭受重创，非常抑郁。

"你是化疗后出现阳虚，由于药物化疗造成绝经，有点像更年期的症状；化疗破坏了下肢微循环，出现神经末梢炎，才感觉脚凉；手脚黑是术后色素沉着引起……"冯利耐心地给患者解释，很多癌症患者会出现各种"化疗综合征"，且衰弱不堪。

冯利给齐阿姨开了几幅中药，"附子 90 克、山栀仁 10 克、甘草 10 克、防风 10 克……"冯利如数家珍地说着，二十几味药要组成一服药，针对不同病症，不仅考验中医理论知识的灵活应用，更需要丰富的临床经验。

冯利感叹"做中医很不容易"。除了要掌握好中医经典，还需要熟稔 CT、核磁等现代医学知识及技术；要不断总结临床经验，将理论融入实践中揣摩；必须活到老学到老。"一个好中医是吃苦得来的，你比别人努力得多、积累得多，技术自然不一样，好比行十万里路和行五万里路的人，视野是会不同的。"

"老师常跟我们说，'你比别人多加一会儿班，多看一个病人，日积月累，你就能比别人技术高，你看了一百个病人，别人只看了 30 个，临床经验怎么会一样?'"冯利的研究生告诉记者,冯利常说中医学没有捷径,必须得多记、多背、多看、多练。

为了培养中医的"接班人和生力军",冯利很用心。每礼拜四上午查房前,要求研究生学习一小时,亲自"考试"。也会"突袭检查",给患者开药方时,会突然问学生:"泻黄散方歌怎么背?"看到学生一脸为难,记者感觉这个严格的老师也有点"腹黑"。学生都记下方歌后,再告诉他们方子是怎么加减得来的,俨然就是个"大家长"。

冯利对自己是真严格,记者在他办公室上看到已经泛旧发黄的《黄帝内经》,轻轻翻开,发现书里密密麻麻的笔记和注解,字迹有新有旧。"这是我1985年上大学时的书,很多笔记是那时候写的,有些是近期翻看想到就写上去的,买新书看没感觉。"冯利笑着告诉记者,上大学时,中医四大经典他可以从第一个字背诵到最后一个字。到了现在,因为出诊、行政事务、学生带教、学术研究等,本已分身乏术的他,依然坚持给自己"加码充电"。

"不下班的医生"

不久前,发生在望京医院的暴力伤医事件,估计大家都还没有平静。因为家属对太平间工作人员半小时赶来感到不满,将一直帮他联络并安抚他的护士打伤。如此寒医务人员心的事,或许让人觉得医患之间又多了一层隔阂。

记者跟冯利出门诊,看到他为患者细微之处的付出,不会因任何理由松懈救死扶伤的天职。

冯利教授最惹人注意的,当属桌上堆积如山的病历本,一排排整齐码着,冯利教授随手拿过一个,记者发现竟是两个病历本粘在一起的。"他们都是我的老病人,有的患者常常忘记带病历,会把病程进展情况弄丢,我们就把活儿揽了。"冯利事后告诉记者,有的老病人跟着他很多年,病历本已经写了好几个,都仔细地粘在一起保存着。

下午一点,终于只剩最后两个病人,记者松了口气。冯利依然有条不紊地给患者看诊,这时,一位医生推门进来说:"还没完呢?""啊!还有一个了,马上啊。"冯利教授闻言,抬头看了一圈回答道。原来是下午出门诊的医生要用诊室,来"赶人"了。

冯利的研究生告诉记者,这样的情况时不时就会发生,有时外地患者艰辛赶来,已经加号满人的冯利教授,不忍心让患者白跑一趟,坚持给看诊,因而时常会看到下午一点多,等着下午的医生来"赶他下班"。"不然估计他就不知道下班,也不知道饿了。"研究生笑着说,其中有对老师的崇拜,更有对他的心疼。

不仅如此,冯利出诊时会把自己的名片给患者,可以随时联系到他。冯利教授的时间是属于患者的，即便是空闲下来，也想着多补充知识，多研究病例，给患者多一份保障。

为患者的脚步，冯利从未停过。当看到他出门诊，坐得腰腿都疼时，听到他安慰病人说"你的白细胞比我高呢，没事儿啊！"的时候，禁不住想：他关注了别人，谁又关注了他呢？

窗外还飘着2015年的第一场小雪，行人在刺骨寒风中走向各自的目的地。诊室里，一株绿植开出了粉色的小花，傲立空中，煞是喜人，又一批患者，被冯利"送到"了离病痛更远、幸福更近的地方。

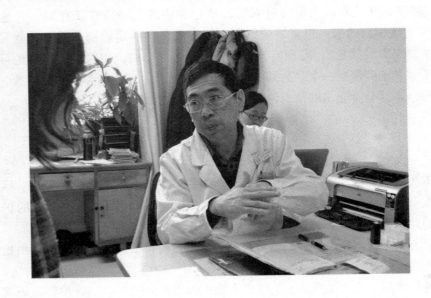

跟随国医大师唐由之出门诊 —— 唐由之

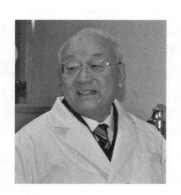

专 家 简 介

唐由之，现任中国中医科学院名誉院长及眼科医院名誉院长。研究员、主任医师、博士生导师，享受国务院颁发的政府特殊津贴。

专长：以中医和中西医结合治疗疑难眼病而著称于国内外。对老年性黄斑变性、糖尿病视网膜病变、中渗、青光眼、视神经萎缩、视网膜中央动静脉阻塞、视网膜色素变性、眼肌麻痹、病毒性角膜炎、儿童弱视等治疗有较丰富的经验体会。

出诊时间：周一、周五上午。

站在名医身边

人民好医生

跟诊记

　　唐由之，因曾为毛泽东主席做白内障复明手术而闻名于世，并曾为柬埔寨宾努首相、朝鲜金日成主席等诊治眼病，1999 年底应邀为当时印尼总统瓦希德诊治眼疾获效而传颂于国内外。

　　已经 86 岁高龄的唐由之，依然坚持着每周 2 个半天的门诊。

　　11 月 30 日，周五上午 8 点 30 分，记者按照约定的时间来到了位于中国中医科学院眼科医院的二层门诊，此时的候诊大厅座无虚席。

　　记者随访得知，有些患者一年之前就开始预约唐由之的号了，直到今天才排上号，他们多数来自于全国各地。而据记者了解，一般患者也需预约 2~3 个月才能等到唐老诊病。

耐心：认真对待每项检查

8点35分，只见一位满头华发、步伐矫健的老人从门诊的大厅走了过来。此时，熟悉唐由之的患者都从座椅上站了起来，称呼："唐老""唐院长"，唐由之也一一地给他们回礼。

踏进诊室，首先映入记者眼帘的是琳琅满目的现代化检查仪器：裂隙灯显微镜、眼底镜、综合验光台等设备。一位八十多岁的老专家还能熟练的操作这些仪器吗？很快记者心中的疑问将得到了解答。

此时，唐由之带的两名学生，一位在读博士生和一位留美的博士后早已经在诊室等候，他们在老师到来之前，已经把患者的信息和档案都放置在诊台。第一位进来的是来自河南的患儿，在父亲的带领下来到了诊室。

"我闺女今年9岁，是先天性的眼病，从三个月大开始，就在全国各地的大医院看病，这么多年一直不见好。孩子越来越大，视力也越来越不好，眼睛有时还流泪。"孩子的父亲告诉记者，很多医生的观点都不一样，到唐院长这边来，就是想给一个明确的诊断。

唐由之在仔细看了患儿的眼睛医学影像和病历后，并向孩子的父亲进一步询问病情。之后，只见唐由之起身、转身，脚踏裂隙灯显微镜，把机器旋转过来，整个过程都很流畅、娴熟。也彻底打消了记者之前的顾虑。

"来来来，小朋友，让爷爷看看，你的眼睛怎么了。"唐由之说着，一边调节仪器，一边让小孩睁开眼睛。由于小孩的依从性比较差，在成人看来一个一分钟不到就能解决的动作，而给小孩则需要重复4~5次。

尤其是看眼底镜，小患者在强光的照射下，不愿意睁开眼睛。唐老就需要站立很长时间，而这个过程他一直弯着腰。此外，他还不断地鼓励小孩："真乖，真不错！"这样的温馨的话语，让小孩的配合性，能稍微好一些。

经过细致的检查后，"孩子带有先天性的眼底病，再加上后天用眼不注意，导致视力越来越差，我的建议是赶紧让孩子做手术，如果再大，治疗难度也就更大了。"唐由之告诉患儿的父亲。

在得到唐由之的明确诊断之后，孩子的父亲如释重负地领着孩子，准备做手术去了。随后，唐由之迎来了第二位患者。

诚心：坦诚面对每一位患者

9点钟，诊室里来了第二位患者，今年77岁的老大爷来自北京，在儿子的搀扶下来到唐老的面前。老人因为早年有青光眼病史，加上近些年患有白内障，导致看什么东西都很模糊，走路的时候也需要有人搀扶。

"唐老，有没有特效药？能让我父亲的眼睛看到东西。"患者的儿子一进门诊就对唐由之如是说。

听了患者儿子的话，唐由之不由得笑了起来。并对父子俩安慰道："我们这儿没有特效药。也不要相信有什么特效药。您放心，只要到我们这边来看病，我们都会尽力，帮您把病看好。"说着，他一边为患者把脉，一边看着患者的病历和原来的检查报告。

看着患者多少有些失落的情绪，唐由之不得不给予他们一些心理上的抚慰，给他们讲一些常规的医学科普知识，让患者对疾病有一个正确的认识。

多年的从医经历，碰到类似"寻求特效药"的患者不在少数，有时也让唐由之哭笑不得。他认为，在医学的道路上，还有很多研究和工作要做，而患者追求所谓的特效药，都是出自希望对疾病能尽快治好的心态，应该予以理解。

医学是一门科学，该给患者检查的程序，唐由之不会忽略任何细枝末节。有些老年人患者，经过他检查之后，生怕有些地方看的不是很清楚，唐老还让他的学生再重新检查一遍，然后还和他们一起讨论病例，这个过程也是为了让学生有进步的学习机会。

记者发现，接待每一位患者，他都需要频繁地起立、转身，调节仪器，弯腰。而这些动作，平均 10 ~ 15 分钟就需要重复一次，在记者看来，有些完全可以交给学生做的工作，他也都亲力亲为。

尤其是长时间的弯腰动作，即使对于一个年轻人来说也都是一项挑战，可是，唐老总是那么真诚热心地对待每一位患者。他习惯性地口语："请坐""请起"，更让患者倍感温馨和亲切。

真心：对待工作一丝不苟

作为我国老一代眼科著名专家，唐由之凭借着自己不断摸索的规律和总结的经验，救治了无数的患者。让他高兴的是，现在由于借助现代化的先进仪器和设备，在诊断上更加准确方便了。

即使是这样，唐由之每次检查完患者的眼患之后，都要认真地用笔在病历上绘制出病情，并认真对照那些检查图像和眼底照片等，并结合自己检查的结果，然后再给病人讲解，让病人充分了解情况。

在出门诊的过程中，有一位来自宁夏的患者：还不到 70 岁，双眼视力下降已经 10 年了，双眼结膜炎，沙眼，左眼轻度黄斑病变，右眼青光眼。据了解，这位患者已经是这里的老病号了，唐由之在给他检查眼病时，认真的询问了患者的饮食和大小便情况，还和患者聊起家常，并鼓励患者坚持治疗。

检查完，只见唐老一笔一画的在病历上画出了该患者的病情图，并给他认真讲解病症，说明该如何进一步治疗。

最后，唐由之还不忘特别嘱咐该患者：以前用的眼药水一定要坚持用，中药还要坚持服。

唐老询问的同时，手已经给病人号脉了，要配什么药方也就脱口而出。他念着药味，一个学生（博士生）就在边上记录，当药方记录完成后，学生就开始念方子，唐由之说出每个药味的剂量。望闻问切，所有的这些动作都一气呵成。

另外一个学生（博士后），则会对照以往的药方，哪些药开的多了，哪些药又需要减了，此时会和老师有一个基本的沟通。当她发现，老师在很多中药处方里面都用了"黄芪"这味药时，就会请教一些具体原因。唐由之则会认真地告诉他的学生，这些药物相对应的发挥作用。

善心：把看病当作精神追求

"唐老，为了挂您的号，我们已经整整等了一年，今天终于见到了您。"眼前，一位来自东北的患者，激动地握住唐由之的手说道。

大家知道，中国中医科学院眼科医院请特需门诊护士长专门为唐由之预约挂号，预约上唐老的号之后，就按照时间等待。该患者从去年11月预约，由于唐老身体原因休息了一段时间，直到今年的11月底才看上病。

医护人员告诉记者，现在找唐老看病的人非常多，要是挂唐老的号至少也需要等半年甚至一年以上才能就诊。

中国中医科学院眼科医院考虑到唐由之的身体健康状况，规定每次出诊只限10个号。但是这样的规定却远远满足不了患者的需求。

眼前的这位患者，本该下周才能排到唐老的出诊号，可是下周要出差，如果再等唐老门诊又需要很长时间。医护人员将这位患者的情况如实反映给了唐老。当唐老看到病人被眼病折磨的样子时，对他的学生说"给她加个号吧！"

患者连声感谢唐老说："您受累了，您辛苦了！"而唐老笑着说："不累，没有辛苦。"

每每看到患者乞求的眼神，唐由之也就很爽朗地答应了患者：加吧！这也让一直陪伴唐老出诊的老伴陆丽珠老师看在眼里，着急在心上。

在陆丽珠老师看来，你要是不让唐老看病还不行，他已经把看病当作一种精神追求，当看到一些疑难病人的病情有所缓解或好转时，这对他是最大的安慰和欣喜。因此，只有让他给病人看病，才会使他更加快乐和精神起来。

当上午的 10 个号看完的时候，时间也将近 12 点了。

"唐老，您都这么大年岁了，还坚持每周出 2 次门诊，累不累啊？"记者问。

唐由之爽朗地笑了。"我老吗？不老。还很年轻呢！"

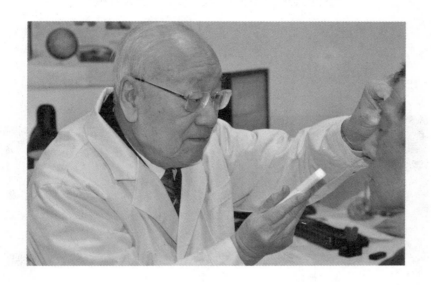

亦医亦友扬大爱 —— 亢泽峰

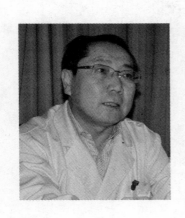

专家简介

亢泽峰，中国中医科学院眼科医院副院长。主任医师、教授，博士，硕士生导师。

专长： 角膜炎、葡萄膜炎、干眼症、老年黄斑变性、高度近视黄斑病变、糖尿病视网膜病变、黄斑水肿、视觉神经病变、视网膜血管性疾病等眼科疑难病的诊断和治疗。

出诊时间： 每周二上午（特需门诊），周四上午。

初冬的北京天气已是异常的寒冷，而此时在中国中医科学院眼科医院（以下简称眼科医院）的二楼挤满了前来看眼疾的患者。

记者走进眼科医院副院长亢泽峰的门诊室时，只见戴着金属边框眼镜、身着白大褂的他，坐在裂隙灯显微镜的后面，正仔细、认真地给病人检查眼睛。

关切的目光，平易近人的态度，以及麻利的动作，让患者在诊治时，也顿时减少了初到医院的担忧和恐惧，情绪也平静了很多。

就诊如聊天般轻松

"来，您坐到这边，把下巴放到这上边，眼睛向前看，对，就这样……" 在亢泽峰的门诊检查时，记者总能听到类似如此重复的话语。

为了让每一位患者都能以正确的姿势接受检查，亢泽峰总要循循善诱甚至是不厌其烦地一遍又一遍提醒着前来看病的患者。遇到老人或者视力损失严重的患者，有时不仅要说，还要帮助他们调整位置，准确地坐到裂隙灯显微镜前边。

"大夫，我开始以为没事儿，就没当回事。谁知道现在越来越看不清了，当地的医生给开了一些药，作用不大，您说我这种病咋治啊？"一位来自河南信阳的女患者说道。看着她着急的样子，亢泽峰安慰道，"您别着急，慢慢来，治病都需要一个过程，您要有耐心，俗话说，'病来如山倒，病去如抽丝'，只要我们认准了病证，对症治疗，肯定会见效果的。"

在问诊中，像聊天一样轻松，亢泽峰询问患者的生活起居、饮食习惯，以及与患者病情变化等相关的一些小细节。通过中医的望、闻、问、切之后，再加上仪器的检查结果，对患者的病情已经有了初步的判断，为了进一步验证自己判断的准确性，他又一次为患者检查、切脉。

排除青光眼之后，亢泽峰告诉患者，她患的是干眼症和黄斑变性。此时，患者神情凝重，为消除她的紧张情绪，亢泽峰用浅显易懂的言语，前因后果地解说了一番病理形成原因，患者的情绪慢慢稳定了下来。他叮嘱道："回家后，您一定要经常用热毛巾敷眼，按摩眼部。"说着便取下眼镜给患者做起了示范。

"通过对眼部周围穴位的按摩，可以有效地使眼内气血通畅，改善神经营养。"患者起身准备离开时，亢泽峰还不忘嘱咐患者，除了服用方药，以前喝的银杏叶片还要坚持喝，它对心脑血管、动脉硬化等疾病都有好处，眼药还要坚持每天用。

看着患者脸上由焦灼到微笑，神情慢慢舒展开来，亢泽峰也松了一口气。上一位看完病的患者还没走出诊室，下一个患者就紧接着走了进来。

"病人满意"是标准

"患者来自全国各地，有些路途遥远，来一趟不容易，有些病人看完病之后，还得赶车回家，所以不管有多重要的事，也得先给他们看完病再办。"这是亢泽峰平日对学生的要求，他不仅这样要求学生，自己也是以身作则。

记者跟随的是亢泽峰的周二特需门诊。对于刚刚过去的上周四普通门诊，他的研究生小张印象颇为深刻："周四看病的人太多，亢院长从早上8点开始，一直看到下午两点多钟才结束，忙得连中午饭都没顾得上吃。40多个病人一个接一个的进来，他连去洗手间的时间也没有。"

"一连6个多小时高强度的门诊下来，累得有时连话都不想说。"亢泽峰如是说。

"病人已经很痛苦了，来了医院，就尽量减少他们的等待时间。""顾客就是上帝，虽然我不希望他们来我们这里当顾客，可一旦有患者来了，我们就要全心全意地为他们服务，从他们的角度去考虑问题，尽力让他们满意。"这就是亢泽峰对待患者的真实态度。

很多人觉得，能治好病就是一个合格的好大夫。但亢泽峰认为，有过硬技术是一方面，跟病人沟通是另一方面，关键是让病人满意这才是做一个好大夫的标准。

采访中，亢泽峰反复强调疗效与服务的关系，他认为：目前中医药的根本就是"能够解决问题"，也就是提高疗效，疗效是医学生存之本。作为医生，始终要把提高疗效作为目标，这也是医生的生存之本，再加之良好的沟通技巧，站在患者角度思考等方面才能取得患者信任。

"不昧良心"获口碑

患者一个接一个的进来出去，亢泽峰从容有序地忙碌着。这时一位身着病服的患者走进了门诊室，"您是亢医生吗？亢大夫您还能想起我吗？"一位来自河南的患者，见了他似乎有点激动，而他竟然脱口而出喊出了这位患者的名字。随即关切询问起这位患者的状况。

原来，14年前亢泽峰还在眼科医院读研究生时，这位患者因患有白内障在眼科医院接受治疗，由亢泽峰负责他术后的康复检查。那时亢泽峰经常到病房查房，查看病人术后的恢复情况，有时还跟患者聊聊天，唠唠家常。

"那时候条件不太好，通讯方式也不像现在这么发达，患者住院后没法跟家里联系，在医院也不认识其他人，为了不让他们想家就经常跟他们聊聊天，转移一下他们的注意力，尽可能地让他们安下心来养病。"亢泽峰说。

老友重逢也是缘分，这位来自河南的患者说，在此期间他先后来医院找过亢泽峰两次，但都没有找到，后来听说被调到青海挂职去了，"我以为再也见不到你了。"他一边说着一边紧紧握着亢泽峰的手。

面对日益严重的医患关系，亢泽峰的理念是：人都有感情，做医生如果能处处为患者考虑，不昧着良心做事，患者也总能记住你的好。

此外，独到的见解及用药特色。遣方用药上，在确保疗效的同时，尽量精简药味；不开大方，价格低廉，使得许多患者都慕名来找亢泽峰看病。

以身作则立师德

在中国的众多职业中，既有知识作保证，又有师傅传帮带，或许也就是医生这一职业，能够真正发扬光大的重要原因。

作为承上启下的传承者和管理者，亢泽峰要求他的研究生要先学做人，后学做事。他说，如果连人都做不好，怎能做到一个患者心目中的好大夫！

他非常注重人才的培养，也深知学子求知不易，若有学生请教，他都耐心讲解。

已近中午，亢泽峰送走了最后一位患者，这时他的两个研究生趁机带着他们的论文课题报告找亢泽峰指导。

看了一上午病，说了一上午话，但亢泽峰对学生没有表现出任何一点倦怠。"我们也是从学生时代过来的，知道学生的不易，老师的一言一行对学生的影响都很大。"亢泽峰说，记得自己在读研究生、博士生时，先后师从眼科医院的庄曾渊和高健生老师，他们对待工作认真严谨、要求严格，深受影响。

面对学生精心整理出来的一沓厚厚的报告，亢泽峰看完后，并没有立即指出不足，而是先表扬学生研究题目选得不错。随后，便又认真地给学生讲起了开题报告中存在的不足和问题。

亢泽峰认为，做学生挺不容易。所以既要照顾学生的心理感受，但又要指出他们的问题所在，更不能"随便看看打发了事"。

学习，是一个人智慧储存的方式。"活到老，学到老"，更是亢泽峰的践行准则。出诊时遇到的问题，或者患者复诊时用药是否需要调整，都是他深思熟虑的事情。

每天下班以后，亢泽峰总会把一天中遇到的问题总结起来，通过晚上在家查阅大量书籍，找到问题的症结所在，以便为患者更好地服务。

作为一名教授，他授业解惑，培养出一批批医德高尚的年轻医生；作为一名医生，他为无数病人减轻了痛苦。说起他的经历，亢泽峰谦虚地说："我没做什么大的贡献，行医多年只是做了一个医生该做的事情。"正是这种谦虚的精神，让亢泽峰赢得了无数的尊重和荣誉。

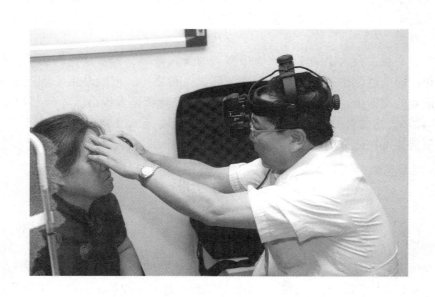

仁心仁义庄曾渊——庄曾渊

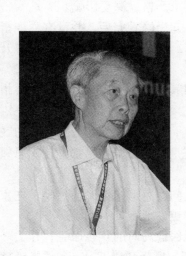

专家简介

庄曾渊，中国中医科学院眼科医院原副院长。曾任中国中医研究院眼科医院医疗、科教副院长；现任专家顾问、博士研究生导师，享受政府特殊津贴。

专长：擅长视网膜色素变性、老年黄斑变性、高度近视黄斑病变和春季结膜炎、葡萄膜炎等眼免疫性疾病的治疗。

出诊时间：每周一、三上午，周二上午（特需门诊）。

初见中国中医研究院眼科医院原副院长庄曾渊，是在一个周二的上午，他出诊的时间。为了不影响出诊，我们把采访改约在下午2点中国中医科学院眼科医院接待室。

此时，脱去白大褂的庄曾渊面带微笑，为人亲和，若不是花白头发的标志，很难相信眼前这位精神矍铄的老专家，已过古稀之年。可能是出于职业的习惯，在与记者的交谈中，庄曾渊都会身体前倾，专注地听记者说话。

"铭记为患者解除病痛是我们医生的职责，也是人生价值的体现"，一直以来，庄曾渊都把此作为人生的信条。

大爱存于心

"今天是特需门诊，病人会相对少一些，一般只挂10个号。但有时看到病人很焦急，尤其是外地患者，觉得来一次不容易，就会加号。"庄曾渊说，只要自己的身体条件还允许，就尽力帮助他们诊治眼疾，减少病痛。

"外地病人不容易，门诊时会经常碰到晚上赶了一夜的车，第二天没挂上号，但是又想加号的患者。说了情况之后，我总觉心里过意不去。"庄曾渊说，只要病人还信任他，他就会坚持看下去。

从 1963 年上海中医学院毕业到中国中医科学院广安门医院工作，再到中国中医科学院眼科医院。在从医近 50 年的工作生涯中，庄曾渊始终没有忘记"小时候身体不好，家里条件也不富裕，生病后用中药、针灸治疗很见效果。"为此，庄曾渊暗下决心立志学医，解除病人的疾患之痛。

在 1957 年，中医学院招生享受师范生的待遇，不用交学费，还有生活补助，对于家境贫寒的庄曾渊来说，无疑是理想和现实条件结合后的最好选择。

在医学院的几年学习过程中，"作为医生要时刻为病人着想""救死扶伤"等教育理念，深深地影响着庄曾渊，加上儿时的经历，让他更能够体会到一名患者的痛苦。即使现在已经在医学上有很深造诣的他，也始终没有忘怀作为一个医者的仁心、仁义。

庄曾渊认为，作为一名医生，首先要有良好的医德；而且要有能够为病人解决问题的医术。今年已经 73 岁高龄的他，仍然坚持每天学习，遇到疑问查阅资料的习惯，来拓宽自己的知识面，把所学的知识应用到患者身上。用庄曾渊的话说："活到老，学到老，用到老"。

此外，作为一名医生还需要有实事求是的态度。"坦诚地告诉病人哪些病是可以解决的，哪些病尚无特效疗法，多做解释工作，进行心理疏导，通过医生的讲解，大多数患者都能够接受医生的建议。"庄曾渊说，这样不至于让患者有病乱投医。

医者父母心

在药物的使用上，庄曾渊的谨慎态度几乎接近于苛刻。有一种制剂，进行了 10 多年的临床研究，完成了药效学及毒理实验，并已通过专家论证，但他对临床效果并不是很满意，这些年庄曾渊一直坚持继续临床观察，改进处方。

"医生的工作是一个良心活儿，就像托儿所老师一样，需要用心去对待患者，得了病，病人已经很痛苦了，如果你还无动于衷、冷眼相观，良心、职业道德何在？"庄曾渊说，给病人开什么药，必须心中了然，在自己或者亲人生病时也这样用药，不是说每种新药都不能用，要有尝试，也一定要有把握。

虽然很多中药的毒副作用较小，但庄曾渊在药物的使用上也是把关严格，主张医生要掌握中药的四气五味、药物归经、组方原则，也应尽量多了解中药现代实验药理学的资讯。

此前，有位外地的 9 岁小女孩，父亲带着来看病。经过问诊得知，该女孩 2006 年就患了葡萄膜炎，好好坏坏、迁延未愈。庄曾渊给她做诊疗时，得知其正在服用一味毒副作用较大的中药时，他建议家长立刻停止服用，并尽快做血常规、肝肾功能检查。"孩子正在长身体，各个器官都还发育不成熟。"庄曾渊说，用药安全是首要考虑的因素。

精湛医术心

庄曾渊从医近 50 年，用中西医结合的方式治愈、遏制、缓解眼病患者无数。在中医治疗眼底病方面，也逐渐形成了自己独特的经验和体会。所以他认为应该集合中医、西医各自所长，西医以病理生理为基础；中医讲究辩证"病证结合"，两者结合起来才能更好地发挥其优势。

对于葡萄膜炎的治疗，中药的药效不是那么快，但葡萄膜炎这个病耽误不起，这时西医的治疗手段就必须跟上，控制慢的话就会出现虹膜粘连等并发症。

而一些先天性、代谢性和年龄相关性疾病表现为组织退行变性，视功能减退，归属于眼底病。他认为，对于退行性眼病、精血不足，重在补益脾肾。

庄曾渊把学习中医也分为三个等级：一是会开方子，什么病用什么药，对号入座；二是能够掌握中医的基础理论和辨证论治，用中医治疗疾病；三是对中医药的哲学思想、理论体系、各家学说、发展过程有所了解，融会贯通。

庄曾渊觉得，中医博大精深，当你愈发深入下去，就越觉得自己有很多不足的地方，他谦虚地把自己的医术定位于第二个等级。

"开方子较简单，但要说出其中的道理，弄清楚主方的指导思想，预见治疗效果，评估对病势的影响则难度较大"庄曾渊说，中医学内涵丰富，要搞清楚其精神实质，就要学习好多方面的知识，需要下很大工夫。医生临诊要有清晰的思

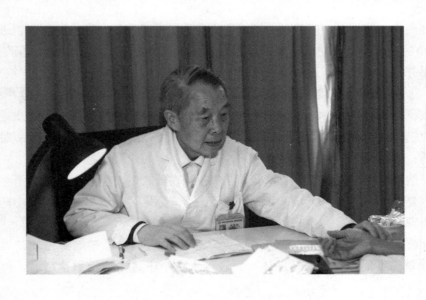

路，把病人什么病状摸清楚，什么证候用什么药，把自己用药的依据讲出来，这才是中医大家。

庄曾渊有一个习惯，每次给患者检查过后，他都要认真的书写病历，尽量做到不漏主症，让诊断用药有据可循。他说："记录病史不能简单，简单有可能误事。有些患者的病历，首诊医生写得很简单，到了复诊的时候，其他医生就很难从一些细节中发现问题，对患者进一步辨证论治了。"

正是这种坚持和严谨，几十年来让庄曾渊赢得了无数殊荣。如 1999 年获"北京市卫生系统先进个人"荣誉称号；2000 年被评为中央国家机关优秀共产党员；2009 年《补肾益气养血中药抗感光细胞凋亡及治疗视网膜色素变性的研究》获中国中西医结合学会科学技术进步三等奖，排名第一。

站在名医身边 —— 跟诊记 人民好医生

中西合璧，奉献光明——冯　俊

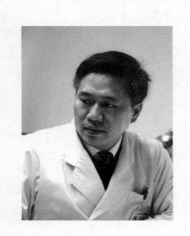

专家简介

冯俊，中国中医科学院眼科医院目系眼病科主任，主任医师，硕士生导师，老年眼病专家，世界中医药学会联合会眼科专业委员会副秘书长，常务理事，中国中西医结合学会眼科专业委员会委员。
专长：擅长超声乳化治疗各种类型白内障及难治性青光眼手术治疗，应用中医整体与局部辨证的方法治疗老年眼病，如黄斑变性、黄斑水肿、黄斑出血等黄斑疾病、青光眼、眼底出血及缺血性疾病。
出诊时间：周一、周五上午、周二下午、周四上午（特需门诊）。

　　黄斑变性是一种老年疑难眼科疾病，至今为止，在现代医学中仍未找到一种能完全阻止该病病程进展确切有效的药物疗法。

　　26年前，冯俊从南京中药大学毕业到中国中医研究院工作，后调到中国中医科学院眼科医院，师从国医大师、中国中医科学院暨中国中医科学院眼科医院名誉院长唐由之教授学习研究白内障、黄斑变性和青光眼等老年眼病，老师给他布置的学术论文方向就是关于黄斑变性的研究。后来，他又被送到美国师从世界白内障基金会主席 Jerre Freeman 教授学习白内障手术。

　　时光荏苒，现在冯俊已经成为老年眼病领域的知名专家，对中医治疗黄斑疾病的研究也有了自己独到的理解和特色。

确保病人诊疗质量

20多年前的一个病例，至今让冯俊还记忆犹新。"当时碰到这种黄斑变性的病还比较少，给我的印象也特别深刻。有一位老爷子，快70岁了，眼底出血，住了三个月院，一点都不好转，当时就想，这个病没有办法治疗了。"冯俊说，后来跟着唐由之院长做课题，慢慢摸索规律、总结经验，发现这个疾病还是可以控制的。

十年磨一剑。也正是这种机缘巧合，从研究生的课题开始，冯俊在潜心研究10多年后，成为众多患者心目中的好大夫。

在记者跟随冯俊门诊的半天时间里，有6~7位患者都是来自山东省的，"听闻老乡的眼病在冯主任这控制得很好，也就都慕名而来了。"他们告诉记者。

据冯俊告诉记者，他这里就诊的患者多数来自于外地，有意思的是，经常一个上午会碰到好几名患者来自同一个地方。

"目前，黄斑变性的治疗只有少部分的病人视力可以提高改善，多数只是能达到基本控制病情的程度。"冯俊告诉记者，有时刚把患者的病情稳定住了，病人当时也不能够理解，但是有些病人离开之后，过了若干年，发现视力下降了，又重新找回来。这时才明白，原来中医治疗的价值在这儿呢。

慕名而来的患者多了，为了保证给患者的看病质量，冯俊的特需门诊每次坚持只挂20个号。"一个上午20个号，这样比较合理。普通门诊会多一些，可能会看20~30个号，一般都要耽误中午或下午下班时间，因为有远道而来或年老体弱未挂上号的求医患者，有时不得不为他们加号，为了保证质量，这样就不得不延长门诊时间，因此影响按时下班。"冯俊说。

在他看来，给病人看病要坚持一个基本原则，就是保证每个病人的诊疗质量。如果在一定时间内诊疗病人太多，就有可能忽略一些细节，影响诊断和疗效。眼科病人比较特殊，一定要详细询问病情，还需要配合细致的各项检查，加上中医的辨证用药，耗费的时间就不可能太短。

中医治疗犹如源头疏导

"我们用眼睛看东西就像射击打靶一样，眼睛能够看见接受信息最重要的一点就是黄斑这个地方，就好像我们射击打靶总共有十环，而黄斑就是这十环的中心。"冯俊作了一个形象的比喻，十环以外的其他地方也能够感光，但是黄斑的感光功能最敏锐，这个地方出问题了，视力就将受到严重影响。

目前，西医对于黄斑病的治疗，主要是通过一种抗血管新生药物的注射，俗称给病人眼睛打针。这种疗法，优点是起效快，缺点是不能阻止复发，就像拦路打劫似的，给你拦路横出来一刀，但是源头上的事管不了。

"比如水是从上游流下来的，上游的地方管不了。你只能给它打一个坝，中途截断了，由于上游的水一直源源不断的流入，过段时间打的这个坝，就会溃坝，所以又复发了。因为它是半路截断，不能从根本上解决问题。"冯俊说，过段时间等药物作用消退了以后，它可能又开始长出来了。

由于西医的复发率高，三个月到半年就需要打一针，有些甚至一个月就要打一针，而这种药很昂贵，对于病人来说这是一个沉重的负担。

冯俊坦言，目前西医和中医在治疗黄斑病都有各自克服不了的问题，都有各自所长，但中医对于稳定病情，预防复发更加具有优势。

中医认为，黄斑变性就和高血压、糖尿病一样，需要长期服药治疗，但是要想做到治疗一段时间，完全停药，提高视力，中医药也是比较难做到的。从临床上来看，仅有少部分患者能做到完全停药和视力提升。

让冯俊觉得欣慰的是，在今天的门诊过程中，有一位当年他们一起支援过新疆的援友的父亲，2007 年，当第一次在新疆见到他父亲的时候，发现他的父亲眼底黄斑变性，黄斑出血，当时就给他的父亲开了个药方，吃了 3 个月，后来再也没有吃药和复发。现在已经 5 年过去了，眼底也维持的很好，瘢痕形成了，也不出血了。

在门诊的过程中，还碰到了一位原国家行政部门的老领导，今年 60 多岁的她，先后在西医医院打过几次针，一次只能维持 3 个月左右的时间，就又复发了。于是，她来到中国中医科学院眼科医院找到了冯俊之后，在这儿坚持吃了一段时间中药，觉得视力有所恢复。

"真的高兴地有点得意忘形了。"老太太告诉记者，就在昨天，由于又玩电脑，还和亲属发短信，导致用眼过度，晚上觉得眼睛不舒服，今天又过来找冯主任来复诊了。

"冯氏辟核钩" 显神威

冯俊擅长超声乳化治疗各种类型白内障，已是闻名遐迩。早在 1997 年的时候，他被医院选派到美国学习白内障手术，回国后，医院领导很重视，就由他牵头把医院白内障中心建立了起来。

在他出国之前，当时中国中医科学院眼科医院一年做的手术量不过 20 多例，而据冯俊估计，今年他们医院的白内障手术将突破 2000 多例。

"白内障超声乳化是西医治疗白内障的方法，但我们也有自己的特点，我们有自己设计制作的手术器械，在手术质量方面，不谦虚地说，也丝毫不逊于其他西医院的治疗效果。"说到此处，冯俊信心满满。

"冯老师的手术在时间上就可以看得出来，做一个手术只需要 5~8 分钟。这在北京市乃至全国，我们手术的质量、效果，乃至手术的速度都是一流的。"冯俊的一位研究生告诉记者，现在不仅有国内的病人，还有国外的病人来找他做手术。前两天，给一个孟加拉国的病人做了手术，不久前，还为一名德国的病人做了白内障的手术。

此外，还不得不提的是，由冯俊自主研发的辟核器，命名为"冯氏辟核钩"。"在别人看来，因为简单，所以很难称得上是一种器械，但它确实是一件好器械，会让医生在做手术时觉得左右逢源，得心应手。"冯俊特别自信地说，在做白内障的手术过程当中，它既能当"刀"劈，也能当"针刺"，还能当"棍"拨。

"当刀使时，它可以辟；当针使时，可刺入并固定白内障，但锋而不利；当棍使时，可推挡或搂住白内障的核块。需要它锋利的时候，他能够发挥它锋利的作用；需要它不锋利的时候，能够作为一个来回推拉的钝器，因为有了它，手术使用能量大幅度较少，速度加快，反应极轻，视力很好"。

当记者问及，是否把这项技术申请专利的时候。冯俊笑言："可能是自己还比较懒吧，还没有想到去推广。"

经冯俊做过手术的病人都知道，由于手术反应小，很多病人都如同没有做过手术一样，第二天就可以打开敷料看世界了。而这一切，无不得益于他所发明创造的"冯氏辟核钩"。也因此，他们医院的很多熟人、同事都来找他做白内障的手术。记者在病房里随访了一名来自石景山附近的白内障患者，他昨天刚找冯俊做完手术，今天就准备办出院的手续了。

承前启后创佳绩

近年来，冯俊一直致力于黄斑疾病的研究，在继承老师经验的基础上，培养学生开展相关眼病的研究，在出诊时，冯俊带的两个学生一直给他充当助手的角色。现在他带的研究生，研究课题是视网膜静脉阻塞黄斑水肿。由于黄斑水肿一直是医学上难以克服的难题，现代医学采用激光，眼球内注射药物治疗，复发率高，需要反复治疗，有的患者长期存在水肿，严重影响视力。

冯俊的团队认为，根据研究的病例，经过中医治疗，可以使大多数患者水肿消退，视力还可以不同程度恢复，部分治疗及时的患者，水肿可以达到完全消退，甚至完全恢复视力。

更重要的是经过几个疗程治疗后，病情稳定，几乎不会复发。尤其是经过现代医学治疗失败，水肿复发的病例，经他们中医治疗部分病人依然有一定疗效。

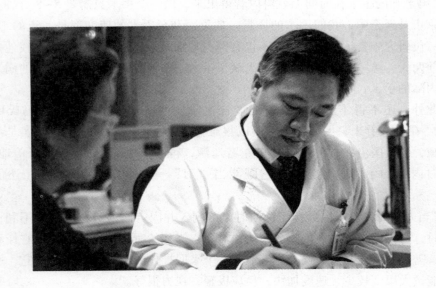

精于业，仁在心——高建生

专 家 简 介

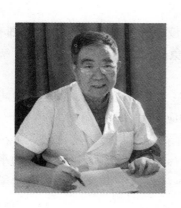

高建生，中国中医科学院眼科医院眼科主任医师、研究员、博士生导师，中华中医药学会眼科分会主任委员，原中国中医研究院眼科医院院长，享受国务院颁发的政府特殊津贴。

专长：对病性角膜炎、葡萄膜炎、中央动静脉阻塞、视神经萎缩、视网膜色素变性、老年性黄斑变性、眼肌麻痹、糖尿病性视网膜病变、多发性硬化等疑难眼病治疗有自己的心得体会。

出诊时间：周一上午（特需门诊），周二、周四上午。

他曾身患重症，通过中医挽救了自己两次生命。

他曾师从多位名医，而唐由之大师的一言一行，更深刻地影响了他。

他就是原中国中医科学院眼科医院院长高健生。

采访高健生，是由河北省的一位名老中医庞赞襄为由头打开话题的。

庞赞襄已经去世了，最近庞老的弟子们为了感恩老师，刚出版了一本以庞赞襄命名的书。这本书写得很好，系统反映了庞老治疗眼病的临床经验。为了悼念庞老，高健生怀以崇敬的心情为此书作序。由此，谈到庞老在世的时候共写了三本书，前两本写得很好，在第三本出版后高健生详读后发现了一个问题：有一个方子叫加味逍遥散，怎么银柴胡少了，柴胡却多了？而高健生知道，使用银柴胡一直是庞老的一大特色。此时庞老已过世，无从释疑。

高健生通过查阅大量资料，并把庞老在世时出版的第一本书和第二本书都梳理了一遍，发现使用银柴胡的有 40 多个药方，而使用柴胡的只有 2 个药方，而现在却改成了使用柴胡的有 40 多个药方，银柴胡的只有 2~3 个药方。高健生多次撰文指出错误。

如今，已经 75 岁高龄的高健生还一直保持着爱看书的习惯。当然，喜好给病人看病的乐趣也一直没有落下。

古书藏有"千金方"

1963 年毕业于上海中医学院的高健生，被分配到当时中国中医研究院广安门医院工作。先后师从唐亮臣和韦文贵两位我国著名的眼科老专家，随着他们的先后去世，后来又随同唐由之学习。

虽然高健生学习中医，但是对于中医眼科并没有真正接触过。"古书很难懂，也难理解，看上一会儿就要打瞌睡。"高健生形象地说，不像看西医的书，解剖很清楚，都有图，比较容易懂。

中国医书很早就有对"针拨白内障"的描述："针锋就金位，风轮与锐眦相半，正中插入，毫发无偏……"可是对于这句话应该怎么理解呢？

"后来经过唐院长讲过之后，就很清楚了。"高健生说，唐院长融汇了中西医知识，确定了古书所说的进针部位就是角膜缘与外眼角之间，即睫状体的平坦部正中间。这里血管少，因此出血少，愈合快；切口只有 3 毫米，术后无须缝合，整个手术几分钟就能完成。

"就和赌石一样，外表都是石头块，外行人都看不出来，但是你要给内行看，这里面可能就蕴藏有好东西。"高健生在思考，他怎样才能够进入到中医眼科的门里面来呢？在跟随唐院长一段时间后，给了他一个很大的启发：学好中医就要先钻研透彻古书。

让高健生深有感触的是，唐院长还有一个发明，他从古书中发现了一张名为"秦皮汤"的药方，受此启发，经研究命名为"二秦眼药水"，主要成分是由秦皮、秦艽配制而成，用来治疗单纯疱疹病毒性角膜炎，效果良好。

"20 世纪 60~70 年代，治疗病毒性的眼药水很少，唐院长就能够想到把这个做成眼药水。高健生至今都一直感慨，"二秦眼药水"让自己深受启发。

读书犹如"蓄水养鱼"

"我是一名中医眼科大夫，过去随同唐院长编制《中国医学百科全书》中医眼科学部分，凡是里面引用到古书说的理论和方子，我都要查一遍。"高健生说，那时候图书馆里没有的资料，他就到中国中医研究院去查，实在没有的，如果上海图书馆有，他就趁出差的机会到上海图书馆去查。

298

凡是查了有错的地方，高健生必予改正。因此，在整个编制的过程中，改正了很多谬误。"当时是付出了，但是这也给了我一次学习机会。"高健生不随便抄写，也不抄写二手材料，每次都是找到原文，弄清原委。他严格要求自己，对待工作认真、热情、负责任。在查阅资料的过程中，也让高健生有机会阅读了大量的古文典籍。

现在早已经成为博士生导师的高健生，还经常和他的学生讲，"书中自有黄金福"，一语双关：对病人是一种福，对他们大夫是一种成就感，也是一种幸福。

学问到了一定程度，自然而然就流露出来，如果在门诊的过程中，遇到一个疑难的病例，恰好在以前看书当中，也看到过这样的病例，就可以用来尝试一下，说不定也正好对症了。

"读书，是多多益善。自己就像水池子里的水一样，水多了就可以养大鱼。"高健生认为，跟老师学习是学到了科学思路和方法。而多读书，却可以开拓思维的深度和广度，所以他给学生讲这些内容，他们都爱听。

要把病人当老师

1993 年以前，高健生在广安门医院当了 9 年副院长。当时，他在眼科出门诊时，经常遇到同一个问题：有糖尿病患者转诊来看眼病，内分泌科的医生认为这是眼科的事情，而眼科医生又觉得，怎么把糖尿病患者推到我们这边来了呢？

发生了几次这样的问题，病人很有意见。"我一看也觉得挺费劲的，糖尿病是怎么回事，怎么会引起眼病呢？"这让多年从事医疗行业的高健生也陷入窘境，作为院长，他不可能像其他大夫一样，再推给其他医生。

当时作为副院长，高健生行政事务比较繁忙，一个星期也只能出一次门诊。所以当时就有了一个想法，从 1993 年开始，招收研究糖尿病的研究生，招来后不是先让他们学习眼科知识，而是先把他们送到中日友好医院内分泌科进修半年，先明白糖尿病是怎么回事，他们是怎么治疗的，怎么控制血糖的。

"把这个问题弄清楚后，再慢慢跟我学习眼科知识。"高健生认为，当时这一做法还是走对了思路，20 世纪 90 年代，糖尿病方面的知识还比较匮乏，降糖药也比较少，糖尿病病人过来之后，能降糖的只有很少的几种药。

黄连素能够起到降糖的作用，他就给病人用，有的病人服用后拉肚子。本该治疗腹泻的药物，怎么反而引起腹泻？高健生想，按照西医的观点，它能够降糖，当时就没有管病人的整体情况。"糖尿病进一步发展后，症体虚了，脾胃虚寒，黄连素太凉，大苦大寒，吃了之后，身体肯定接受不了。"高健生说，后来又有人介绍说，用 50 克肉桂，熬水喝，喝了之后能够降糖。高健生就制作成胶囊，给病人吃，病人吃了后，血糖降下来了。但也有病人吃了肉桂胶囊之后，睡不着觉，大便干燥。肉桂是大辛大热的药物，不是那种阳虚的病人，吃了之后，肯定会烦躁、口渴、睡不着觉。但是怎样能让患者吃上既能降糖，又不腹泻，还不燥热的药方呢？思索中，高健生突然顿悟，如果黄连与肉桂同用就是经典名方“交泰丸”。

于是，高健生就把黄连素和肉桂合起来做药方，结果病人的反映效果都挺好，虚寒的人也不拉肚子了，燥热的人也不会睡不着觉了。效果如此之好，能降糖而无副作用。

后来，高健生又看到古书里有一种密蒙花，它有“去目中赤脉”的功效。有古人的经验，结合自己的临床经验，积累起来的，他研发了一个方子叫“密蒙花方”，总计有 7 味药，降糖的同时，也能治眼睛。

“病人是我们的老师。”高健生常常对他的学生说，我们要虚心听病人诉说，书本是老师，病人也是老师。

中医救了自己两次命

在记者面前谈笑风生的高健生，说起往事来，无论是高兴的，还是不高兴的都会津津乐道。

当记者面对高健生的精神状态自愧不如时，他却说：“我表面上看着挺好，可我却是‘泥菩萨’，干不了体力劳动。直到现在，我的脚底板踩在地上，都没有任何知觉。”高健生说，1975～1976 年的时候，他得过多发性硬化，属于一种神经科的疾病，已经到了大小便使不上劲，呼吸不顺畅、高烧反复的危险地步。当时医院已经下了病危通知。

“当时幸亏广安门医院的医生会诊，吃了一周竹叶石膏汤，一下子把高烧降到 38℃多了，白血球也下降了”。后来经过长达 3 年的中药调理，才慢慢恢复到现在这个样子。

祸不单行，2001 年，高健生的脑干也出了问题，脑干中枢出现了一块血管内皮细胞瘤，把脑干下端压迫扁了，需要做手术。

“后来，我走访了 301 医院的神经内科和外科专家。他们说，这个地方做手术很危险，很可能会碰到心脏中枢神经或呼吸中枢神经，如果心脏或呼吸停止了，后果可想而知。”但是医生建议还是等他症状厉害的时候，再选择急诊做手术。

作为一名中医大夫，高健生深知其中的危害。于是，他就开始自己琢磨着吃中药。此后每年查一次核磁跟踪，发现都会小一点。连续 3 年检查都如此，这也给了他无比的信心，后来索性就两年查一次了。

奇迹确实发生了，后来专科医生检查时发现确实小了很多，直到现在，高健生已经多年没有去做核磁检查了。

"没想到我学中医，救了自己两次命！"高健生对中医更有了一种特殊的情感。

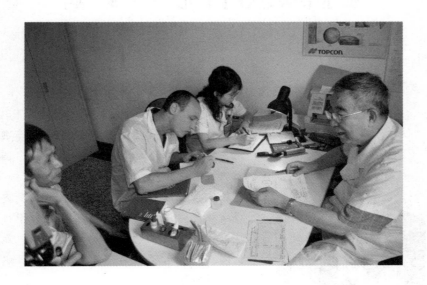

25. 北京中医药大学东方医院

痴迷中医，妙手仁心——庞　鹤

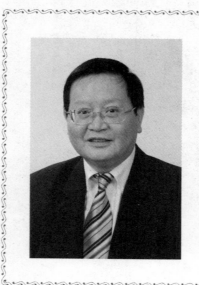

站在名医身边
——
人民好医生
跟诊记

专　家　简　介

庞鹤，北京中医药大学东方医院党委书记，主任医师，教授，博士生导师，国家级名老中医。
专长：擅长以经方治疗周围血管病及内科杂病；运用非手术疗法治疗多种慢性缺血性疾病，如动脉硬化性闭塞症、血栓闭塞性脉管炎、雷诺氏病；静脉性水肿、溃疡等。
出诊时间：周二下午。

妙手治愈众患者

　　在东方医院门诊大楼二层周围血管科专家门诊诊室门口，几十位患者正在耐心排队等候问诊。为他们看病的，是周围血管科主任医师庞鹤教授。

　　记者见到庞鹤时，他正在为 52 岁的患者王女士切脉。她已经不是第一次来找庞鹤看病，但庞鹤仍然像对待首诊的病人一样耐心细致。他仔细询问了病情后，开始进行查体。记者看到王女士的整个小腿青筋毕现，小腿内侧的皮肤黑乎乎、皱巴巴的，而且非常干燥，皮肤脱屑，跟枯树皮一般。记者用手去摸，发现小腿内侧还有一些硬结。不过，王女士高兴地告诉记者，吃了 3 个多月庞鹤开的汤药，腿部水肿已经好多了，症状也得到了控制。她说，去年 12 月中旬发现小腿颜色变黑，皮肤开始瘙痒，有时腿痒得半夜都睡不着觉，经常不注意就把皮肤抓破了。而且下肢沉重，翻身、抬腿都很困难，影响了正常的活动。经朋友介绍找到了庞鹤，庞鹤细细检查后确诊为：因下肢静脉功能不全所导致的淤积性皮炎，辨证后给她开了汤药。"遇到庞大夫，我真的很幸运！"家住北京的王女士如是说。

王女士的病治疗有了起色后，今天也带她母亲一同来看病。她的母亲也是下肢静脉功能不全的患者，双腿水肿，以前一直误以为是肾病，药吃了不少，肿却没有消下去。"这回可算找到病因了。"王女士告诉记者，庞鹤从来都是为患者着想，要加号从不拒绝，给每个患者看病都特认真，经常忙得连午饭都顾不上吃。记者采访当天，庞鹤门诊从早上七点半一直到下午三点多，一共看了65个病人，"我说过他很多次，让他限号他都不听，看他那么累真是担心他的身体。"同事杨医生心疼地说。庞鹤总是担心他的病人得不到及时的诊治，很多患者是因为外地无法治疗而赶来的，他想尽量减少病人的负担，为此只得自己不断"加班"。

庞鹤从事中医临床与研究已经35年了，在近10多年中，每年周围血管病患者都达到5000多例病诊量，他凭着一双妙手，拯救了无数被病魔折磨的痛苦灵魂。来自患者的感谢很多，而庞鹤却被人说"不划算"。因为血管疾病的患者经常伴有多种基础病，例如动脉硬化闭塞症的患者很多都有冠心病、高血压、高血脂等，一般患者本来是看一种病的，最后基本全身的病都给看了。就拿王女士来说，其实现在她的腿已经不痒了，但是她最近头晕、腹胀，就想再吃庞鹤的汤药继续治疗。庞鹤坦诚，中医血管科的医生应该具备中医全科医生的素质，要对相关疾病均有一定的认识，同时也要专注于学科本身的特点；对内外妇儿均能诊治，但个人需有专长。

庞鹤在多年的临床实践和研究中发现，中医在诊疗周围血管难愈症上有着独特的优势，他觉得在整体辨证思路指导下的治疗很有效，而且对患者大有裨益。例如，下肢动脉硬化闭塞症的治疗，西医常用扩张后搭桥、放支架，然而对一些年龄较大或不具备手术条件的患者，或者曾经接受过手术治疗而血管再次出现闭塞的患者，西医可能会束手无策，但中医恰恰弥补了这一点。通过中医脏腑经络气血辨证与局部症状辨证相结合，采用中药汤剂内服、外洗等综合治疗，调动人体正气，促进抗邪能力，改善了血液、血管的条件，使侧支循环逐渐建立，改善肢体的供血情况。庞鹤主张运用中药治疗血管病，可以达到护正祛邪、逐瘀通络的目的。

学习要"知其所以然"

记者在门诊，看到庞鹤身边站了三个穿着白大褂的女孩子，庞鹤说什么她们都不断记录着。有一位老年患者，腿部水肿程度较重，庞鹤让她们仔细感受一下肢体肿胀的程度及特点，并对为什么会出现这种情况进行了讲解。记者初以为这三位是实习医生，过后才知是来自新加坡南洋理工大学的双学位学生（理工专业学位与中医专业学位），因中医在新加坡很受青睐，很多学生都选择了中医专业。

他们在这里不仅可以学习到周围血管疾病的中医诊治，还可学到内伤杂病的中医诊治，以及多种病症的综合治疗方法。所以很多人慕名前来求教于庞鹤，而且坚持每次门诊都来抄方学习。"经我们医院培养的学生，回新加坡考执照的通过率是90%以上。"庞鹤自豪地说。

"庞老师的课很有意思，中医本来艰涩难懂，但他深入浅出，总能讲得很生动，让我们受益匪浅。"学生们如是说。

庞鹤原本师从著名中医大家刘渡舟、苏宝刚教授，从事中医经典研究，中医理论扎实、功底深厚。庞鹤的学生都知道，他的经典课程都讲得精彩，讲解的透彻，原因就在于庞教授将中医看作是一门研究"字"的学问。中医几千年传承，很多精髓都在文献古籍里，字和词在中医古典文献中具有很重要的意义，是基本功之一。他鼓励学生们读经典，学经典，从字词入手，追根溯源，不但要知其然，还要知其所以然。他认为中医教学对老师提出了很高的要求，"你没有一桶水，怎么去给人一碗水。"庞鹤说，有了足够用的"水"，就没有笨学生，只是实践多少的问题。

庞鹤一直提倡"授人以鱼不如授人以渔"，主张交给学生中医治病方法，而不是单纯的"药方"教学。他说病症总会有差异，没有一种方法可以完全适合多种病，最重要的是把古为今用，将古方在临床灵活应用。"可以借鉴，不可照搬。"庞鹤愿做一字之师，为中医修行路上的莘莘学子指引点拨。

醉心中医的"痴人"

跟随庞鹤出了半天门诊，记者都觉得体力消耗很大，但庞鹤却依然精神百倍，他说看病虽然精神高度集中，于他来说却是一件很轻松、很快乐的事。"我看病很兴奋，有时候持续到晚上都还在琢磨：那个病人为什么还没好呢？想到最后就欲罢不能了，睡觉都需要吃安眠药，不然会一直想。"庞鹤说，病人好了对他来说也是享受，病人受益比什么都重要，看到病人欢欣的笑脸，所有的付出都是值得的。

直到现在，庞鹤还在每天不断地看书学习，记者在他的办公室看到，柜子里有不少中医相关书籍，其中中医经典、中药、专业病相关诊疗书籍最多。他说医学发展很快，中医学的宝库博大精深，需要不断学习才能应对新的挑战。那些艰涩的文字经由他的解读，恰似赋予了生命，在他脑子里成了灵活的治病"工具"。

正是因为对中医的热爱，庞鹤对那些夸大疗效、欺骗患者、有损中医名声的事很是痛恨。他说中医疗效好，但是要实事求是、适度合理。我们的治疗攸关患者的健康与生命，科学是来不得半点虚伪和骄傲的。

庞鹤热爱着他的中医，关爱着他的病人。在30多年的从医之路上，因为这份痴迷和深沉的爱，让他时刻铭记责任，想病人之所想，急病人之所急。

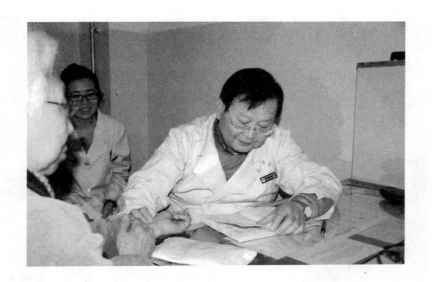

站在名医身边——跟诊记

人民好医生

小针刀下的大"舞台"——陈兆军

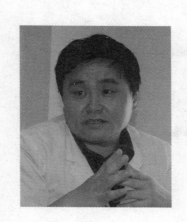

专家简介

陈兆军，北京中医药大学第三附属医院骨三科主任，医学硕士，硕士研究生导师、教授、主任医师。

专长：擅长治疗足内、外翻，平足症，高弓足，足拇内、外翻畸形矫正；足跟痛、胼胝体（脚垫）等各种顽固性疼痛；小儿麻痹后遗症，膝内、外翻畸形矫正等。并能熟练从事膝、踝关节镜技术的操作。

出诊时间：周一、周四上午。

小针刀，一种由金属材料做成的形状似针又似刀的针灸用具，是在古代九针中的针、锋针等基础上，结合现代医学外科手术刀而发展形成，是与软组织松解手术有机结合的产物，已有十多年的历史，近些年来，有进一步发展的趋势，并有很多骨科医生为之痴迷。

北京中医药大学第三附属医院骨三科主任陈兆军，在总结了先人小针刀的治疗理念基础之上，结合自己多年手术基本功和专业特长，赋予了小针刀这项古老技术新的生命。

医技：患者拍案叫绝

周五上午，适逢陈兆军的出诊时间，记者来到他的门诊跟诊。此时，他正在骨科处置室为一名膝关节痛的老年患者施展小针刀手术。只见他动作干练，一针麻醉剂之后，小针刀直接插入了患者痛处，经过其专业手法处理，前后不到一分钟的时间，患者就可以下地走路了。

这么快就能下地走路，也没有任何缝合？这让记者觉得颇为好奇。

陈兆军告诉记者，小针刀疗法的优点是治疗过程操作简单，不受任何环境和条件的限制。由于治疗时几乎无切口，所以并不需要缝合。此外，小针刀对人体组织的损伤也非常小，且不易引起感染，无不良反应，病人也无明显痛苦和恐惧感，术后无需休息，治疗时间短，疗程短，患者易于接受。

能快速解决患者疾患的，究竟是什么"神器"呢？"针刀的末端是扁平的。"一边介绍着，陈兆军一边向记者展示了该针刀。小针刀的手法很多，有切、推、剥、离，还有切断等这些刀法。

"小针刀，有很多医生都在做。但是我和别人做法不太一样，我是骨科手术医生出身，治疗点全是建立在解剖学基础之上的，在传统小针刀技法的基础上进行了大胆改良，打一点麻药，在针刀上面加入了少许药物治疗，会起到事半功倍的效果，临床效果也非常好。"陈兆军毫无保留地介绍着自己的治疗秘笈。

因有事半功倍的效果，所以经陈兆军治疗的患者，无不对其治疗手法拍案叫绝。"我右脚跟疼痛多年，一直走路都很困难。陈主任在听了我的病情描述之后，随即对我进行了检查，给我做了小针刀手术，不到一分钟的时间，当我再次下地走路的时候，不再疼痛了，至今也没有复发，这可是绝活儿呀！"

"看似简单的处理，但是对医生的医术水平要求却非常高，重要的是针刀下去，要绝对安全。"陈兆军强调，这需要医生对现代解剖知识有详尽的了解，小针刀实施手术的地方介于软组织和骨头交界之处，如果没有准确的定位，会给患者造成二次损伤，因此，医生的临床经验也非常重要。

手术：以病人诉求为主

上午的门诊，陈兆军一边在手足外科专家诊室进行出诊，一边在骨科处置室给患者进行治疗，忙碌地穿梭于这两个诊室之间。

众所周知，陈兆军作为中华医学会骨科分会足踝外科学组委员、前任秘书长，是采用中西医结合的方法，治疗矫形、拇外翻、脚骨痛、脚畸形、平足症等这些手足外科疾病的翘楚。

当然，在治疗的过程中，对于不同的骨科疾病也要加以区别对待。比如轻度的畸形和疼痛，通过一般的处理，就能够治好。经过确诊，陈兆军会为这些患者采用中医的办法来进行矫正，像针刀、手法、辅具治疗等手段，一般在骨科处理室就能够轻易解决。这也就是他一边在出门诊，一边去骨科处置室治疗的重要原因了。

"对于重度畸形和疼痛，就必须要手术了，但也是采用相对微创的手术，尽可能创伤要小一些。首先，是要保证解决这一部分病人的疼痛问题，其次，要注意矫形，矫正也尽量满足美观的要求。"陈兆军说，对于患者来说，只要患者走路不疼，特别是中老年人，能够出去锻炼，就已经很高兴了。但医生应该有更高的要求，力争做到不但为患者解除病痛，还要达到肢体的美观，所以对医生来说，这也是一项美的艺术。

陈兆军认为，医生要根据病人症状、体征为主要诊断要素，而不是以医生的主观感觉为主，尽管有些病人脚长得有些歪，但是并不一定需要手术治疗，万不可为了自己的学术利益或经济利益进行不必要的手术治疗。"所以，医生要以病人的诉求为主，若能用最简单的方法为患者解除病痛，就是一个合格医生最大的追求。当然，患者有特殊要求的，则另当别论。"

医德：以病人为中心

来找陈兆军看病的患者，多数是口碑相传，慕名而来。在半年之前，有这样一位来自泰国、身患颈肩腰腿痛的老太太，当时，在陈兆军小针刀手术后，手术很成功，疼痛恢复得也很快，在治疗的过程中，因为其他事情，回国了一段时间。而就在本周六，这位泰国老太太专程坐飞机来找陈兆军教授治病。

本应该是休息时间，但想到该患者不远万里，来回花费可能就近万元，为了方便患者的时间，陈兆军还是从家里来到医院专程为她进行了"特殊治疗"。"做医生是没有休息时间的，只要患者有需求，就应该为患者提供服务，不管是夜间还是休息日。"这也是陈兆军做医生以来，一直坚守的信条。

陈兆军坦言，作为一名大夫，学医的时候，受到老师的影响就非常大。一个是北京积水潭医院的韦加宁教授，一个是中国中医科学院孙树椿教授，他们无疑是中国医学界泰山北斗级的大师，有技术、有名声，还有一个共同点，就是对待病人的态度也非常好。

"他们经常教导我们学生一句话就是：病人就是你的衣食父母。"陈兆军说，耳闻目染，多年的从医经历，他认为，"以病人为中心"不是一句简单的口号，而是需要医生付出很多行动和辛苦。现在已经是硕士研究生导师的陈兆军教授，面对他的学生，他也经常教导他们：作为一名合格的骨科医生，一方面是要医疗技术好；另一方面是态度要好，视病人如亲人，将心比心，换位思考问题，绝大多数患者都可以变成你的亲人。这样的医患关系能不"和谐"吗？

在记者跟随陈兆军出诊的半天时间里，看到的诊室景象是：他谈笑风生，与患者打成一片，把患者当朋友，当亲人。当有患者知道记者在采访陈兆军门诊时，一位追随陈兆军多年的老患者对记者说："陈主任为人低调、随和、医术高明，为了给患者做手术，吃不上饭是经常的事。谢谢你们，要多多报道像陈主任这样的好医生。"对于如何做一名合格的医生，陈兆军有着这样的理解：有一种医生，态度不好，但能把病治好，这就算是好医生；有一种医生，态度很好，但是治不好病，这种属于庸医；最可怕的是现在有些医生，既不好好看病，对患者又冷言冷语，一切只为了经济利益，这样的人是不配做医生的。最好的医生应该是，既能凭借着高超的医术治好患者的病，又能态度和蔼可亲，不卑不亢。

记者说："从患者对您的评价和今天门诊过程来看，您应该就是属于上面的最后一种医生。"

"我还不能算，正在往这个方面去努力。"陈兆军不乏谦虚地回答。

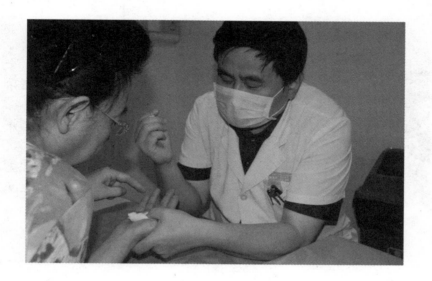

治愈"三叉神经痛"称圣手——彭 胜

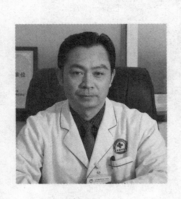

专家简介

彭胜，主任医师、教授、医学博士。全国三叉神经痛研究中心主任，中华医学会疼痛学会理事。
专长：对三叉神经痛诊疗具有丰富临床经验和深入的研究，擅长应用无痛技术、微创技术、镇痛技术。运用独创的"无痛介入新疗法"，成功治愈了各类三叉神经痛患者 2 万余例。
出诊时间：周一至周五上午

第一次和彭胜的正式见面，不是在他的办公室，而是在手术室内。此时，他正穿着沉重的隔离铅服，神情专注地给患者做手术。没有招呼和寒暄，记者就在一旁静静地观摩他有条不紊的手术。

手术完成，痛即止

一根纤细的导管，一根银针，一台仪器和影像仪，这几乎囊括了整个手术的全部设备。没有想象中的切口，更没有传统治疗中鲜血淋漓的开颅情景。

随着一名医务人员为患者注入麻醉制剂后，患者也就慢慢地进入了沉睡的状态，彭胜的手术也就此开始了。在为患者进行消毒后，当旁边的仪器清晰地扫描到患者病灶的准确位置后，只见彭胜将一根长约 15 厘米的导管插进了患者的下颌部。而此时，旁边的仪器再次清晰地显示出了该导管的插入的深度，甚至每根血管都看得很清楚。彭胜在助手的协助下，将银针随着导管顺势而下，进行微创治疗。

此后，该程序一直往复几次，虽然记者不是很明白其中的医学原理，但深知在大脑里面做的手术，绝非一件很简单的事情。

"别看这是一台很小的手术，但对医生全面把控的要求却是至上的。"彭胜事后告诉记者，尤其是在病灶的准确度和导入的深浅度把握上，需要医生技巧与经验都相当娴熟，否则，手术过程中就会导致失败和意外。

记者掐算了一下，整台手术过程接近一个小时。就在手术即将完成的时候，患者也开始苏醒了。醒来之后，未见到患者有任何痛苦和不适，起床之后就可以行动自如。

"手术完成了，三叉神经痛也就治好了。"彭胜特别自信地说。

彭胜强调，医术永远是医院发展的"硬指标"。因此，他对自己手术的要求就是"杜绝复发"，但要有个例复发者，他也承诺"免费为患者终身治疗"。

在记者跟诊的两个小时里，彭胜一共做了两台手术。其中有一名患者来自内蒙古锡林郭勒盟，今年 36 岁。"疼痛已经折磨我 10 多年了，跑了很多家医院，也尝试了各种治疗方式，一般都是缓解几个月就又开始痛不欲生。"该患者告诉记者，疼痛时就流眼泪、鼻涕、唾液等分泌物，后来发病的时候，就尝试用针灸、中药等治疗，也只能缓解一时。

"一次偶然的机会，从中央电视台上看到彭胜院长治好了一名多年的三叉神经痛患者，后来通过在网上了解，彭院长是一名专门治疗三叉神经痛的专家，所以是慕名而来。"该患者说。

彭胜的助理栾留伟告诉记者，很多患者都是来自全国各地，他们大多数都是慕名来的，经他治愈的患者已达 2 万多例。

雪中送炭，口碑扬

2012 年 11 月 4 日，中央电视台《道德观察》栏目播出了题为《圣洁的哈达》节目，报道了一名被彭胜成功救治的患者，并对彭胜进行了专访。

据 CCTV 报道：患者名叫更羊，来自青海省玉树地区，藏族人，患有三叉神经痛已有 17 年，17 年间疾病反复发作，疼痛难忍。以前更羊还能靠一些药物暂时缓解疼痛，然而，随着 2010 年 4 月 14 日一次灾难降临，青海玉树发生 7.1 级地震，瞬间的灾难让更羊在地震中失去了老伴，亲人的不幸加上灾区艰苦的条件使这位患者的疾病反复发作，药也吃的更多了。由于药物的副作用，导致食欲不好，耳朵也听不见了。

有一次，更羊老人的儿子尕玛扎西在上网时看到，北京嘉泽东博三叉神经医学研究院彭胜院长能治疗父亲的这种病。由于他们对北京不熟悉，让他们很快联想到当年在地震时，有一位中国科学院心理研究所的专家给他们提供过心理援助，于是，让他给帮忙联系。

功夫不负有心人。中国科学院心理研究所的专家很快联系上了彭胜，彭胜考虑到患者的特殊情况，决定为患者免费治疗。

"原来吃饭的时候很困难，刚刚开始吃，就疼痛了，然后一直这样待着不能动，稍微好一点，才能慢慢吃。现在经彭院长治好后，吃饭已经是一件幸福的事了，以前那个疼痛感觉再也没有了。"更羊老人比划着在接受记者的采访。

三叉神经痛治好了，更羊老人的儿子尕玛扎西为了表达谢意，特意用藏文为彭胜写了一封感谢信。

无复发，再送锦旗

至今，北京嘉泽东博三叉神经医学研究院的医务人员还记得让他们记忆犹新的一位患者：他是一名严重的三叉神经痛外地患者，跑了很多大医院也没有治好，后来在网上得知彭胜专门治疗三叉神经痛，于是在妻子的陪同下前来治疗。

没想到，该患者经彭胜医好疾病后，却犯了"心病"：实在难以置信这么顽固的疼痛就这么快被治好了。这不得不让他心存疑虑：手术治完了，以后是否还会复发呢？看出了患者的顾虑，彭胜就开玩笑地对患者说："如果一年后没有复发，那时欢迎你给我送一面锦旗吧！"。

一句玩笑之言，却让医院想不到的是，一年之后，患者竟真的带着自己的亲友一行四人，专程来到北京把锦旗送到了彭胜的研究院。为了体现医院的人文关怀，彭胜还为他们免费提供了北京旅游。

彭胜说，当无数患者获得成功救治的同时，也进一步验证了他的科研成果"无痛介入治疗法"的疗效。与此同时，在彭胜的带领下，"治不好不收费的医院""一次治疗终生免费的医院""北京首家24小时专车免费接送患者的医院"也成了他的金字招牌。

30年心血，誉"圣手"

彭胜出生于医学世家，祖父是当地名医，技艺精湛，医德高尚，耳闻目染使他对医学产生了浓厚的兴趣。在他8岁那年，从医大半生的曾祖父不幸患了三叉神经痛，看着自己的亲人被疼痛折磨的痛不欲生，彭胜看在眼里，急在心上。从此，他便立志要攻克三叉神经痛这一顽疾，完成老人未完的事业。

谁知，彭胜这个愿望得以实现，他耗费了整整30年……

1992年，彭胜大学毕业后被分配到潍坊区第二中心医院，他充分利用所学知识，在临床中探索，寻求三叉神经痛真正花钱少、效果好、无痛苦的有效治疗手段。

1995年，为潜心致力于三叉神经痛的钻研，彭胜不顾重重阻力，辞去工作，外出求学。特别是向三叉神经痛方面有研究的知名专家请教，他们无不为他的一腔热情所感动，纷纷真诚相授，纳为得意门生。

1997年彭胜先后游学于英国、美国的知名的大学进修学习，并获得较高的造诣。

1999年，成为年轻的出国学成人员，以彭胜命名的"彭胜三叉神经痛研究所"正式成立，成为"三叉神经痛"的科研、临床的领军研究机构。在事业上逐渐取得成功的同时，彭胜成功组建了"北京嘉泽东博三叉神经医学研究院"。

近年来，在彭胜的带领下，该所勇于攻关，不断创新，终于完成了针对三叉神经的临床治疗的"颅底卵圆孔立体定向治疗技术"和"无痛介入治疗法"。运用先进的物理疗法，不开刀、微创治疗、痛苦小、一次性阻断神经传导，研制"中医秘方"、巩固疗效，标本兼治。

儿时的愿望终于得以实现，年轻的彭胜被患者誉为"圣手神针"。

勇推公益，淡名利

"为医救人，慈悲心怀"。在事业上已经取得成就的彭胜，还始终抱有一份公益情怀。

近年来，在彭胜这里接受免费治疗的患者不计其数，"看到那些经济上有困难、又被疼痛困扰的患者，能帮就帮一把吧，谁让自己是一名医生呢？"

据了解，三叉神经痛被称之为"天下第一痛"。是指发生在面部三叉神经分布区域内的剧烈疼痛，该病发病率较高，发病年龄多在人生的黄金时期——40岁以后。病发时患者说话、刷牙，甚至微风拂面时都会导致阵痛。阵发性的剧烈疼痛，历时数秒或数分钟，疼痛呈周期性发作，痛如放电、刀割般的疼痛症状，系常人难以忍受的神经性疾病。三叉神经痛患者常因此不敢擦脸、进食，甚至连口水也不敢下咽，从而影响正常的生活和工作。

在此背景下，彭胜联手国内多位专家，倡议设立"全国三叉神经痛患者'三个一'康复救助工程"。该项工程办公室计划通过服务热线、公益救助网站、爱心微博、患友交流会等立体化、全方位的沟通形式，对全国三叉神经痛患者提供及时准确的医疗救助与服务。

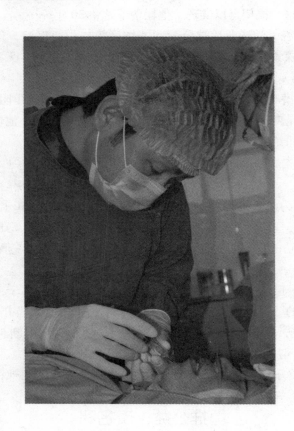

"传奇院长" 的中医之道 —— 钱振福

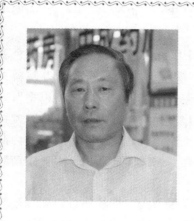

专 家 简 介

钱振福，北京市密云县中医医院院长、党委副书记，北京中医协会理事。

他，自 2006 年 2 月临危受命为密云县中医医院院长，几个月的时间使一个负债累累、濒临倒闭的中医院扭亏为盈，进而几年间，发展为占地 25 亩的综合型二甲医院。这位为保一方百姓的生命健康，在基层中恣意挥洒着汗水的院长就是钱振福，也是众口交传的北京密云县中医院"传奇院长"。

"办院要有自己的特点，要凝聚人心把医院做到人无我有，人有我强。"钱振福如此对记者说。

临危受命建中医特色

2006 年以前，密云县中医医院没有几个患者，医务人员也不思进取，人心涣散，医疗设备陈旧老化，对外拖欠债务高达 2700 万元。单位业务也比较萧条，门诊量仅有二三百人，另外作为一所中医医院，未能发挥中医特色。

刚开始看到这样的情况，钱振福心情很沉重，他知道摆在面前的是重重困难，自己将要面临一场硬仗。

上任后，钱振福做的第一件事就是整合一线队伍，调配人力资源，以做到人尽其责、人尽其才，将院内人才送出去加强业务能力，将院外人才请进来补充业务空缺，与此同时，定期输送职工到外学习，经常请知名专家到院里坐诊，仅此一项每年就要花费 150 万元以上。但他认为值得，并且效果显著，门诊量不断上升。

随着患者日益增多，医院原有的 150 张床位已经远远不能满足住院患者需求，钱振福和领导班子成员对医院现有医疗资源进行实地考察，在不增加建筑面积和人员的情况下，将现有病房和门诊合理整合，优化配置，重新布局，最终将床位增加到 220 张，初步解决了患者住院难的问题。院领导班子还筹措资金近千万元，购买了西门子彩色超声仪、全自动生化分析仪、CR 放射照相机、纤维喉镜、腹腔镜、中医理疗设备、电热针等医疗设备，建立了血液净化中心，为医生对疾病的准确诊断提供了技术支持和设备保障。

钱振福认为中医医院必须要姓"中"，如果中医院不能做到突出中医特色就有愧"中医"二字。为此树立了这些办院理念：第一，中医院正确的办院模式应是中医要有特色，西医要有水平，中西医结合要有优势。第二，坚持以中医药为主体，充分发挥中药副作用小、价格便宜、治疗慢性病疗效肯定的优势，发挥名老中医的作用。第三，鼓励使用院内制剂，建立医学观察病历，对研制院内制剂的医生给与科研奖励。第四，鼓励医生使用草药，购进了煎药机，引进中药制剂设备，更大程度地满足患者对中草药的需求。

确保中医院的中医纯粹性，钱振福首先明确发展方向，继续执行以中医药为主线的医院发展规划和年度工作计划，明确了"坚持中医办院"的发展方向，提出了创建"布局合理、功能完善、质量优良、中医技术先进、特色优势明显、服务便捷高效"的发展目标。在继承和发扬传统医学优势方面，制订了发挥中医药特色优势的具体措施，重新修订了科主任目标考核责任书，目标责任书中将发挥中医药特色优势作为重要考核指标，并将考核结果与科室季度奖金、评优、职称晋升挂钩。其次，出台一系列发挥中医药特色优势的鼓励措施。

功夫不负有心人，短短几年间，钱振福把近似小门诊的濒危医院发展成了现在 23 个临床科室的全科医院。

要求医生"德技双全"

带领医院全面发展，钱振福不仅树立了独具特色的办院理念，在人才的培养上也花费了大量心血。

首先，优化卫生技术人员结构，为确保中医事业发展储备充足的中医药人员。从 2008 年开始，该院在引进大学生、研究生方面，医疗、药剂为中医药专业，其他非中医专业人员引进后要系统地接受中医药知识培训，确保中医药专业技术人员的比例逐年增加。同时，加大中医人才培养力度，选派中医专业人员去北京三甲医院进修 13 人，送出科室负责人、业务骨干参加中医药各类学习班 75 人，用于人才培养总投资 34.55 万元，为医院更好地发挥中医药特色贮备了人才。

其次，要加强临床科室建设，打造中医特色突出的科室。该院每个科室都制订了常见病及优势病种中医诊疗方案，全年共优化诊疗方案 21 条，制订改进措施 31 条，中医特色优势做到了可持续发展。

谈起对医院一线员工的管理，钱振福最基本的要求是：学会说话，学会做人，学会做一个有道德水准的人。

钱振福说，曾经有一个新入职的员工，和领导见第一面对话时竟然"稳坐不动"。当着院领导的面，钱振福毫不留情地严厉批评教育了该员工。

钱振福认为，一个医生见到领导都没有礼貌，见到病人还能有礼貌吗？"视患者为亲人，要先净化自己的内心"，钱振福如此认为。

以患者利益为中心

上任时间虽短，钱振福却从患者利益出发，带领医院做了许多深得人心的工作。

坚持生产亏损中药制剂。在记者采访的时候，医院财务科科长给钱振福送了一张财务批条，提及制剂室赔钱的有关状况。原来，为了更好地发挥中医特色，近几年，虽然院内制剂室亏损已近百万，但从未停产，坚持生产造福百姓。

曾经有段日子，实在有点坚持不住了，一些科主任对钱振福说："既然每生产一批制剂就要赔一笔钱，那干脆就停了吧。"

钱振福对此有自己更深层次的考虑。他认为：第一，只要老百姓有需求，中医院就有这个责任要生产；第二，作为一家公立中医院，一定要为政府承担责任；第三，作为一个中医院，中医药制剂是中医的特色。如果单纯为了眼前的经济利益，而不考虑特色、不考虑社会的需要，也是极其不负责的。

目前，在中药材大幅度涨价的情况下，密云中医医院中药制剂 10 多年从未调整价格。疗效十分肯定、受到患者欢迎的制剂 18 种，祛湿止痒口服液 2010 年荣获市中医药管理局小膏药工程推广品种。

规定了每张处方的最高限额。作为医院管理者必须体恤患者，为了减轻患者负担，医院专门规定了每张处方的最高限额。据统计，2010 年医院门诊和急诊的每张处方平均减少了 59 元，仅此一项，医院全年的收入就减少了 1800 万元。此消彼长，靠特色服务、优质服务吸引患者，用增大门诊量来弥补平均每张处方收入的减少。

做好对口支援乡镇卫生院的工作。医院与河南寨、穆家峪、石城卫生院签订了对口支援协议书，在针灸、中医内科、康复、中药房建设方面采取派专家下乡、义诊、接受中医药人员进修等方式，完成了对口支援工作，让基层百姓不用进县城就能看上中医。

平常管理中，钱振福亦以身作则，凡事以患者的需求为中心。有一次，他去外地出差回来后，收到一封患者的投诉信，信中抱怨堂堂的中医院竟然买不到"海风藤"。原来在此之前，医院采购部采购了5批货，经过验收，均因"不合格"而放弃。

钱振福当即拿起电话向患者说明实情，并承诺"尽快解决患者的需求"。患者接到电话既意外又感动，说自己真没有想到院长会亲自给他打电话。

钱振福说，在药品的管理上"绝对不能以次充好"。只有把患者放心上，患者才能做好医院的义务宣传员。

"传奇院长"一身正气

作为院长，面对诱惑很多。"但是，我有一个信仰，就是该你得到的，要合理合法；不该你得到的不要想方设法地去得到，这样才会踏实"。钱振福多次这样对自己的管理层说，也对自己的家属说。他说只有这样，警车黑天半夜在楼下响，"我们也能睡得着"。

钱振福忆起，早在2011年新年前夕，一个和医院有过多年业务往来的客户，把装有一万元现金的信封悄悄地放在了自己的办公桌里。钱振福发现后紧追门外，客户还是跑了。钱振福推算，这个客户一年也没有赚多少钱，可能想趁着过年送点礼，希望来年把业务做大。

回到办公室，钱振福立即把财务科负责人和工会主席一起叫齐。钱振福对他们说，"这些人做点药材生意也不容易，下次他们来结账的时候，把钱一起退给他"。

两个月后，客户来结账时，医院的财务科如实把钱退给了他。

钱振福说，如果当时真的收了"这个礼"，也是神不知，鬼不觉的。可是，如果客户就此提出再增加一点业务往来，作为院长又该怎么处理？只能是"拿人家的总会手短"。

钱振福的一身正气还体现在让药品采购政策"阳光化"上。

目前，和北京密云中医医院有药剂业务配送往来的公司有26家。

每年，北京密云中医医院都要将26位药剂配送公司请到会议室，将药品采购政策阳光化。

钱振福将自己的手机公开给各个采购公司，声明：如果医院采购部任何一个人有向药剂配送公司"吃、拿、卡、要"现象，一经发现，立即开除。同时，如果药剂配送公司出现向医院采购部任何一个人行贿现象，也会立即被请出密云中医医院。

钱振福规定，密云中医医院每采购一批药材，都要经5位科室主任从不同角度检测、验货，采用质量过硬、药性稳定的优质等级药材，且院领导班子还要对采购药材不定期、不定时的抽查，以确保患者真正能够买到疗效达标的中药。

　　一位新加坡公司的总裁，亲历了密云中医医院的药品采购招标会后，当场向钱振福行礼："钱院长先生，我们走过这么多中医院，唯独你们的做法是最规范的。采购途径也是能够和国际接轨的"。

　　如此种种，熟悉钱振福的人，除了为他的实干精神所感动，都认为他有着非凡的人格魅力。

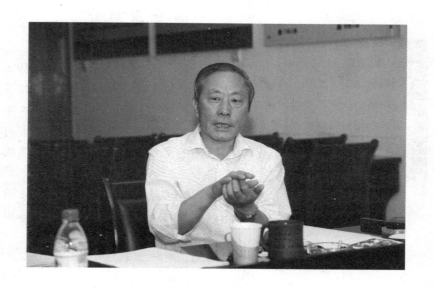

百姓贴心的"微创圣手"——狄长安

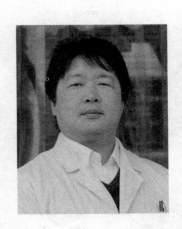

专家简介

狄长安，北京市平谷区医院副院长、大外科总主任。主任医师、副教授。1986年毕业于首都医科大学毕业后于平谷区医院从事普外科工作至今。1993年开展腹腔镜技术，是平谷区外科微创技术的创始人，先于北京多家大医院开展了腹腔镜技术。

专长：在肝胆胃肠手术及腔镜治疗方面具有高深造诣，已经将腹腔镜技术应用于治疗肝、胆、胃肠等多种疾病。

出诊时间：周一上午、周四上午。

周一上午8点，北京市平谷区医院副院长、大外科主任狄长安出门诊。记者本想趁早能跟他多聊几句，但此时患者早已经把他的门诊围得水泄不通。他们多数是亲属带着患者，一家好几口前来就诊。在门诊室内，虽然有点嘈杂，但是却不凌乱，大家都有条不紊地排队看病。

七旬老太谢"恩人"

在平谷人的眼里，只要提起狄长安，那可是响当当的人物。他的微创技术以及外科腹腔镜手术，在北京郊区、县，乃至北京周边地区都远近闻名。近年来，狄长安曾多次到北京密云县人民医院、北京潞河医院，乃至江西省抚州市人民医院等医院进行腹腔镜手术，在他的带动下，所到医院腹腔镜手术得到了顺利开展和提高。

门诊时，一位70多岁的老人从人群中挤了进来，递给了狄长安满满一袋野菜，口中念叨着："这是我今天上午现摘的，谢谢狄院长！"

跟随了很多专家的门诊，类似这一幕记者还是第一次遇见。原来，这位老奶奶两年前患有胃癌，而且是晚期。当时，家属的意见分歧比较大：有人说在平谷区医院做手术，有人说要到北京市区去做手术。后来，家属最终还是选择了平谷区医院，狄长安给她做了全胃切除的手术。

"因为年龄比较大，在恢复的过程中，并不是一帆风顺，但是经过医护人员的精心护理，最终还是恢复的非常好。"狄长安说，他们的家属认为，老人的术后恢复远远超出了他们的心理预期。从此，老太太记住了这位"恩人"的出诊日。

类似这样平凡而温情的一幕，在狄长安的门诊屡屡发生。据了解，从1992年至今，狄长安已经开展了近6000余例腹腔镜胆囊切除术，且无一例重大并发症发生。

除此之外，腹腔镜+胆道镜胆囊切除、胆道镜取石、T管引流术也已长期开展，在掌握了良好腔镜手术技巧的基础上，狄长安还开展了胃肠道肿瘤腹腔镜治疗手术，包括：胃癌根治术、结肠癌根治术、直肠癌根治术等，避免了传统开腹手术创伤大的劣势，为患者的恢复提供了更有利的条件，这在北京同级别医院属于领先水平，同三级医院相比也处于较高水平。

敢于挑战"高精尖"手术

2013年2月20日中午，61岁的戴先生，因为突发腰腹部疼痛，被紧急送到了平谷区医院。经医生快速甄别，初步诊断戴先生为腹主动脉瘤破裂出血。

患者出血凶猛，随时面临生命危险，狄长安立即到急诊参与患者的抢救，在急救人员的护送下，行CT检查进一步明确诊断，同时通知导管室、ICU、采购中心、麻醉科等科室做好手术准备，并向患者家属告知病情，"尽全力抢救！"

当日下午14时，在血管外科医师的护送下患者进入到导管室。据狄长安介绍，术中见到腹主动脉瘤破裂，形成腹膜后大血肿，预计出血量约3000ml。而此时，医院紧急从北京市区联系的"支架"已经到达了医院，患者顺利进行了腹主动脉造影+腹主动脉瘤腔内隔绝术，手术顺利。

据了解，这是一项高精尖的手术项目，国内外医生对于破裂性腹主动脉瘤救治成功率都不高。狄长安带领血管外科精英团队，遵循着这种不抛弃、不放弃、大无畏的救死扶伤精神，把生命垂危的患者从死神手中拉了回来。手术结束后，患者转至重症医学科加强监护与治疗，严密监测血压、心率、血氧及腹部体征、血红蛋白、心电图等变化，在狄长安和ICU主任刘亚玲的精心指导下，患者生命体征逐渐平稳，21日上午9时患者神志清楚，脱离呼吸机拔除气管插管；23日患者能正常进食；27 日患者从重症医学科转入普外科病房继续治疗，后顺利出院。

据狄长安介绍：破裂性腹主动脉瘤是一种危及生命的主动脉病变，多发生于老年人，患者多因失血性休克迅速死亡。据统计，有约 80% 的腹主动脉瘤患者最终死于动脉瘤破裂。即使瘤体破裂当时存活下来的患者，其死亡率也高达 40%～70%。而且，破裂性腹主动脉瘤临床表现复杂且缺乏特异性，因此易被误诊。改善其预后的最佳方法是，尽早诊断腹主动脉瘤并择期手术治疗。

术后狄长安说："这次抢救成功基于各科室的通力合作，术前快速明确诊断，导管室、手术室、采购中心、麻醉科、血管外科、ICU 的快速协调配合为本次成功的抢救争取了宝贵时间"。

另据了解，平谷区医院血管外科自 2000 年成立以来，目前已成功救治血管性疾病 500 余例，其中破裂性腹主动脉瘤自 2009 年以来已成功救治 3 例患者。

提倡价值医学观念

作为一名大夫，狄长安认为，医生应该做好三点：第一，自己要不断地去学习，通过各种方法掌握新技术；第二，一切都是为了病人的需要；第三，一定要传帮带，培养人才。

他举例说，如果他的儿子要选择学医，一定有便利条件，因为父亲是一名医生。但是，如果自己的儿子不学医，人家的儿子学医，也要给他人提供便利。狄长安说，当大夫一定不要保守，你会的东西，就一定要传授下去，这也是作为一名医生应尽的职责。

作为一名医生，狄长安亦很注重在患者心目中的口碑。

狄长安举例说，美国一位心理学家提出：通过六个人，你就能认识任何一个陌生人。他笑言，在平谷，你可以通过两个人就能认识平谷所有的人。好事不出门，坏事传千里。就如同这一碗水，当你滴一滴墨汁，可能整个水也就都黑了。狄长安认为，在医院不要光树立个人的形象，应该让每个员工都行，这叫分担责任，分担医疗市场的风险。

狄长安一直在提倡一种观念，即"价值医学"。在他认为，价值医学非常实用，也非常科学，大夫不仅要根据病人的疾病情况制订治疗方案，还要综合考虑患者的经济状况和社会能力，但最终治疗的方式还是交给病人和病人家属来决定。

"很多病人得了肿瘤，治疗花了很多的钱，最后可能还会人财两空。"狄长安说，也有些病人家属会认为，死马当活马医，他们不怕花钱，但这样的家属毕竟还是少数。

狄长安强调，我们应该重视价值医学。比如，我们有病人患有下肢血管动脉硬化闭塞症，在做手术之前，还可以通过药物治疗。当然，手术治疗也可以包括微创，支架和搭桥。如果病人因为年龄较大，还能走路，也没太严重的缺血性疼痛，不影响他生活质量的情况下，吃药治疗就可以维持。

　　医生看病和理发不一样。"我希望就是一个板寸，理发师说，你有白头发，给你焗油一下，再给营养一下。本来想 20 元理发，结果花了 100 多元，心理肯定不舒服。"狄长安说，做大夫千万不能这样。

　　至此，狄长安名列平谷区医院走出平谷的四大知名专家之一，更是唯一一位被请入北京市市内大医院进行手术的专家。

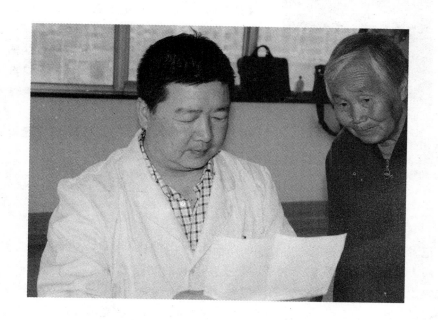

站在名医身边——跟诊记 人民好医生

"精" 心竭力为患者护 "心" —— 魏广林

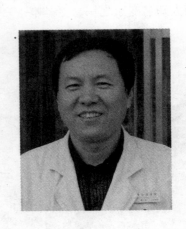

专家简介

魏广林，北京市平谷区医院纪检书记、心血管疾病防治中心主任，主任医师。毕业于北京第二医学院，是平谷区心脏疾病诊治及心脏介入第一人。从事心内科工作 20 余年，有丰富的临床工作经验。

专长：心脏介入手术，急性心梗，冠心病等有关心血管疾病。

出诊时间：周一上午。

记者跟随平谷区医院心血管疾病防治中心主任魏广林去义诊时，遇到了他以前的病人李大爷。64 岁的李大爷，是土生土长的北京平谷人。2004 年冬天，李大爷突发心肌梗死，"那时候心慌气短、心前区疼痛，痛得我都想跳楼。"李大爷现在说起来还心有余悸，他被送进平谷区医院，魏广林立即进行了仔细地检查并安排了心脏血管支架植入手术。"是魏主任救了我一命，他精湛的技术，给了我'第二个'心脏。"李大爷激动地说。记者面前的他精神矍铄，跟魏广林老朋友般寒暄着家常。

时隔将近 10 年，经魏广林救治的病人无数，但他依然能够记清患者的基本状况。他是怎样做到的？看魏广林和病人的会心交谈，不难明白，那是因为魏广林满心满眼都只有患者。

"责任心" 创造手术奇迹

心脏统摄五脏六腑，其重要性不言而喻，因而很多人谈心脏病而色变。魏广林接受记者采访时说，"有些心脏急症几分钟就要人命。如急性心肌梗死，所以手术必须越快、越早越好。"

魏广林说，心脏跟汽车发动机一样，要工作必须要通畅油路，油管堵了，发动机就失去了工作的动力。急性心肌梗死是供给"发动机"能量的血管堵了，血液输送不过去，时间一长会造成心肌坏死，心脏失去了工作的动力。"此时就算手术成功，患者也可能会出现心力衰竭。所以心梗手术必须及时，我们要求在90分钟内完成。"魏广林告诉记者，他一般手术时间在30~40分钟，"在'黄金时间'完成手术，自己心里很踏实。"

"时间就是心肌，时间就是生命"。不仅要快，魏广林对手术的认真程度亦让人敬佩。

魏广林强调，心脏病的治疗是综合性的，应当做到：首先，术前严格把关。必须把病人的各项指标都弄清楚，准确的诊断是先决条件；其次，术中细心，手术要做到快，尽快开通手术梗死相关血管；第三，术后认真管理。"不是手术做完就结束了，很多病人不是死在手术室，而是死于术后并发症。"魏广林如是说。

魏广林作为心脏介入专家，他拥有的远远不只是高超的技术，更有少人及的细心、责任心。因而，十几年的介入手术，他创造了业界内堪称奇迹的超低死亡病例。

用"敬业心"救治更多人

魏广林是平谷区心脏病人的依靠，平谷区医院乃至整个平谷区的心血管疾病防控都离不开他。而且他让区医院心血管内科历经从无到有、从弱到强，解决了平谷区人的"心病"大事。

平谷区医院以前是大内科，包括心内科、神经内科、普内科等。随着心血管病人越来越多，以前6张床的小监护室已不能满足患者的需要。"当时就想着让心血管内科分离出来，专门成立一个病区，服务更多的患者。"魏广林说干就干，早期心血管专业人才很少，所有的事都得他亲力亲为，于是，魏广林带领手下几个年轻医生单独成立了心血管内科，扩展到30多张病床。"那时候很艰苦，人才不齐，要亲自对几个年轻医生进行培养。"

功夫不负有心人，在魏广林团队夜以继日的艰辛努力下，平谷区医院心血管内科才有了如今的规范化和规模化。就在不久前的京郊心血管会议上，十几个医院心内科主任参观了平谷区医院的导管室，作为郊区医院的科室，其先进的硬件设备和软实力，让与会专家都深感欣慰和赞叹。

近年来，由于饮食结构、吸烟等生活习惯的影响，心血管病发病率呈上升趋势。平谷区约40万的常住人口，而一年大概有3000人次经魏广林团队治疗出院，心内科平均每天的门诊量约200人次。看到这些数字，魏广林感到很矛盾，他既希望能够救治更多的病人，让他们远离病痛折磨；而与此同时，他又希望来的病人越少越好，"医生最终的追求是病人的康健，不管是技术治疗，还是科普知识宣传，让更多的人健康是最重要的。"

用"良心"在岗位上鞠躬尽瘁

作为区医院心血管疾病治疗的主要负责人，魏广林是病人的依靠，也是身边年轻医生的主心骨。因此，魏广林面临的压力也是一般人不能理解的。

平谷区医院定位为服务本区，如何留住本地病人是一个问题。魏广林对病人总是慎重又慎重，"下面的年轻大夫可以放手去做，因为后面有可依靠的人。"但作为科室主任，魏广林是顶梁柱，他每走一步都要为患者想周全。

"医生的辛苦也是有目共睹。"魏广林叹息行医的艰辛。做一台造影手术，要配合用几百万的机器，五六个医务人员，耗时耗电。"而手术费用就一千多元，医生按照绩效管理，收入非常微薄。"尽管医生的付出和收入不相等，魏广林依然尽职尽责，他说患者的信赖决不能辜负。

魏广林严格掌握手术指征，一心为患者考虑，愿意让他们得到最合适且最好的治疗。同时，立足本院邀请安贞医院的"大专家"，针对一些疑难病症进行对接诊治；并把大量年轻医生送出去培养等多种模式，促进科室的发展。

从医二十几年，魏广林一直在岗位上鞠躬尽瘁：干一行就得干好，不管做什么事都得对得起病人，每做一个决策、开一个处方要对得起良心。

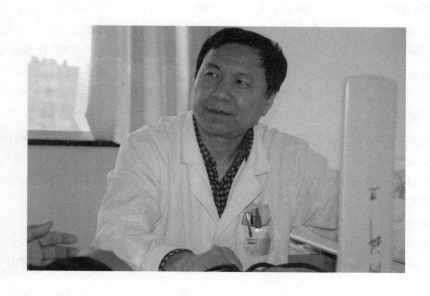

一片丹心"爱整形"——蔡景龙

专 家 简 介

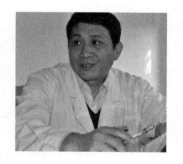

蔡景龙，主任医师，医学博士，教授，博士研究生导师，曾任中国医学科学院整形外科医院瘢痕综合治疗中心主任。现任北京祥云京城皮肤病医院院长。兼任中国医师协会美容与整形医师分会常委，中国整形美容协会重建与整形外科协会常委，中华医学会医学美学与美容分会委员，中华医学会医学美学与美容学会青年委员会副主任委员等职。主编出版了国内第一部瘢痕学专著《现代瘢痕治疗学》。

专长：美容、整形和烧伤救治工作，研究方向为创面愈合与瘢痕防治，美容整形新材料与新技术，重点从事瘢痕及男性乳房发育症的发病机制和防治研究。

出诊时间：提前预约。

多少次，他废寝忘食地为病人解除了人生的不完美，让世界上最舒心的笑容绽放在病人的脸上，患者说他是美丽生命的守护神；

多少次，他为患者做整容手术时，不仅为患者治好病还要为患者省钱而费尽心思。

蔡景龙，被患者堪称求美者的"守护神"。

信任源于超人技术

在蔡景龙的门诊，一位20多岁来自黑龙江的女孩在母亲的陪同下刚好走进诊室，从外表看来，面目清秀，并未见任何异常的症状。

"你好像看不出来有任何问题啊？"记者好奇地问。

"现在冬天穿着长袖看不出来吧，可是到了夏天就不敢穿长袖了。"女孩说话间脱去外套后，只见肩上长了一块很大的瘢痕疙瘩。

"一种选择是以手术切除为主的综合治疗法，能够减少瘢痕面积；另一种选择是采用激光治疗。但从治疗效果来看，手术为主的综合治疗会更好些。"蔡景龙果断细致地和母女俩分析各种治疗方法的利弊。经过母女商议决定，他们最后选择了手术疗法。此时，蔡景龙拿出他的小单反相机，对女孩长有瘢痕的地方进行了拍照，并给其办理了住院手续。

"这么快就做出决定了？"记者问。

"是啊！过来之前我们早就打听好了蔡主任，这次是专门慕名而来，我们相信蔡主任。"女孩的母亲说。

听取了蔡景龙的建议之后，女孩很高兴地和母亲一起去办了住院手续，等待蔡景龙给她安排手术的时间。

"皮肤的切口，我现在几乎看不出了，而且术后的效果一直保持很好，我很庆幸选择了您。"另一位来复查的面部瘢痕患者说。

一位来自湖南的患者在网上这样描述蔡景龙："我是一名男性乳腺增生的患者，通过电话和蔡主任联系好之后，蔡主任用最短的时间和最好的手术治疗方式给我解除了病痛。他和蔼可亲，处处为病人着想，不仅在经济上为我们尽量减轻负担，还在手术方案上采用了最快、最好的方法。让我尽快能恢复，提前回家，考虑相当周到。"

"蔡主任是一位当之无愧的好医生。"不少求治者这样评价蔡景龙。

熟悉蔡景龙的人都知道，他建立了自己的个人网页，并在上面公示了办公电话及自己的手机号码。对此，蔡景龙有自己的解释，这样可以更加方便服务好患者。而蔡景龙为此每天都要多花一部分时间和精力用来与患者之间的沟通。

长效沟通确保疗效

记者发现，蔡景龙出诊时，总要和求美者进行较长时间的谈话，与每个求治者沟通时间一般都在20分钟左右。在准确地把握他们对美的理解与需求的基础上，把手术会达到的效果用最详尽的语言向他们描绘清楚。

"这是医学，要在人的身体上动刀子，哪怕有万分之一的差错，就会酿成严重的后果。医生不能为利所动，拿手术开玩笑。"对瘢痕等疾病的整形美容，蔡景龙总是细致分析患者的情况，为患者提供较佳的治疗方案。

他常说："美容整形没有小手术，任何手术均需给予高度重视，以取得较好效果。"

在门诊的过程中，眼前的一位求美者可以被誉为"最纠结的求美者"了。一位20多岁的北京男孩，半年前在蔡景龙这边做过一次眼部和脸部瘢痕手术。如果记者不是很细致地观察，几乎已经看不到任何瑕疵。

蔡景龙经过与求美者沟通后，建议这样的情况既可以选择手术，也可以选择不做。他建议，从外观上已无大的影响，最好不要选择再次手术。

"蔡主任，您觉得我是做好，还是不做的好呢？"该求美者一边问询着，一边又开始拿着桌上的小镜子照着自己的左脸部，而此询问和动作已经反复数次之多了。无奈之下，蔡景龙还是要耐心地为该求美者进行心理的辅导。

"医学美容是一个特殊的医学领域，它所面对的是那些对自己容貌不满意的求美者，他们不是伤残，也不是患病，他们都很健康，甚至很漂亮。美容整形手术只是在原有基础上的锦上添花，只许成功，不容失败，必须持更加谨慎的态度，一味地鼓励他们实施不必要的手术必是为利益所驱，非我所为。"对美容整形的独特理解，让蔡景龙也分外重视对医学美学及心理学的研究。此外，他认为尊重求美者的选择和耐心也是必不可少的。

"瘢痕"认知有待提高

在业界，蔡景龙的医术态度，学术水平和治学精神都得到了高度的认可。从业20多年，经他治疗的近万例患者，扫除了身体上的创伤、瘢痕，还原了美丽的机体。

作为治疗瘢痕领域的权威专家，蔡景龙反复强调：首先，瘢痕是国际医学界难题，各种治疗方法复发率均较高，但坚持治疗还是能够治愈或明显改观的，应充满信心。

其次，瘢痕治疗需时较长，1~3年，手术治疗也需要多次，外地患者需安排好事务诊疗，即使如此也难以确保不留瘢痕痕迹，但能最大程度地降低瘢痕发生的风险，改善患者外貌。

再次，瘢痕疙瘩术后极易复发，一般主张手术切除+电子线放疗或定期采用注射药物和配合物理康复药物导入等综合治疗，同时一定要2个月复查1次，如有瘢痕高出皮面和明显的痒痛不适，应尽早来院复查。

还有，注意告知治疗中的不良反应，并告诉求治者积极配合治疗，不要等到瘢痕长大了再来治疗，以免增加治疗难度。

"我每天接待疤痕患者少则几位，多则数十位，很理解广大疤友求治的愿望和心情，但也发现一些疤友对瘢痕的治疗不太了解。"在采访的过程中，蔡景龙说，他特别想告诫瘢痕患者：要正确认识瘢痕的发生和治疗效果及客观接受已有瘢痕的事实。蔡景龙强调，大多瘢痕不影响功能，应把自己当成正常人，而不是病人：手术后或受伤后，应尽快调整心情，恢复正常饮食，恢复正常生活。我见过不少疤友受网上一些信息影响，不敢吃酱油、肉制品及鸡蛋，不过夫妻生活，这是不正确的。术后限制辛辣食物，不用烟酒是有必要的，但其他过多限制只能增加心理负担，疤友们应尽快恢复正常生活，做正常人。

名利之外彰显豁达胸怀

也许正是源于对患者的这份认真负责态度，因此，蔡景龙对自己提出了更加严格的要求。每天早上不到 7 点他就早早地到了病房，对手术后病人进行复查，下班之前均会到病房巡视病情，耐心解答问题。

节假日也是如此，只要他有时间，总是往病房里跑。同时，作为大学教授和博士生导师，为了不影响教学和科研工作，蔡景龙常常工作到凌晨 2~3 点钟。

每天他都要安排做手术，经常手术到晚上 7~8 点钟。除此之外，他平均每天接患者电话约一个小时，耐心解答患者咨询；每天要在电子信箱和好大夫网站上回复 7~8 条患者咨询信息，积极义务的为患者服务。同样是致力于推动这个行业的规范化发展，但是蔡景龙和很多三级甲等医院烧伤整形科的医生不一样的

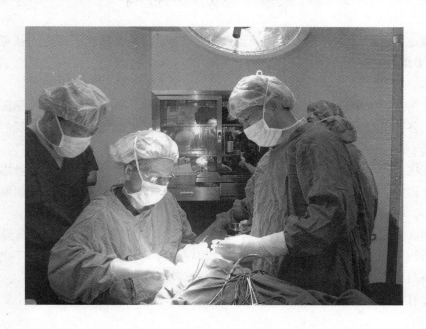

是：他不会因为部分民营医院不规范现象的存在，而不分青红皂白一味地排斥他们。"在我的眼里只要规范的，就是好的。民营医院整形美容科是公办医院的重要补充，对整个行业的发展有重要的推动作用，应该受到公正的待遇。"

"医疗与其他行业一样，也存在着激烈的竞争。竞争不是坏事，关键是热爱自己的职业，靠自己的真才实学赢得大家的尊重。有的人只是把医生看作是一个职业，一个谋生的手段，这样他在这个行业里干一辈子，却终生碌碌无为；有的人则把医学工作看作是自己的事业，从内心深处承担起这个行业的责任，时刻为之奋斗，不仅在医务岗位上救死扶伤，而且勤于钻研，在学术领域建树颇丰，推动了这个行业的发展，终成一代名医，得到世人的尊敬。"蔡景龙如此看待医学领域的竞争。

医者瑾瑜，师者智慧——夏文华

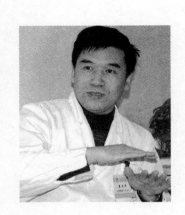

专家简介

夏文华，北京美莱医疗美容医院激光美容中心院长，副教授，副主任医师。原解放军海军总医院激光整形中心副主任，中国整形美容协会微整形与皮肤整形美容分会委员，中国医师协会整形与美容分会激光专业委员会委员，国内知名皮肤激光美容专家。从事皮肤性病、皮肤美容临床、教学、科研工作20余年。

专长： 美肤祛斑、紧肤除皱、祛胎记、激光嫩白美肤、损容性皮肤病修复、微创生物美容、无创五官精雕、无创复合除皱等。

出诊时间： 特约。

二十几年的从医经历，他让八万张脸美丽无瑕。

每一天的流水作业，他始终细致入微。

他牢记：医生是经验医学，责任感最重要。

他铭刻：患者的痛苦是烙印，勿忘换位思考。

他坚守：细节决定成败，疏忽绝不容忍。

他乐道：求美者的笑颜是愉悦的源泉，是工作的鼓励，赐予解决问题的信心。

——他，就是皮肤病的"尅星"，著名激光美容专家夏文华。

七十多岁的王大爷很爱美，每次参加社交聚会，总把自己收拾得很体面。可随着年龄的增长，王大爷脸上出现了许多黑褐色老年斑，让他看上去一下子衰老了许多，因此也不大爱参加社交聚会了。

一次偶然的机会，王大爷从朋友那里得知，激光可以祛除脸上的斑，于是他慕名找到夏文华主任做治疗。在夏文华主任的精心治疗下，王大爷不但恢复了干净的脸，甚至看上去比以前更显年轻了。他送给了夏文华一段话：去除色斑，治疗皮肤疾病，激光显示了化腐朽为神奇的功力；冰冷的机器——激光，是你的双手赋予了它无限的生命力。

传道：概念解读，认识先行

"美容需求是无止尽的，只要生活在社会里，有社会交往的需要，都会有美容的市场。"夏文华接受记者采访时说，美容是锦上添花的工程，目的是雕刻出更完美的容颜。通过提升自身的精神风貌，让个人的魅力得以增值，何乐而不为呢？

说到美容，很多人也许只会想到注射，往往忽视激光美容所起的作用。激光用于美容已有很长一段时间，在美白、嫩肤、除皱、祛疤、脱毛等皮肤美容方面得到了广泛应用。近年来，激光美容如日东升，得到了飞速发展。但很多人对激光美容的概念依旧模糊不清，不明白为什么"光"能够美容。激光是一种人工合成的单色光，聚焦精确，具有一定穿透力。医学激光作用于人体组织，在局部产生高能热量，从而达到去除或破坏异常靶组织的目的。夏文华解释说，激光治疗原理分两种：一是破坏性治疗。用激光祛除病变组织细胞，但因为没有选择性，作用于皮肤时可能会破坏正常的组织细胞。另一种是选择性激光治疗。针对一定的皮肤状况，选择特定波长的激光，针对病变组织精准治疗，不会造成正常组织的破坏。自20世纪80年代选择性激光产生后，在皮肤科、美容科的使用范围越来越广泛。

除了传统意义的激光，激光美容还包括光子嫩肤、射频除皱等。"光子不是激光，而是一段波长的光，一般称为强脉冲光，或复合彩光。"夏文华说，其作用原理与激光一样，但光子能量强度较弱，可以选择性作用皮肤的色斑、血管，去除或改善皮肤的瑕疵，不会造成表皮的损伤。而射频是通过高频率的电磁波加热皮下组织，刺激皮肤胶原蛋白的再生，达到紧肤除皱的功效。"在除皱抗衰老方面，与非手术注射相比，注射能够起到立竿见影的效果；而激光美容通过刺激皮肤胶原蛋白的再生，需要一个漫长的时间（3~6个月）方能见到效果。"

使用注射美容或是激光美容，要根据求美者的具体情况。如"保妥适"注射主要用于动态皱纹，如眉间纹、鱼尾纹等；而对于面部等的皮肤松弛，激光射频可达到更好的效果。"注射和激光美容就像姐妹一样，相辅相成，应因地制宜结合使用。"夏文华说，如果把注射填充比喻成"为一幅画添上更浓艳的笔墨"，那么激光美容则是要"漂去画布上多余的墨迹败笔"，不管是增生性的斑、痣，抑或是岁月刻下的皱纹。

解惑：工具为主，医生为本

"激光美容需要依靠先进的设备，正所谓'巧妇难为无米之炊'，工具越先进，美容治疗就越顺利。"夏文华说，设备也分好坏，正如相机一样，不同的相机像素不同，成像质量就会有差别。好的设备固然重要，但设备绝非起决定性作用，更不会如一些人所想，激光美容完全依赖于设备，只要有了工具，谁都可以操作。"设备一定是医生在操作，医生才是设备的灵魂。"

医生在激光美容中占据着重要位置，首先是病情的诊断。必须先判定病情才能选择设备，这需要医生精湛的专业技术和丰富的临床经验。其次是设备的选择。选择好的、合适的设备才能对症施治，针对不同的病变组织，选择不同波长的激光，所达到的深浅效果就会不同；即便是同一波长的激光，不同的美容需求，其要求的能量、脉冲时间等具体的参数也会各有不同，这些都需要医生严格把关。夏文华举了激光祛老年斑的例子，老年斑分为两种：一种与皮肤齐平，只是色泽与周围正常肤色不同；另一种凸起在皮肤表面，被称为老年疣。因为这两种斑深浅不同，治疗浅了有复发的可能；治疗深了就会伤及正常的组织。因此，必须用不同激光设备，分开治疗。"但斑的深浅无法精确衡量，必须依靠医生的经验判断。"

夏文华告诉记者，激光美容并非简单的流水线作业，相反，医生一般会做得越多，越有负担。在临床中发现的新问题层出不穷，而这些是靠设备不能解决的，需要医生不断探索、实验，寻求解决问题的方法。要在总结临床经验的基础上，更新技术，调整方案，达到治疗的最优化。"任何时候医生都是不可缺少的主要环节。"

奉献：谨记责任，医者大爱

从皮肤科医生转为专业的皮肤激光美容医生，夏文华面对的领域变窄，病种减少，但他的负担却未减分毫。"美容市场得到了快速发展，前景分外美好；但很多人因为到一些美容院，或是一些不良医生的错误诊治，受到了极大的伤害，使其避之唯恐不及。作为一个美容医生有责任和义务来维护它。"

夏文华说，由于监管不到位，作为医疗设备的激光器械进入美容院等不具备开展医疗行为的生活美容机构，其超范围营业造成美容市场的巨大伤害。有些媒体对此进行夸大的报道，造成求美者对医院的不信任。"管理的漏洞需要慢慢规范，并非一日之功。作为美容医生能做的，是尽力做好本职工作，担起责任，给人们以信心。"

　　从医多年，夏文华让无数人成功美丽焕颜，但也难免有疏忽。一次，一位年轻男士去痣，要用新洁尔灭（别名为苯扎溴铵，常温下为白色或淡黄色胶状体或粉末）稀释液消毒。而忙碌的护士竟忘记用水稀释，将新洁尔灭原液倒入瓶中，已经忙得不可开交的夏文华没有细查。由于高浓度新洁尔灭的刺激性，第二天求美者的脸就肿起来了，护士本以为是过敏反应。夏文华仔细观察，反复询问检查，才发现消毒液使用不当。虽然经过正确的处理，没有给求美者留下伤害。但看着他红肿的脸，夏文华百感交集。这一次的教训，对他来说是刻骨铭心，此后，再忙再累，他都要亲自确认每一个程序、步骤，避免有丝毫的差错。

　　"医生是经验医学，但不能拘泥于经验，要把每一次都当作全新的第一次。"夏文华要求自己，不可习惯于流水线作业。吸取教训，记住求美者所遭受的痛苦，在换位思考的同时，再一次警醒自己铭记医生的责任。"医生没有了责任感，就没有了行医的资格。"二十几年从医经历，夏文华用自己精湛的技艺和高度的责任感，让八万张脸恢复美丽容颜。每年六千例的治疗量，他从不松懈分毫；每天忙得连轴转，他却欣慰地感叹：每一次成功的治疗，每一句求美者的感谢，每一张喜悦的笑颜，所带来的成就感和愉快是无法诉说的。

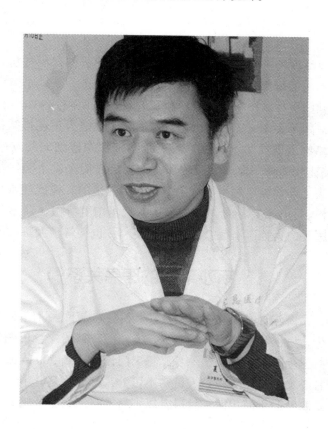

守护社区居民的健康——李　寒

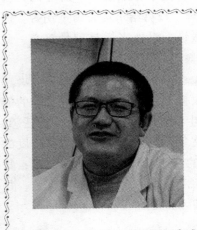

专家简介

李寒，北京市海淀区蓟门里社区卫生服务中心副院长，副主任医师，医学硕士。
专长：骨科疾病，医院管理。
出诊时间：每周一到周五上午。

在北京市海淀区的蓟门里小区内，坐落着一栋简朴的二层楼房，建筑面积仅有二千多平方米，但每年却承担起近9万人的医疗服务，它就是海淀区社区医院的佼佼者——蓟门里社区卫生服务中心（又称蓟门里医院）。

上午8点，副院长李寒穿过一楼门诊厅时，不少老人正在排队挂号，拿了号的，三俩儿结伴悠闲地在边上聊天，看见李寒，都像碰到老朋友般彼此寒暄几句。"社区医院比较清静，没有大医院那么拥挤，人们来看个病往往就只花十几分钟，有的还买了菜就顺道过来了，因为是邻乡邻里的，彼此经常见面，来看病时心情都很轻松。"李寒笑着向记者说。从就医指南到导医、科室设置都为患者着想的蓟门里医院，为社区居民就医提供了便利，也缓解了大医院的压力。

"从不吵架"的医患关系

近十年来，在海淀区公共委、卫生局的大力支持下，蓟门里医院从科室稀缺、就医人数少，发展到有着中医特色治疗、西医全科治疗，集妇幼保健、家庭医生服务、公共卫生管理等职能于一身，每天门诊量达到500人次，其进步不言而喻。这亦与甘心奉献基层的医护人员密不可分，李寒便是其中一个。

三年前，李寒就职于海淀医院骨科，以丰富的临床经验及随和的态度受到广大患者的尊重。然而，当他收到发展社区医院的号召时，义无反顾地来到了蓟门里医院。当时这里没有骨科，授命行政管理工作的李寒考虑到社区老人众多，行动不便还要遭受医院排队之苦，便毅然开展了外科门诊。

"来这事务很多，但我觉得一周出几次门诊为大家解决点实际问题也挺有意义，有这门技术不想浪费，而且社区医院比较缺外科医生。"接受记者采访时，李寒爽朗地说。随着科室的发展与受益患者的增多，居民们渐渐放下对社区医生的怀疑，纷纷对李寒的医术交口称赞，口碑效应也使李寒一天的门诊量多达 30 余人次。当地居民们都知道社区医院里有个"随和、技术好的李大夫"，腿痛了、腰酸了便上门来看看，聊聊家常。

记者随访当时，有位 70 多岁的老奶奶慢步蹒跚进诊室。见到她，李寒就笑着打招呼："赵阿姨，来打针了，坐这边吧。"老奶奶听了也乐呵呵地回应。她是这里的老患者了，之前骨关节痛，让李寒做了关节腔注射后，两腿舒适了很多。

老奶奶今天是第三次来打针，李寒嘱咐护士取来她的药品后，扶着她坐上治疗室的病床，边揉腿边和声询问，继而娴熟地在老奶奶左右膝、脚踝各注射了一针。末了，叮嘱她："赵阿姨，咱们治疗结束了，您坐床上活动活动腿再走哦。"旁边的护士见状连忙协助老人转身坐到床边，如此种种细节，不难得知老奶奶为何自始至终脸上挂着笑容。而整个治疗过程，从挂号到打完针，她仅花费了半个小时，这在看病动辄要花上半天的大医院里是不可想象的。事后，当记者问起她对李寒的评价时，她依然笑眯眯："可好了，像家人似的，随和。"

"我们这里医患关系特别好，从来没有吵架的，特别是老人腿腰疾病周期长，经常过来，患者与医生相互间都相熟。不过因为医疗安全是第一位的，院内配套设施有限，较重病人我们都会往大医院里转，所以这里开展的外科业务比较有限。但即使如此，也依然有许多基本需求，尤其是老年人腿脚不方便，去大医院跟别人挤着排队拿药、打针实在是太累了。"李寒说，我们都会有老去、腿脚不灵光的那一天，要多体恤老人们的病痛。

医疗以居民需要为导向

蓟门里医院一直秉承"以居民的服务需求"为导向的服务理念，以家医服务为重点，把整体工作划分为基本医疗与公共卫生两大部分。其中基本医疗包括特色服务与普通诊疗，设有中医专家诊室、颈腰腿痛诊室及治疗室、大全科诊室、推拿室等，极大地迎合了居民的需求。

"在社区医院里，我们比较突出的医疗特色是中医治疗。中医治疗有着广泛的群众基础，并且疗效确切，这几年国家大力号召，我们也积极响应，开展针灸、刮痧、推拿、穴位贴敷、药物导入、拔罐、熏洗、灸法治疗等 16 种中医适宜技术。"李寒向记者介绍，院内邀请了北医三院专家定期坐诊，建立老中医工作室、理疗室，采取专家带教、参与查房进修学习等形式提高中医服务能力。现在蓟门里医院中医日门诊量达到 200 人次，好评率达到 98%，并成为 2014 年海淀区中医药综合服务示范社区之一。

为治疗老人的骨关节病，蓟门里医院还开展了足浴项目，给老人提供中药泡脚的便利。当记者跟随李寒来到足浴治疗室时，里面无一空座，几位老人正在聊天，见到李寒，都欢快起来，"哟，李大夫来了。""泡脚舒服吗？""舒服，这不我又来了。"几个人聊了起来，房间里充溢着融洽的气氛。其中一位大妈接受记者采访时，感叹地说："来这边泡脚卫生、放心，而且效果非常好，毕竟是医院嘛，外面的足疗院我信不过。而且这边服务挺好的，特别热情，特别关心病人，价格也便宜。"

在距蓟门里医院 100 米开外的地方，还设有预防保健科与精神康复站，提供预防保健、精神卫生及康复服务。当天的预防保健科，大厅里坐满了人，医护人员忙碌的身影不时穿梭在人群里。"现在刚好是打预防针的时间，家长们都带小孩来了，科里就特别忙。这里平常的工作也很繁琐，包括疾病预防、传染病监控与上报、妇女保健、母婴保健等业务。"李寒说。

同属一栋办公楼，有别于预防保健科的喧闹，楼道尽头的精神康复科却是一片肃静，4 个患者正安详地练着毛笔字。令记者吃惊的是，在用房这么紧张的情况下，蓟门里医院却给他们提供了近 40 平方米的康复室，而室内贴着的书画，大抵及得上专业水平，却是出自患者之手。

"我们组织社区里的精神疾病患者开展康复指导、画画、制作加湿花，组建舞蹈队，培养他们的劳动技能，这对他们的情绪稳定很有帮助。"在室内，为避免打扰患者，李寒压低声音跟记者说。目前这些患者已制作加湿花 2000 多支，在 2013 年海淀区世界精防卫生日大会上，表演八段锦更是受到一致好评。康复站的建立，使社区精神疾病患者不仅自身疾病稳定，而且在实现了社会价值的同时，减轻了家庭的压力，维护了社会稳定。北京安定医院副院长郑毅曾叹息精神患者出院后无法跟社会接轨，也没人为其安排岗位。但蓟门里医院以不怕苦累的精神填补了这片空白，也成为社区医院里该领域的佼佼者。

提供及时、方便和规范的基本公共卫生服务

相对于基本医疗等待患者前来就诊的"被动"，蓟门里医院的公共卫生服务则化被动为主动，深入社区开展随访、宣传健康教育等工作。其工作内容大致分为"家庭医生"服务、慢病管理与健康教育。

"社区医院更关注人的整体与全方面治疗，我们之所以实行家医服务，就是

为了整体了解病人，把病人系统管理起来，进入我们的疾病监测范围内，因此家医服务与慢病管理实则是一体的。"李寒说，家医服务是指对签订"家庭医生式"服务协议的居民进行系统管理，定期上门服务，进行血压、心电图检测，电话随访、组织体检等工作。

蓟门里医院现有家庭医生式服务团队8支，负责当地17个居委会的公共卫生服务，因而每个团队服务只覆盖1~2个居委会，进一步细化服务。院里尽量给予团队资金支持，用于落实签约人群服务，如老年人健康体检、上门服务等。如今团队已签约居民14665户、27919人，签约率达51.1%，上门服务1200人次，随访5000人次，进行个体化健康指导5000人次。压在蓟门里医院医护人员身上的重担显而易见。

为让家医服务有效实施，蓟门里医院聘请了签约居民和家庭保健员，成为家庭医生式服务的志愿者。志愿者参与家医服务宣传，拓宽了居民沟通的渠道，成为医生与居民之间的纽带和桥梁。

"在家医服务中，居民对我们很坦率，如此一来，大伙都是一家人了，对疾病管理与医患关系都有很大的促进。"李寒笑着对记者说。

蓟门里医院在慢病管理规范工作上也付出了巨大的努力。从2013年11月，该院推行慢性病电子化病历，在确保基本医疗的基础上，根据医生的门诊量逐步落实，力求管理一个规范一个，并制定相应的考核与指控制度。截至目前，中心完成慢性病病历3000余份，给慢病管理工作带来了便利。此外，他们还通过网络技术，应用手机安卓系统安装慢病管理软件，对慢病及高危患者实施以量化饮食和运动为主的生活方式干预，使慢性病高危人群通过智能手机得到专业的指导。目前，该院是海淀区唯一一家"糖尿病干预管理模式示范基地"。

为了更好地推动慢病工作，蓟门里医院也不断探索健康教育工作，工作职能以家医服务为重心，团队俱乐部活动为主线，融合多种形式的活动开展公共卫生工作。同时不断创新服务模式，在2013年将以往的"以礼品吸引"的形式转化为"互动激励"的模式，实行俱乐部会员制，设计健康互动卡，增加附加分值包括形象宣传、家保员工作和与中心医务人员活动等，累计积分，依次奖励不同的体检项目和参加每年一次的健康之行大型活动。如此种种，获得了居民们的一致认同。

虽然蓟门里医院已走在海淀社区医院的前列，但李寒对未来的发展仍有所忧虑。近年来，国家为缓解大医院看病难的压力，逐渐将相关工作下放到社区医院，譬如慢病管理、精神康复、预防保健等。与此同时，人员配置、待遇与医疗设施却没有同步跟上来，100多名医护人员承担着近9万人的公共卫生服务，药物开具、医疗检查也深受限制，譬如居民需要用到5种药，社区或许只能开4种，患者就还必须往大医院里跑。今年卫计委推行分级诊疗制度后，现状将更为严峻。"其实我们不怕工作多，将它变成常规工作就行了，关键是目前国内还没有家医服务、慢病管理的成熟模式，现有模式需要不断摸索改进，这样医护人员需要付出更多的精力与努力。"李寒说，对他们而言，成功就是制度健全、流程规范，服务得到居民们的好评。

　　"当然，这只是过程，管理还是会越来越规范的，能把社区的病人留在这里，就足够了。我们在这沉下心来踏实地干，干出成绩了，国家肯定会重视，我相信社区医院会发展起来的。"归根到底，李寒还是希望患者得到最好的服务。

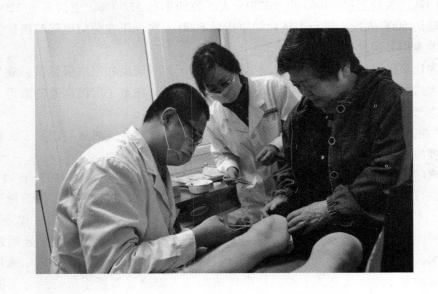